本著作获得中国中医科学院科技创新工程项目资助（CI2021A00201）
Sponsored by Scientific and technological innovation project of China Academy
of Chinese Medical Sciences（CI2021A00201）

中国古代医学简史

李经纬　著

U0334675

青海人民出版社

图书在版编目（CIP）数据

中国古代医学简史 / 李经纬著 . -- 西宁：青海人
民出版社 , 2021.8
ISBN 978-7-225-06200-6

Ⅰ . ①中… Ⅱ . ①李… Ⅲ . ①医学史—中国—古代
Ⅳ . ① R-092

中国版本图书馆 CIP 数据核字（2021）第 164510 号

中国古代医学简史

李经纬　著

出 版 人	樊原成	
出版发行	青海人民出版社有限责任公司	
	西宁市五四西路 71 号　邮政编码：810023　电话：（0971）6143426（总编室）	
发行热线	（0971）6143516 / 6137730	
网　　址	http://www.qhrmcbs.com	
印　　刷	陕西龙山海天艺术印务有限公司	
经　　销	新华书店	
开　　本	890 mm×1240 mm　　1/32	
印　　张	14.125	
字　　数	304 千	
版　　次	2022 年 4 月第 1 版　2022 年 4 月第 1 次印刷	
书　　号	ISBN 978-7-225-06200-6	
定　　价	78.00 元	

目　录

绪　论

我们学习和研究医学科学离不开医学史，医学史是我们学习、研究、理解现代医学成因的重要工具。

医学史是研究医学科学起源、产生、发展、进步、成长过程的一门科学。为了对医学史之研究内容有一明确的认识，首先要弄清什么叫医学？一般来讲，医学是研究人体的生命活动，疾病防治，增进健康，延长寿命的一门知识体系和实践活动。医学的发展，并非是自身独立前进的，也不是医学家所能独立完成的，它与社会的经济结构、政治制度、科学技术水平、思想意识、宗教、哲学和文化等都有着密切的关系。因此，学习和研究医学史，就不能单纯地只是着眼于医学本身的发生发展，而必须将医学发展作为一个与社会紧密相联的知识积累和进步的社会现象来进行学习、理解和研究。

医学在其发展过程中，总是要受不同时期的不同哲学思想的影响。因此，若要学习研究医学史，总结其发展的历史经验和教训，探索其发展的客观规律，就必须自觉地以历史唯物主义为指导思想。否则就很难对各个历史时期不同哲学思想对医学发展的影响做出正确的判断；也不能对不同时期不同医学家的不同思想意识、宗教观念、社会地位对其医疗活动的影响做出符合历史实际的正确判断。

医学的发展，具有很强的继承性。每一进步或创新，都总是在继承前人的基础上实现的。作为一位医学家，欲掌握医学或在医学领域做出创造性成就，就必须系统学习和掌握前人和当代人的经验教训。研究医学的过去，是为了总结历史经验，给医学历史以正确的地位；更重要的是为我们现代医学发展提供可供借鉴的经验和规律。同时，开展医史学的研究、某些专题的研究，对我们预见未来也是十分有益的。医学史研究绝不至此，但也足以说明，学习、研究医学史必须有一个正确的指导思想，而医学史本身也是要求自身必须有一个完整的理论体系。因此，我们认为医史学同其他学科一样是一门科学，是一门发展医学科学和文化事业必须予以足够重视的科学。

中国医学史的研究范围是十分广泛的。首先是中国医学通史，以中华民族医药卫生之形成、发展的全过程为研究对象，以发生发展历史时期之先后编年叙述。其次是医学断代史，即专门研究一个时期的医学发展史，如先秦医学史就是专门研究论述秦代之前医药卫生发展状况的，隋唐医学史就是专门研究论述我国隋朝和唐朝这两个朝代医药卫生发展状况的。再次是医学专科史，专门研究医学发展中某些专科之形成和发展的历史，例如中国内科学史、外科学史、骨科学史、预防医学史、解剖学史、医疗技术史、中国养生学史、中国针灸学史，等等。现代的每一个学科都有其发生发展的历史过程，它们只有历史长短、成熟程度等差别，并无有否之区分。因此，专科学史之研究是一个越来越广阔的学习研究领域。民族医学史，是近些年来才被日益重视的一个医学史研究领域，例如藏医学史、维吾尔族医学史、蒙古族医学史、壮医学史、朝鲜族医学史等。我国有 56 个民族，都有自己民族医疗保健的发生发展史，都是组成中国医学通史的重要篇章。近年来，我们在与各少数民族医学家共同研讨中已取得了比较大的进展。医史研究的第五个方面，就是疾病史的学习和研究，疾病史的研究应该也是医学史研究的重要方面之一。医史研究还必须包括理论研究，医学的起源问题，医史人物之评价问题，医学发展的历史分期问题，医学发展与宗教、政治经济、哲学思想等诸种因素的关系，医学发展与外界的交流问题，医学与相关学科的关系，民族之间、国别之间等之交流，东西方比较医史，中国医学思想史等，都属于医学史研究的范畴。当然，中国医学书籍史，或称之为中国医学文献史，其内容包括中国医书之萌芽，最早的中国医书，中国医书之发展、传抄、刻印，校正医书局的成立，校勘、注释、训诂、辑佚之发展状况等，以及相关的版本学史、目录学史。中国医事管理制度史、中国医学教育史等也是中国医学史研究的一部分或相关的部分。

学习、研究中国医学史的意义

学习、研究中国医学史有着重要的意义。第一，它可以增加人们对医学发展历史知识的了解，开阔知识视野，并可从中吸取和借鉴前人成功的经验和失败的教训。任何一位有成就的医学家，都具备善于吸取前人经验的修养。不懂得医史，对前人知识积累一无所知的人，是绝对不会在医学领域做出创造性成就的，也绝不会成为医学巨人的。就这个意义来讲，医学史应该被视为医学教育的一个重要组成部分。现在，越来越多的人认识到这一点，我国的医学史教育正在受到越来越多的高等医学院校的重视。第二，学习研究历代医学家研究医学的思想方法，总结他们为什么成功、为什么失败的经验教训，对医学生及医学科研、教学、医疗工作者不断改进自己的思维方法和具体研究方法，创造出有利于自己的方法和条件，并取得成功是十分有益的。同时，这样的深入研究，可以帮助自己看出某些课题在历史上的发展过程，有利于对其发展作规律性的了解。这对选择科研方向，确定突破点，制定近期或较长远的科研计划或规划，也将是很有益的借鉴和启示。第三，学习和研究医学史上颇有成就的医学家的成长道路、治学态度、工作方法、学术思想和学说，一定会对我们现代医学生教育及各类医学人才的培养，有很好的帮助和启示作用。第四，学习研究中国医学史，探索社会制度、政治经济、哲学思想、宗教伦理、科学技术与医药卫生发展的关系，从中总结出历史经验和规律。这对于制定和评价我国卫生工作的方针政策，可提供参考。第五，通过学习、研究中国医学史，揭示中国医学科学的本质，与其他医学体系相比的特点或优势，不但可以为我国传统医学的继承发扬提供有价值的借鉴，而且也可以为现代医学的科学研究提供有益的启示。最后，我们还必须强调一点，学习、研究中国医学史，以及通过同西方医学发展史的比较研究，不但可以提高我们的民族自尊心，增强我们的爱国主义思想和民族自豪感，同时也有利于树立国际主义思想，有助于克服盲目骄傲和故步自封的思想。这对我们医务工作者正确对待中医学和西医学的学术和学人都是非常必要的。

中国医学史之评价

中国医学史作为一个学科，其发展的历史可追溯到很远很远，但作为一个成熟的学科来讲，却是相当年轻。论中国医学史之研究历史，在两千多年前已开始了，例如太史公司马迁撰写我国第一部纪传体历史《史记》时，即为医学家立了传记，这就是战国名医秦越人和西汉名医淳于意，即《史记·扁鹊仓公列传》。这一传记以其实事求是的论述方法和鲜明的褒贬态度而脍炙人口，视之为我国第一篇医史论文佳作并不过分。此后，历代治史者继司马迁之遗风，或有发展。如在历代所修的前代史书中，不但记述其著名医学家传记，而且增加了医学著作目录、医事管理制度、疫病流行状况，以及医学教育、医家考核、医籍校勘、药典编纂等，甚为可观。关于医史专著之出现，据现知者当以唐代甘伯宗《名医传》为最早，在此之后，历代都有医史性质的专书出现，如宋代周守忠的《历代名医蒙求》，明代李濂的《医史》，清代王宏翰的《古今医史》及徐灵胎的《医学源流论》，等等。这里我们只举具有代表性的著作，实际上有关医史的书籍越来越丰富，据统计有近百种之多，但尚无编年体中国医学通史出现。直到 1919 年，陈邦贤先生的《中国医学史》才填补了这个空白。陈老的书先后多次修订重版，对推动中国医学史研究做出了很大的贡献。日本人山本成之助将此书译成日文在东京出版，是一部在国内和国外都有着较广泛影响的编年体医学通史。继而有王吉民、伍连德合著的《中国医史》(英文版)于 1932 年发行于国内外，李涛先生的《医学史纲》于 1940 年出版。前者详今略古，后者以中外并举而各见其长，都在国内外有着比较广泛的影响。他们分别对中国医学史作为一个学科的发展做出了重要贡献。但也必须指出，由于时代的局限，他们也都有着各自的不足。因此，笔者一直认为，中国医学史既是一门历史悠久的学科，又是一门相当幼稚的学科。作为一门有着悠久历史的学科，后来人就应该继承其优良传统，汲取其经验教训，共同携手站在前人的肩上前进；作为一门还比较幼稚的学科，我们学习和研究中国医学史的同道，就要更加自觉地运用历史唯物主义的思想和方法，更加勤奋地耕耘，更加深入地探讨中国医学发展的历史经验和客观规律，共同促进中国医史学的发展，使之日趋成熟。我们一定可以完成我国医药学的现代化任务，一定会有先进的中国医药学立于人类医学科学之林，并为人类做出我们民族的新贡献。

如何学习、研究中国医学史

讲清楚这个问题确非易事，这里只能就研究方法问题举要简介一二，以期有个概括的了解。

首先，学习、研究中国医学史，要运用历史唯物主义和辩证唯物主义的观点和方法。对于古代医学人物、事件、制度等，都要作历史的、唯物的分析研究，使自己的认识和研究结论，尽可能接近或符合历史的本来面目，与历史的实际相一致，这就要求我们必须有一个正确的指导思想。没有正确的指导思想和研究目的，在考查史实的过程中，就会陷入烦琐考据、玩赏古董，或满足于一星半点之得，不能对历史的偶然性、必然性做出正确的判断，也不能从繁杂纷乱的历史事实中概括出客观规律来。因此，我们说掌握运用历史唯物主义观点、方法，是学习、研究中国医学史的重要条件。

其次，必须充分收集大量的有关史料，这是学习、研究中国医学史的基本功。无论从事任何医史课题的研究，都必须通过广泛的搜集和调查掌握大量史料。中国医学史史料有直接史料和间接史料之区别。直接史料也可称之为第一手史料，例如医学家著作手稿、信件、历史档案、考古发掘的有关资料均属于此。间接史料也叫第二手或第三手史料，例如有关书籍文献之记载、研究者的评价、文学艺术之描绘、民间传说故事，以及神话等有关史料均属于此。当然，第二手资料，或第三手资料不如第一手资料可靠真实，但很多课题之研究是无法寻找直接史料的，如医学起源问题等，只能依靠二、三手史料的研究。

第三，要学会鉴别史料。搜集史料的重要性如上所述，但史料既有直接、间接之分，还有真、伪之别。所以，对收集到的史料鉴别其价值、真伪尤为重要。如果一个医史研究课题因为缺乏史料，最多只是得不出确切的结论，而引用了错误的或虚假的史料作为依据，就会导致结论错误。

第四，我们应注意学习掌握各种专门的研究方法。例如研究古代医学家，就必须掌握如何确定其姓氏、字号、籍贯、生卒年代等的考查方法，必须懂得避讳、干支纪年、古今地名、中国传统纪年与公元纪年关系等知识。再如，要学会正确评价医学历史人物学术思想、发明创造的原则和方法。欲得正确评价，必须首先有对其学术思想、发明创造作出识别的能力。为求得对其作出更确切的历史评价，还应学会对其生活时期的社会背景、生活环境、有影响的师友（特别对该人在意识形态、人生观上有影响者）进行客观的考查，还要求研究者具备政治、经济和哲学等知识。又如研究古代医学文献，就必须掌握医书版本鉴定方法、目录学方法、校勘方法等。为了确定一本书的刊刻年代，需掌握文字演变历史知识、避讳知识、造纸和纸质鉴别知识及刻版版式等知识。评价一项医学科学成就，绝不可以孤立地予以肯定，必须掌握在其前的发展状况，以确定其发明创造的基础，判断是否为发明创造。同时，有条件的话，还应对国外同时代的发展水平有所了解，考察其对国内医学是否产生了直接、间接的影响。其他如考古学、统计学、语言学、民俗学等，在你所研究的不同课题中，也都会有不同程度的重要性。所以，学习研究中国医学史往往需要有比较宽广的知识结构、灵活敏感的思想方法。

学习、研究中国医学史应有的知识

中国医学史是一门中国医学科学特别是中国传统医学与中国历史学的交叉学科，它既有作为自然科学、应用科学性质的一面，又有作为社会科学属于社会科学的一面。为了在研究中能做出确切的分析论断，作为研究者，不但要通晓中医学，还要懂得或掌握西医学，不但要通晓中国历史，还要对中国哲学等有一定的了解。一句话，作为一个中国医学史研究者，必须有比较广博的知识结构，比较扎实的基本功，脚踏实地的实干精神。

首先，必须通晓中医学，这是很容易理解的。不能设想一个对中医一无所知的人，能在研究中医发展史上做出令人信服的研究成果。这个通晓的意思，就是指比较全面系统掌握中医学的理论体系和中医临床各科的特点，同时对相关的现代医学发展状况有所了解。

其次，同样必须掌握中国历史的发展进程和各有关历史学知识。对于历代社会政治、经济、文化、科学技术等，必须有一个比较清晰的了解和认识。如果不能做到这一点，至少对你所要研究的课题相关的历史背景要做全面的学习和掌握。当然，对同时代的世界历史、世界医学史也有所了解的话，那将是更有利的条件。

再次，作为一个中国医学史研究者，学习和掌握目录学、版本学、考古学、哲学、社会学、宗教学、民俗学、伦理学、语言学等知识是很重要的。

作为中国医学史研究者，为能在中国医学史研究方面做出贡献，特别是学习和研究东西方比较医史者，学习掌握一二门外语也是很必要的。它有利于掌握国外医史研究动态，特别是国外研究中国医学史的学术水平和学术动态，吸取其所长，借鉴其方法，改进和提高我们的学习和研究水平。如果我们对外语未能掌握，就要受到很大的限制。

我国唐代史学家刘知幾（公元 661—721 年）强调："史才须有三长，……谓才也，学也，识也。"即史家须兼史才、史学、史识三长，而尤其注重史识。他要求著史必须直笔，提倡"不掩恶，不属善""爱而知其丑，憎而知其善"，至今仍有可供借鉴之处。他的论点对我们学习研究中国医学史是有指导意义的。刘知幾的论点所以正确，就是因为他正确地强调了必须具备广博的知识结构和对历史的识别能力，同时要有实事求是、秉笔直书的修养。作为一个医史工作者，具备广博的知识和方法是很难的，达到如此思想修养程度更不易。对于我们今天的中国医学史研究者或爱好者，我们认为史才、史学、史识，即渊博的知识固然重要，学会掌握历史唯物主义立场观点方法，并在实际学习和研究中坚持之更为重要。

中国医学史学术研究、机构与团体

中国医学史之研究是一个十分广阔的天地，它包括了数千年来中国各族人民在其保健史上所创造的许许多多民族医药卫生发生发展的历史。例如中医学、藏医学、蒙古族医学、维吾尔族医

学、壮医学、彝医学、朝鲜族医学、苗医学等。然而过去的中国
医学史研究往往有一个缺陷，这就是对各少数民族医药卫生史的
研究未予应有的重视。近几十年来，中国医学史研究逐渐改变着
过去的不足，在少数民族医史研究、近现代医史研究、医史理论
研究等薄弱领域获得越来越明显的进步。多年来，有关中国医学
史的研究领域在不断扩大，学术水平在不断提高，特别是 1978
年以来的十年间，进步尤为显著。中国医学史研究无论在学术
上，还是在专业教育上；无论在专业队伍的成长上，还是在医史
硕士研究生、博士研究生的培养上；无论是在研究机构的建立、
壮大上，还是在较高水平的学术期刊编辑、出版上，以及在国内
和国际的学术交流上，都不断取得前所未有的新局面、新成就。
譬如学术团体，1979 年恢复中断了近二十年的中华医史学会，北
京、上海、广州恢复了医史分会，内蒙古、黑龙江、辽宁、福
建、浙江、陕西、安徽、广西、四川、河南、云南等地相继创建
了医史分会，另有医圣祠举办的仲景学说研究会、马王堆医书研
究会、药王山孙思邈学术研究社等。在专业研究机构方面，除
1951 年建立的医史研究室，即在此基础上于 1982 年升格建立的
中国中医研究院中国医史文献研究所外，陕西、湖北、辽宁、上
海等中医药研究院也相继建立了医史文献研究所、室。医史专业
队伍也不断扩大。业余爱好者队伍也不断增多。医史教研室已由
20 世纪 50 年代的少数几个增加到 80 年代的近 40 个室、组。《中
华医史杂志》是我国唯一的医史学术期刊，在国内外有着较高的
学术地位和影响。在停刊多年后于 1980 年复刊，发行量日益扩
大，国外订户日益增多，影响不断扩大。在医史文化弘扬方面，

医史博物馆除原上海中医学院医史博物馆一家，已建立有原陕西中医学院医史博物馆，中国中医研究院中国医史博物馆，原甘肃中医学院医史博物馆，原长春中医学院医史博物馆，以及原广州中医学院医史博物馆，等等，各有许多珍贵的医药卫生文物。

中国医史研究生培养

1978 年我国恢复研究生培养后，中国医学史作为一个独立的学科，中国中医研究院中国医史文献研究所在我国医学史上第一次招考了中国医学史硕士研究生，次年陆续又有多所院校招收了医史硕士研究生，陆陆续续的毕业生已成为各医学院校教师和科研骨干。中国医史文献研究所于 1987 年招收了中国医学史方向第一批博士研究生。

中国医史研究正在走向世界

与世界一些国家相比，我国的医史研究起步是比较晚的。然而自从我国医史学家创办了自己的学术组织、学术期刊及研究机构后，他们做出了令人瞩目的成绩，有些成绩为国内外学者所关注。特别是 20 世纪 80 年代以来，我国医史学者在教学、研究领域不断取得前所未有的成绩，学术交流空前活跃，研究领域空前扩大而且深入，呈现出一派兴旺景象。20 世纪 80 年代以来，我们接待了许多国家的医史学者、科学史学者来访、考察和进修学习。在这些访问和考察中，我们组织了学术报告等活动，使国内医史学者能有更多了解国际医史研究动态的机会。与此同时，我国医史学家应邀到国外参加医史或科学史学术活动的机会也日益增多。这种学习和交流活动，以同日本、美国、德国、英国等为多，其次还有加拿大、墨西哥、澳大利亚、泰国、奥地利，以及中国香港地区等。我国医史学者赴外参加比较重要的科学史、医学史学术会议的有：国际科学史学术会议，美国科学促进会150届学术年会，国际第四、五届中国科学技术史学术会议，日本医史学会86届学术年会，日本国际东西方比较医史学术会议，美国国际传统医学现代化学术会议，国际亚洲传统医学学术会议，等等。

中国医学史之研究有着悠久的历史，近代以来开始接受西方医史研究之影响，始有学会、期刊等，取得了显著的进步。20世纪50年代以来，我国医史学者接受历史唯物主义，并以此为指导思想。中国医学史之科研、教学和知识普及都出现了前所未有的欣欣向荣景象。然而，还必须指出，中国医学的悠久历史，其传统医学丰富多彩的内容，给我国医史学研究提出了极其广阔的天地和复杂繁重的任务，在如此状况面前，前述种种进步和发展实在说是非常不够的。我们还必须努力创造更多更好的条件，争取更多更广泛的支持，使中国医史学研究领域更加扩大，中国医史学队伍进一步发展壮大。既争取中国医学史研究获得更深入广泛的成果，也重视在广大群众中，特别是医学院校学生中医史知识的普及和教育，这仍然是我们医史学者艰巨的任务。必须尽力完成这项任务，使我国医史学研究、教学的后来人能在一个更好的基础上大步迈进。

第一章　中国医药卫生的起源

（公元前 21 世纪前）

　　我们伟大的祖国，是世界上最古老的文明古国之一。中国医药学在其发生、发展过程中，无论是医疗技术、疾病认识，还是诊断技术、药物知识，都曾走在人类医药学发展的前列，有些方面曾为人类保健做出过杰出的贡献。可以毫不夸张地说，我们中华民族的传统医学内容极其丰富多彩，古典医药文献之富，有效医疗技术之多，理论之独具特点等，尚没有一个国家或民族能与之相比。所有这一切，读者不禁要连连问许多个为什么？现在就请同志们耐心地从中国医药卫生的起源上读起。

　　根据考古学家和人类学家的地下发掘发现和研究证明，远在170—270 万年前，在我国云南元谋县就有了元谋猿人生活，在70 多万年前，在我国陕西蓝田县已有了蓝田猿人生活；在 50 万年前，在我国北京房山周口店已有北京猿人生活。他们都是我国最早的人类。为什么叫作猿人呢？这是因为这些猿人化石经过人类学家研究，他们的头脑等既有猿类的特征，同时又具备了人类的特征，他们已由猿类向人类进化，所以人类学家称他们为猿人。猿类进化到猿人，不知经过了若干个百万年之久。到了猿人，由于他们已从事一些简单的劳动，创造生产价值，特别是火的利用，由生食而过渡到熟食，加速了脑的发育和消化系统的进化。在石器时代，人类只知运用自然的石块，或只会打制石器为工具，从事狩猎等生产劳动。早期依靠采集自然界植物的果实、种子、根茎为食，《墨子·辞过》中"古之民，未知为饮食时，素食而分处"正是生动的写照。较晚期由于原始人群利用和制造石棒、石矛等简陋生产工具，开阔了食物来源，进入渔猎时期，动物食物增多。数万年、数十万年，乃至数百万年经验的积累，在自觉、不自觉的无数次重复实践中，一些植物的根、茎、叶、果，动物的肉、血、内脏等在人体的作用反应，就会逐渐被认识。例如何物可以止痛，何物食之令人吐泻，何物能给人带来眩晕和不适，等等。这些经验自然而然地被一代一代地传递下来，这种十分朴素的经验积累，应该说是我国最早的医药知识的萌芽。

在史前中国大地上，几乎处处有人群居住，例如仰韶文化半坡遗址时期，我们中华民族的祖先，已经创造了比较进步的渔猎工具，不但有鱼叉和石枪，而且发明了渔网。在狩猎方面，最有意义的是已经发明了弓和箭。恩格斯说："弓、弦、箭已经是很复杂的工具，发明这些工具需要有长期积累的经验和较发达的智力。"弓箭用于狩猎，从而大大丰富了食物来源，改变着人们的生产、生活条件。猎取动物特别是野兽，又给人们带来了外伤和伤残，从而给外伤治疗提出了要求。治疗外伤之医疗技术可能就是在这样的基础上发生、发展的。砭石、木刺、石针、骨针，已有考古发现，或可用之于医疗。

新石器时代在我国辽阔的土地上已有大量文化遗址发现，其分布犹如星罗棋布，除上述河南渑池仰韶村的"仰韶遗址"（约公元前5000—前3000年），陕西西安的"半坡遗址"外，如甘肃和政半山与青海民和马厂的"半山–马厂遗址"，山东汶河两岸的"大汶口遗址"（公元前2500年前后），山东历城县龙山镇的"龙山遗址"（约公元前2800—前2300年），等等，都是颇具代表性的氏族社会遗存。"仰韶遗址"属母系氏族社会，"大汶口遗址"早期属母系氏族社会，晚期则属父系氏族社会，"龙山遗址"

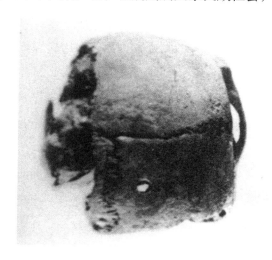

图 1-1 有整齐穿孔的顶骨

新石器时代 青海柳湾 1054 号墓出土

已属父系氏族社会。我国新石器时代先民所创造的生产、生活工具等和居处房舍建筑，均较旧石器时代有了很大的进步。下面让我们结合考古发现与先秦及秦汉有关文献所追记的传说或研究论点，论述我国医药卫生的发生和萌芽之状况。

有了人类就有了人类的医疗保健活动。远在"北京人"时期，由于外界环境恶劣，人们的生命和健康受到疾病、外伤的严重威胁。《吕氏春秋》记载有："昔太古尝无君矣，其民聚生群处，知母不知有父，无亲戚兄弟夫妻之别，无上下长幼之道，无进退揖让之礼，无衣服履带宫室蓄积之便，无器械舟车城郭险阻之备。"这段描述是对我国原始社会早期先民群居野处，尚未创造出文明文化的一个比较系统的论述，自然此时也还谈不到医疗经验的积累和对医药知识的总结。

语言的产生与医药卫生

人类语言是伴随着劳动生产和生活中需要传递经验和组织社会生产而创造出来的。恩格斯说："劳动的发达必须帮助各个社会成员更紧密地结合起来……这些在形成中的人已经到了彼此间有什么东西非说不可的地步了。"有声语言帮助人们发展自己的思维，交流个体之间的感受，组织人群间的捕猎等生产劳动，传递人群间生产劳动中所积累的经验，包括医疗救护经验等。因此，语言的产生，对于社会的发展，文明的进步，经验的积累，等等，都有着巨大的作用。

火的发明应用与卫生

　　另一个伟大的发明，就是自然火的使用，特别是发明取火的方法，为人类文明文化的进步做出了更为巨大的贡献。所以恩格斯作了这样的比喻：火的发明和应用对人类文化的作用，比数千年后发明的蒸汽机的作用还要大。我国考古学发掘证明，生长在我国土地上的中国猿人，无论是 50 万年前的"北京猿人"，还是 70 万年前的"蓝田猿人"，或是 170 万年前至 270 万年间的"元谋猿人"，都已经有了用火的经验。尽管这些用火还处于采取天然火种的阶段，但他们已知保留火种的方法。大约到了"山顶洞人"时期，已创造出人工取火的方法，这更是一项巨大的创造发明。火的使用，无论是自然火的使用，还是人工取火的使用，可以使人们吃熟食、取暖和改善潮湿的生活居处条件。熟食缩短了食物的消化过程，从而减少了许多消化道和其他疾病，提高了饮食卫生条件，促进了人脑的发育。火的使用在御寒取暖和改变潮湿居处等有利于人们身体健康的作用更是易于理解的。火的使用还帮助人们改变了获取生活资料的方法，改变了人类自身的生理结构，提高了人类对自然界的占有程度，从而改变了人类社会的整个面貌。不要说火的使用在远古人们生产、生活中的价值，即使今天，又有哪一个人的生活可以无火而自处呢？

　　火的使用，在我国古代文献上关于燧人氏钻木取火的记载是很多的，正是这一历史阶段的生动刻画。譬如：《礼含文嘉》所叙述的"燧人氏始能钻木取火，炮生为熟，令无腹疾，有异于禽兽"；

《韩非子》更记载有"上古之世，民食果蓏蚌蛤，腥臊恶臭，而伤肠胃，民多疾病，有圣人作钻燧取火，以化腥臊，而民悦之，使王天下，号之曰燧人氏"；《白虎通·号》中的"钻木取火，教民熟食，养人利性，避臭去毒，谓之燧人"。燧人氏相当于我国原始社会从利用自然火进步到人工取火的时代。结合我国考古发现的古人类遗址都有用火的灰烬层发现。联系这些文献记载，可知中华民族是使用火以改善自己的生理卫生最早的民族之一，他们创造的文明文化居于人类前列也非偶然。因为火的使用，特别是人工取火的方法和使用，在中华民族的保健史上有着划时代的意义，它是我们中华民族第一次掌握了自然现象，并用以为自身的生存生活和卫生保健服务。中华民族先民使用了火，可以御寒，防止冻伤和因严寒而引起的疾病；可以防兽以减少野兽的伤害；可以照明以减少黑暗生活和眼疾；尤其是改变茹毛饮血生食为熟食，一方面减少了肠胃疾病，同时又扩大了食物之范围，改善了饮食卫生；"最重要的还是肉类食物对于脑髓的影响，脑髓因此更完善地发展起来。"由此可知，火的使用对于促进中华民族卫生保健的萌芽是何等重要。

房舍建筑与医药卫生

《韩非子》曾对远古的居处卫生起源作过论述，说："上古之世，人民少而禽兽众，人民不胜禽兽虫蛇，有圣人作，构木为巢，以避群害，而民悦之，使王天下，号曰有巢氏。"《礼记·礼运》也有"昔者先王未有宫室，冬则居营窟，夏则居橧巢"的论述。

《墨子·辞过》还作了"古之民，未知为宫室，就陵阜而居，穴而处"的记述。有巢氏相当我国历史上原始社会早期，尚未创造房舍之时。营窟以避严寒和野兽之袭击，构木为巢则能防酷暑和群害。尽管营窟和构巢之居处条件仍然是非常原始的，但比单纯的穴处野居却有了极大的进步。因为，我国原始人群已通过劳动设计而改善了自己的居处条件，使自己的居处卫生和防止野兽伤害有了最初的保证。以有巢氏为代表的先民所做的这些创造，虽然他们未必认识到这一点，但实际上已经创造了中华民族最早的居处卫生条件。随着社会的进步，中华民族的居处卫生也得到了不断改善。《周易·系辞》"上古穴居而野处，后世圣人易之以宫室，上栋下宇，以待风雨"。《墨子·辞过》更进一步指出："为宫室之法，曰高足以辟润湿，边足以围风寒，上足以待雪霜雨露。"

在这漫长的岁月里，中华民族在营窟构巢的基础上，创造性学会了筑土架木，建造半地穴式的圆形、方形小屋或长方形大屋，又经过改进而成为完全的地上建筑。考古发掘也证实了这一发展过程。例如河姆渡遗址，发现七千多年前干栏式木结构建筑中，已有榫卯构件，最长木屋达23米多。半坡遗址所见的房屋建筑，也给予我们很大的启示。半坡遗址反映的人群居处，已可见到圆形或方形的房屋建筑，每一房舍均有门，室内中间有生火之炉灶，众多房舍周围还有防止野兽袭击的深沟，并且在围沟（相当于后世的村墙城池）之内、房舍之侧有埋葬幼儿的陶罐和成人的墓地。所有这些，不但反映了我国在六七千年前房屋建筑方面已达到了相当高的水平，同时也可看出由于筑房屋、设壕沟，使先民们避风雨、防虫兽，从而大大增强了适应大自然生活的能力。特别是埋葬制度，无疑起到了预防疾病流传的效果。

服饰与医药卫生

衣服，对人们保健卫生有着重要价值。我国古代文献对原始人创造服饰前后的状况曾有过生动的描述："古初之民，卉服蔽体，时多阴雨，乃揉木茹皮，以御风霜，絢发闿首，以去灵雨，命之曰'衣皮之民'。"又说："太古之时，未有布帛，人食禽兽肉，而衣其皮，知蔽前未知蔽后。"《白虎通·号》："古之时……能覆前而不能覆其后，卧之法法，起之吁吁，饥即求食，饱即弃余，茹毛饮血，而衣皮革。"所有这些说明，在人类脱离了猿类之后，由于劳动、意识、语言和思维活动，使人类生活和追求的目标日趋进步，在衣着上产生了原始的文明，人们由裸体而进为半裸体，即所谓"知蔽前未知蔽后"的衣着状况。山顶洞人遗址发现有纺轮和一端带孔的骨针，显然是缝制兽皮为衣的工具。在我国许多新石器时代遗址中，都曾发现有纺轮，这是当时已能用植物纤维纺线缝制衣服的确凿证据。如在仰韶遗址发现有石纺车、骨针，在西安半坡遗址发现有陶纺轮。一些出土的陶器上有布纹饰，是当时已可编织结网的有力证据。原始人从赤裸露体无有衣服的生活，发展到兽皮、树皮为衣，乃至后来创造发明了纺线、编织、缝纫，后又有夏衣冬服，这是人类卫生保健的又一次飞跃进步。既改善了人们的生活条件，减少了疾病，而且大大增加了人们适应自然界寒暑风雨变化的抵抗能力。

以上是对原始社会及我们先民在语言、用火及衣、食、住等方面，为我中华民族早期的卫生保健所做的卓越创造的一些简要说明。接着让我们就原始社会医疗活动情况进行一些初步的讨论。

关于药物知识的起源

药物起源由不自觉到自觉是一个十分漫长的历史阶段。有关其起源的讨论也已有着十分悠久的历史。《帝王世纪》的作者、晋代针灸学家皇甫谧曾作过这样的论述："伏羲氏……乃尝味百药而制九针，以拯夭枉焉。"又说："（黄）帝使岐伯，尝味草木，典主医药。"《淮南子·修务训》作了中国药物起源的传统论述，写道："神农……尝百草之滋味，水泉之甘苦，令民知所避就，当此之时，一日而遇七十毒。"这一论点被许多学者引用和发挥。《史记补三皇本纪》认为："神农氏以赭鞭鞭草木，始尝百草，始有医药。"《史记通鉴》也说："神农尝百草，始有医药。"又如《通鉴外纪》也指出："氏有疾病，未知药石，炎帝始味草木之滋，尝一日而遇七十毒。"这些有趣的论述距今两千年左右，是我国原始社会早期及其以后人们在寻求食物过程中逐渐认识某些药物作用的生动描述。按照我国历史进程，伏羲氏反映了我国原始社会的渔猎畜牧时期的早期；神农氏反映了我国原始社会晚期农业出现的时期，距今约六七千年的时期。无论是渔猎，还是农耕，或是采集，都要有千千万万个人每天进行着数次，乃至无数次饮食的实践。所谓"饥即求食，饱即弃余"，哪些植物之种子、根块、枝叶茎干可食或有毒，哪些动物之肌肤皮肉、内脏血髓可食或有毒，哪些湖河山泉之水等可食或有毒，这种先民必须不断

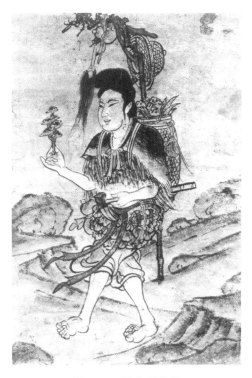

图 1-2 神农采药图
山西应县辽代佛宫寺木塔

实践的经验积累，是完全可以想象而相信的。可食者即逐渐用以充饥和营养。有毒者则逐渐地认识积累着毒性反应的经验：能使人眩晕，能使人呕吐，能使人泄泻，能使人汗出，甚而不止，能使人尿利，等等。这些毒性反应，也可视之为原始药性的感性认识，积累多了，重复出现多了，就会日益由不自觉的经验积累向着自觉的总结认识过渡，虽然这种过渡是十分漫长的，但这种过渡是不可缺少的。偶然中毒使腹胀、胸满等病症减轻或消失，人们逐渐认识了物质毒性与药性之间的联系，这正是药物起源的历史真实。这样的实践经验多了，药物从而得到丰富。

关于针灸疗法的起源

有人认为针灸起源早于药物，这一结论可能是一种主观的想象推断，没有确切的依据。针或灸的医疗方法，都需要借助医疗工具，且需刺灸人身的一定部位，应该说较难于药物知识的积累。针刺工具之发展，大体上有这样一个过程，即砭石、碱、箴、鍼、针。如此，则其质之发展改进似由砭石而石针、竹针木刺、骨针、青铜针、铁针、金银针等。晋代郭璞在注解《山海经·东山经》之箴石时说："可以为砥针，治痈肿者。"清代郝懿行《山海经笺疏》认为"砥当为砭字之误"。《南史·王侩儒传》引注，可以为砭针是也。《说文解字》注："砭，以石刺病也。"可见，砭石在远古的用处，一是治化脓性感染的脓肿，一是以石刺病可能包括有针刺穴位的针灸疗法在内。要确切分清几乎是不可能的。现在让我们简要引用先贤关于这一问题的有关论述，以为分析研究的依据。

《左传》襄公二十三年（公元前 550 年），载有"美疢不如恶石"，东汉经学家服虔在《春秋左氏传解谊》中注释："石，砭石也。"《山海经·东山经》记有："高氏之山，其上多玉，其下多箴石。"箴石已如前述。《素问·异法方宜论》叙述疾病的区域性时讲过："故东方之域，……其病多为痈疡，其治宜砭石。"唐代王冰作注时指出"砭石，谓以石为针也。"《汉书·艺文志》有"用度箴石汤火所施"一句，唐代颜师古作注曰："石，谓砭石，即石箴也。

古者攻病则有砭，今其术绝矣。"现代学者大多认为砭石为针之母体，所以我们在此较多地论述了许多名家对砭石的观点。如果针来源于砭石是正确的，那么讨论针灸之起源自然必须弄清砭石之原始用途，我认为针源于砭石的观点是正确的，针灸起源于砭石应该是有道理的，这不但从文献记载找出了不少依据，在发掘的原始社会、新石器遗址中有不少砭石存在，数十年前民间之磁砭等原始医疗方法在若干地区仍然应用也是一个有力的佐证。我国考古发掘出的原始社会的砭石、石针、骨针、青铜针等越来越多，许多形状也大体相似。至于传统的观点，如《路史》所述"伏羲氏……乃尝味百药，而制九针"，很明显，制九针当晚于制针，更晚于砭石之打制和应用。如果伏羲制九针的历史故事有其一定的真实性，那么伏羲时代约相当原始社会的山顶洞人时期，砭石之用于外科、针灸当有数万年的历史。

针灸疗法除针刺疗法外，还有灸疗法。灸的起源也很有趣，不过从文献记载和考古发掘中均未能得到较确切证据，因而人们的研究只能出于一种推论：原始人将烧热的卵石贴身以驱寒，产生热卵石贴熨某一部位消除人体某种不适的有效经验。此类经验的不断自觉积累，灸疗法即从中慢慢诞生。这种推论未必完全符合历史实际，但不无一定的科学道理。《素问·异法方宜论》在论述灸法的来源时有这样一段话："北方者，……其地高陵居，风寒冰冽，其民野处而乳食，藏寒生满病，其治宜灸焫。故灸焫者，亦从北方来。"两千多年前医学家的这一认识根据不得而知，但《内经》中的这段记述，确是我们现代人讨论灸疗法起源的一个重要依据及珍贵的史料。把人们的分析推论，同《内经》仅有的有关论述结合起来考虑，灸法始于原始人钻燧取火之后，人们取火用火领域不断扩大之际的认识恐怕不会有很大的偏差。

关于外治法和按摩导引的起源

原始社会人们的生活、生产水平低下，条件极差。为了生存，人与野兽的搏斗，氏族部落之间的争夺搏斗，是经常要发生的。由于格斗，外伤之类的疾患比较多见。由于生活于潮湿之地，且无衣服、房舍的条件下，人们之风湿性疾病、关节之风寒湿痹等成为原始社会人们的常见病。对于如此环境的如此生活给人们造成的病害，先民既有一定的认识，也有抵御和预防的思想和措施：关于居处等保健卫生措施已如前述，这里仅引述《吕氏春秋·古乐》关于原始人歌舞的论述："昔陶唐之始，阴多滞伏而湛积，水道壅塞，不行其原，民气郁阏而滞着，筋骨瑟缩

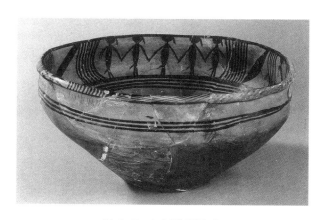

图 1-3　舞蹈纹彩陶盆

新石器时代　青海大通县上孙家寨出土

不达，故作为舞以宣导之。"这一论述给人以十分真切科学的感受，它真实地描述了远古人们生活于阴暗、潮湿的环境里，因此造成人们郁瘀滞着，多患筋骨瑟缩不达的风寒湿痹之关节疾病。令人敬慕者，创用舞蹈运动人体之肌肤关节，预防这些常见的疾病。我国的导引、按摩之发生发展，与人们在原始社会用以防治疾病的舞蹈有着密切的关系。而用于医疗的按摩、导引技术，历来就与人们锻炼身体、增强体质的武术有着不可分割的关系。按摩、导引既用于人们因过度的体力劳动所引起的肌肉僵硬、关节劳损，也用于因与野兽搏斗或搏斗所引起的伤害和骨关节折伤脱臼。按摩、导引、外治法即逐渐从中而诞生。

关于医学起源于巫的问题

为什么要讲这个问题呢？据我所知，论述医起源于巫者在我国并不多见。的确，我国古代不少文献叙述过巫、巫医等，他们只是将其作为一个历史时期的真实存在记述的，并没有把医学的起源归之于巫。医源于巫的观点是舶来品，是近代我国一些医史学者从国外引进的观点。虽然如此，这一观点在我国医史论坛曾有过较大的影响。大约在一二万年前后，我国社会发展到了氏族社会时期，由于生产工具的进步，先民思想、意识的进步，生产得到空前发展，一部分人可以脱离体力劳动，从事着原始的脑力劳动，他们在解释丰收和得来较易的食物时，逐渐产生了对天体、星辰、动物、植物等的推崇膜拜，因而产生了所谓"图腾崇拜"。氏族间对自然的崇拜发展到对祖先的崇拜，神化祖先，逐渐在这样的基础上产生了原始的宗教。我国的不少姓，如牛、马、李、梅、柳等，就可能是氏族图腾崇拜的遗存。我国巫及由巫而产生的巫术，大约就是在此期的这个基础上逐渐发展起来的。巫是我国原始社会较晚期产生的，巫医绝不会早于原始社会晚期。关于医学与巫术的关系，我们将在下章专门介绍，这里仅就医是否起源于巫作些简要论述。前面我们已经提过"自从有了人类，就有了医疗活动"，这是比较确切的观点。那么，巫是原始社会晚期的产物，将其活动视为医疗活动的起源自然有失恰当。

巫在氏族社会形成时逐渐产生和发展，作为一个社会发展的存在，它曾有过进步的意义。巫医，它既用巫术为人诊治疾病，同时也掌握一定的医疗技术和药物用以解除人们的病痛，当然不能完全否定其历史作用。但绝不可颠倒历史，把后来产生的巫利用早已有了的医药知识反而视为医学的起源。巫在医学发展上有过贡献，但绝不是医药知识的创造者、发明者。我们不可以因为在原始社会末期和奴隶社会巫和巫术盛行而迷惑了自己的视线。中国医学源于中国原始社会人们寻求食物、居处、衣服和寻求健康保健、消除疾病伤害的实践活动中的经验积累，而不是求神问鬼的灵感所获。

关于医源于动物本能和人类爱的问题

显而易见，这个观点是舶来品。我们不想否认人类之间的爱能促使对方为解除他所爱之人的疾痛伤残去寻求医疗方法。然而，有了医药才能去寻求，没有医药之时，只能为寻求食物而认识毒性、药性作用，不会因为爱而遍尝草木果实以寻求医药，这个道理是不难理解的。当然，人类的爱是可以促进爱他之人去发展医药，从事医疗活动等等，历史上特别是我国古代医学家不乏为了母爱、妻爱、子爱而成为一个颇负名望的医学大家，但是以为医学起源于人类的爱则过于抽象而不符合历史实际。至于医源于动物的本能，这本身即是一个原则性错误：把人与动物等同了起来。是的，主张这一观点的学者举了不少例子，譬如：猴子会捉虱、拔掉身上的刺，狗的腿受伤后狗可以跛行以救护，甚至有学者记述埃及鹤便秘时能用长嘴呷水灌肠，非洲熊会食菖蒲治病，等等。这些本能确实是存在的，至少从文献中看到过，但可以肯定，动物的这些本能反射永远不会成长为医药知识。恩格斯曾明确指出："动物也进行生产，但是它们的生产对周围自然界的作用在自然界面前只等于零。"动物本能反射虽然也能看出其医疗保护作用，但永远只能是本能反射性的医疗保护，不可能有什么经验总结和改进。人类医疗则完全不同。劳动把人同动物区别开来，人们的劳动、言语、意识、思维，可以使自己在劳动中获得原始医疗救护知识，通过不断的自觉的应用、观察、交流等，得到不断的改进和发展。因此，简单地把医药之起源归之于动物的本能，显然是很不妥当的，它否定了劳动、经验积累、思维交流的决定性作用。

医药卫生的起源问题，是一个十分复杂的问题，由于不可能获得原始资料，要得到完全符合历史实际的结论是非常不易的。然而通过对古代学者的记述和历代医史学家关于这一问题种种观点的分析研究，得出比较符合历史实际的结论还是有可能的。综观我们古代学者有关燧人、伏羲、神农三皇创造医、药、卫生保健的记述，虽然也有不足为信的内容，但就充分重视劳动、生产、生活中实践经验的总结这一点而论，这些传说故事的追述确是十分可贵的，很可能符合我国原始社会医药卫生起源的历史实际。当然，医药卫生的起源，不可能是一个单一的过程。因此，我们重视人们早期劳动生产的作用，但也不可断然否定其他因素的影响和促进。医药卫生起源很可能是一个以人们从事劳动、寻求食物、改善居处环境为中心，同时在其他条件、因素的影响中出现的。这个观点也许更符合或接近医药卫生起源的历史事实。单纯强调源于人类的生产生活实践，虽不全面，但可成立；但若单纯强调巫，或爱，或本能，非但不是全面的，而且很可能是错误的，至少是欠妥的。

当然，医药起源问题仍然是一个尚待深入研究的问题，对此则应通过争鸣去求得更符合历史实际的结论。

第二章　早期医疗与医巫斗争

（公元前 21 世纪—公元前 771 年）

中国文字在此期已经创造并得到发展完善。虽然遗存的历史资料仍然少见，但较以前却有了很好的条件，特别殷商甲骨文的大量出土为探讨其社会、生产、文化艺术和医疗卫生提供了极为宝贵的第一手史料。

中国从公元前 21 世纪夏王朝起，原始氏族制已经解体，生产资料的私有制随之确立，社会逐渐分化而向着奴隶社会过渡，贫富从而产生，奴隶和占有奴隶的奴隶主逐渐成为两个对立着的阶级。公元前 16 世纪，黄河中下游的商部落推翻了夏朝，建立了商王朝，200 年后迁都至殷（今河南安阳县），史称殷商。我国夏商时期的农业和手工业已有发展，体力劳动与脑力劳动之分工也已成为可能，从而推进了我国夏商经济和文化的进一步发展，创造了比较高的古代文化，医药卫生也因此不断进步和发展。

农业的发展，促进了天文历算的产生和进步，酿酒术也随着农业的进步而发展，所有这些都对医药卫生的进一步发展产生着明显的影响。《淮南子》有这样一段记述："清酿之美，始于耒耜。"疾病与季节气候的关系，都是十分大的。天文历算的进步促进了人们对某些疾病的认识，提高了防治的能力，酒则被广泛应用于疾病的治疗。西周已能测出一年之中的冬至和夏至，继此之后，人们便能测出一年四季的节气，更为人们认识若干疾病之发病与季节气候的关系创造了条件。另一方面，特别是殷商人对鬼神之崇敬，无论耕种、战争、婚娶、狩猎、疾病等，都要进行占卜。巫居于一切活动的统治地位，这又给医药卫生的发展带来了偌大的消极影响。直到西周晚期，巫、巫医与医始有分立趋势，尽管此期医学理论尚很幼稚，但出现了医学重新独立发展的情形。医与巫决裂在春秋时期已出现了明显的势头，巫终于被战胜了。在夏、商、西周的一千多年间，是中华文化形成的重要时期，石器逐渐为青铜器取代，冶铜术已很精良，青铜器不断增多，大型精美的青铜食器、酒器、祭器及生产用具在河南、陕西大量出土。手工业除铜之冶炼铸造外，更有技艺精巧的玉石工、骨雕工等，显示了我国在 3000 年前的文化艺术和青铜冶炼等手工技巧已达到很高的水平。然而非常可惜，医药卫生的遗存甚少，不过从这些科学技术、文化艺术的发展状态中，不难推知医药卫生的发展不会独居其后。

第一节　农业发展促进医药进步

夏商时期，农业得到发展。当时人们已发明了木制的耒和青铜的耜、铲等生产工具，并且已经用牛来耕田，种植的农作物也已增加到谷、黍、麦、稻，可以说中国的农业在当时处于很先进的地位。由于农业的发展，粮食已有剩余，夏代已有用谷物做酒的情况，商代更用小麦做酒曲者酿有陈年甜酒。也有用香草做的香酒用于祭祀。所以，《淮南子》有"清酿之美，始于耒耜"的记载。又如在《战国策》也记有"帝女仪狄造酒，进之于禹"，充分说明酒的发明与农业的发展有着密切的关系，我国发明酿酒术已有三千多年的历史。酒之发明即与医药产生了密切的关系，例如《史记·扁鹊仓公列传》记述："臣闻上古之时，医有俞跗，治病不以汤液醴酒……"醴是甜酒，醴酒为酒剂，也有人认为"洒"是"酒"字之误。无论如何解释，上古名医俞跗治病不用酒是可以肯定的。秦越人记述俞跗治病不用酒，从行文上看，显然是作为一个特殊例子讲的，但这可以反证，在上古的医生中绝大多数治病是要用酒剂的。所以，在《汉书》中称酒为"百药之长"。酒和酒剂在医疗上的应用是医学发展上的一项重大发明，至今仍有着广泛的应用。我们的汉字，已有近五千年的历史，是象形文字，有趣的是"醫"字，从酉，酉与酒通，生动地体现了酒在医药发展史上的重要意义。

随着人们的农业耕种经验的积累，何时耕田下种，何时收获，使人对季节气候知识的需要更为迫切。农业发展为天文、历算提出要求，天文、历算的发生发展又促进了农业的发展和进步。商代人们已知用星宿测定农业季节，天文、历算正是在这样的情况下发展起来，其时的农家和从事星宿观测的士已能把一年分之为春、夏、秋、冬四季和十二个月，并已应用干、支相配纪日。这种天文、历算知识不但对农业发展是一大促进，而且促进医学家认识疾病与季节、气候的关系。从古文献关于一年四季中的多发病记述情况表明，商周时期医学家们对疾病发生发展与季节气候的关系已有了比较正确的认识，这些经验在春秋战国时期得到了较好的总结，参见下章。

第二节　医食同源与伊尹创制汤液

前已述及中国医药学之起源问题，其中最重要的古代传说就是流传最广、影响最大的"神农尝百草，始有医药"的传说。神农氏是以教民农耕而为后代所尊崇的。他尝百草的第一个目的是解决饥饿问题，至于始有医药并非自觉的目的，而是寻求食物的不自觉产物。近代学者在论述医药起源问题时，常会自然而然地考虑到这样一种可能：古代先民们在寻找食物的过程中，必然会误食一些有毒或有治疗作用的植物和动物，这些动植物有些使人呕吐、腹泻、发汗，但却意外地治好了某些疾病，有些动植物有止痛、止吐、止泻的作用，当然也有些动植物会引起中毒死亡。先民们在反复多次的实践中，积累了经验，并由不自觉到自觉地相互传递。也许这才是神农尝百草的真正内涵。所以说"神农氏"恐怕是一个氏族的代表，并非真有其人。由此，我们可以得出医食同源（药食同源）的结论。在原始社会，人们对药物作用的认识与寻求食物过程有着密切的联系，在奴隶社会这关系进一步发展，人们从完全盲目的偶然发现转到不太盲目的主动寻找药物（并不能完全排除偶然因素，直至今天，某些新药物的发现仍带有偶然性）。

商代的建立者汤，与有莘氏通婚。有莘氏陪嫁的奴隶中有一位叫伊尹的，善于烹调。由于他有一套理政治国的才华而得到统治者赏识，最初汤用他作"小臣"，后为"相"。汤在伊尹的辅佐下，积聚力量，终于灭夏而建商。商汤死后，伊尹历佐卜丙、仲壬二王。伊尹精于烹调，所以接触和认识到许多既是食物又是药物的知识。他不但掌握了精湛的烹调技术，还总结出不少治疗经验。医食同源，可从伊尹的身上得到证明。《吕氏春秋·本味篇》记载伊尹回答商汤有关烹调问题时曾讲过这样一段话："阳朴之姜，招摇之桂。"这句话虽然我们今天尚不能做出确切的注解，但姜和桂都是厨师烹调中常用的佐味品，同时又是医师处方中常用的药物。一般群众都有经验，如果突遇风寒或暴雨侵袭，为了预防感冒，普遍应用姜汤祛风寒。有研究认为，中医最古老的医方可能是桂枝汤。桂枝汤共由五种药物组成，其中桂枝、生姜、大枣、甘草四种都是烹调佐料或果品，而且桂、姜正与伊尹所说的"阳朴之姜，招摇之桂"相合。说二者有渊源关系，也并非没有道理。桂枝汤及其加减运用是非常广泛的，至今仍普遍用于临床。

伊尹同商汤论述学问涉及政事时，曾用医理比附政事，如《吕氏春秋》所说："用其新，弃其陈，腠理遂通，精气日新，邪气尽去，及其天年。"以人体新陈代谢的道理回答商汤取天下之道。从中也可看出，伊尹不但善理国政，而且精于医理。

医食同源之说，还可从中药汤液治病得到证明。远古时候，人们只能用咀嚼生药方法治病。以后火的应用、陶器的出现，使制作汤液成为可能。汤液比生食草药有许多好处，如扩大了应用药物范围（有些刺激性药物通过煎煮可减轻刺激性），矿物药应用成为可能（有利于药物有效成分的充分利用等），同时为单味药向方剂过渡创造了条件。《汉书·艺文志》已有论汤液的专书《汤液经法》，其32卷之记载，晋代皇甫谧在《甲乙经·序》中指出"伊尹……撰用神农本草以为汤液""仲景论广伊尹汤液为数十卷"。皇甫谧把汤液的创造者归于伊尹，虽不能说是确定的历史事实，但从中医汤剂与人们生活中饮食之息息相关的事实来看，还是很有道理的。早在商代之前，火的利用、陶器的出现及对百草的认识等都为汤剂的发明创造了条件。在商代像伊尹这样既精通汤液烹调，又精于医理的人也许不止一个。历史给汤液的创造赋予了可能，至于谁发明了汤剂可能是偶然的，很可能是许许多多个伊尹式的人物在不同地点不同条件下创造了汤液。这与神农尝百草有相似之处，所不同的是，伊尹在历史上确有其人，而神农氏则可能是氏族的代表，是神圣化了的氏族群体。

第三节　甲骨文反映的殷商疾病观

甲骨文是商周时期在龟甲兽骨上所刻的文字，也叫"卜辞""殷墟文字"。1899 年最早发现于河南安阳小屯村的殷墟，1904 年始有考释研究，1928 年后曾多次发掘，先后出土者达 10 余万片。涉及军事、农业、祭祀、典礼、婚嫁、生育、疾病、田猎、游逸、出入、行止、居处、梦幻、风雨、阴晴等等，其中记有疾病者共 323 片、415 辞。这些卜辞年代均属商代早期，即盘庚迁殷到武丁时期，约公元前 1395 至前 1122 年间。我国甲骨文专家胡厚宣教授曾以《殷人疾病考》为题，发表了他的研究结论。他认为殷人所记录的疾病有：疾首为头病，疾目为眼病，疾耳为耳病，疾言为喉病，疾口为口病，疾齿为牙病，疾舌为舌病，疾身为腹部病，疾止为趾病，疾尿为尿病，疾育子为妇产病，以及有妇人病、小儿病、传染病等共计有 16 种，有人统计为 22 种。由于这批卜辞皆出自殷商王室，因此所记患病之人基本上都是殷商的最高统治者、王室成员等。较多者为殷王武丁，如所记的王疾、王弗疾、王疾身、王疾齿等；其次则是王妃，如武丁之妃育子之疾；再次为王子之记录，如子渼（武丁之子）疾目，子弗疾等；此外，还有若干卜辞是问王臣的病如何，只有一条是卜问奴隶会不会死。

从这批甲骨文来看，殷商统治阶级的疾病观是比较简单的，他们认为所有疾病几乎无不因为天意、鬼神之作祟和惩罚。这是

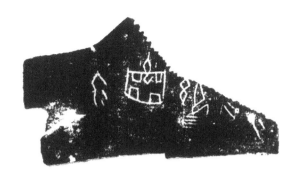

图 2-1　商代甲骨文中的疾病内容

原始社会晚期和奴隶社会时期鬼神观念兴起的必然，因为此一时期巫术在统治阶级中居于统治地位，王室事不分巨细，都要通过巫师向天或祖先问卜。除上述病因认识外，商人还相信疾病是由巫盅引起的，此种观点虽然未必科学但却比较唯物，较神鬼病因观要进步一些。正因为商人如此认识疾病，所以治疗方法几乎无不以卜筮求问于上天、祖先，以预测其吉凶祸福，期望祖先赐福，使疾病早日痊愈。由此也可看出巫师之权是何等之大。在此仅摘几例有关疾病的甲骨内容，借以了解其梗概：

"贞旨自疾"见（乙）2592。

释文：名叫贞的巫师，为病人旨卜问鼻病。

"癸巳卜殼贞子涣疾目福告子父乙"见（佚）524。

释文：在癸巳这天占卦，一位名叫殼的人问武丁的儿子名涣患眼病，武丁命臣福祷告子先父小乙。

"□寅卜王疾帚□有古"（351）

释文：×寅这天占卜殷王武丁之病，询问是否由于武丁的后妃作孽作故的关系。

"壬子卜宁贞辛亥王八自□王疾有梦唯宅"（卢静斋藏）

释文：壬子这天占卜，巫师名叫宁，辛亥那天殷王武丁从外归来，病多梦，恐系祸祟所为，特为占卜卦问。

胡厚宣教授在论述殷人对蛊毒的认识时写道："卜辞言有疾唯蛊，蛊字作𧒽，与《左传》皿虫为蛊之说合，是蛊毒之说，自殷人已信之。殷人虽以疾病之起源乃于天神所降，或祖妣作宅（祟），但祷告疾病，仅于祖妣，绝不于帝，盖殷人以天神至上独尊，不能以事祖妣之礼事天也。"蛊毒在商周间，乃至春秋战国，医家多视之为病因的重要方面，虽然仍具有神秘的色彩，但从发展上看较之酷信鬼神作祟之病因观，确是一次不小的进步。由此可见，殷商乃至周甲骨文字之疾病观念，仍为浓厚的迷信鬼神、巫术所笼罩。奴隶主贵族崇尚鬼神，发展了原始宗教，巫就是在这种特定条件下产生和发展的。巫不但用卜筮的方法占卜吉凶祸福，用祷告为人灭病免灾，而且还攫取了人们在长期劳动生产、寻求食物的实践中积累的医药卫生知识。他们既用占卜方法，有时也用医药经验，这是奴隶社会晚期巫医的一个特点。

第四节　从《诗经》等文献看商周医药水平

《诗经》是我国最早的诗歌总集，其内容反映了西周时期的生产、生活和政治经济等情况。《书经》是中国上古历史文件和部分追述古代事迹著作的汇编，它保存了商周时期的一些重要史料。《易经》是《周易》中的经文部分，萌芽产生于殷周之际，反映了当时某些朴素的辩证法观点。总之，这三部仍保存于今的古典著作，其中有不少有关医药内容的论述，从一个侧面反映了商周时期我国医学发展水平。下面分别举例予以介绍。

《诗经》中记载或描述的类似药物甚多，其中仅植物类就有50余种，有些现在仍是常用药物。如芣苢（车前草）、蝱（草贝母）、杞（枸杞子）、藚（泽泻）、萑（益母草）、女萝（菟丝子）、蒿（青蒿）、苓（甘草）、蘋（浮萍）、芍药、白茅根、杻（女贞子）、椒、木瓜、藻、艾、荷、果蠃（栝楼）、堇（乌头）、桃、桑、枣、柏等，可见其药物知识已达到一定水平。在商墓出土的药物中也有反映。《诗经》中还对一些植物的采集季节、产地有所记载，有些还明确指出其药物功效，如芣苢"食其子，宜子孙"，是说车前子这味药对妇女生育有利。尽管《诗经》中所记载的药物知识还是零碎的、十分简单的、不确切的，但却真实反映了我国早期药物知识的纯朴，其中许多药物被后世本草著作采用，为后世临床家所习用。

《诗经》一书反映出的对疾病的认识也是惊人的，它较甲骨文所反映的对疾病的认识明显前进了一步，有些还可多少看出些脉络关系。疾病命名方面已不是简单地用"疾"加部位的命名方法，而且有许多专用病名，如首疾（头痛病）、狂（精神分裂症）、疾首（头痛脑热）等数十种疾症。同时，从其所论，我们还可以看到对若干病症的对比形容。如《诗·小雅》记载有"既微且尰"。《尔雅·释训》注为"骭疡为微，肿足为尰"。用白话文来讲就是下腿溃疡预后轻微，而脚部浮肿预后为"尰"。如果不是积累一定医疗经验是很难做出这样判断的。《诗·大雅·生民》有这样一段记载"不拆不副，无菑无害"，意思是说婴儿未经剖腹便顺利地生下来了，可见当时难产是用过剖腹手术的。

《书经》即《尚书》。其中也有关于疾病的一些记载。《康诰》之"瘝厥君"，瘝即鳏，《尔雅·释沽下》"鳏，病也"。《康诰》"恫瘝事身"，《尔雅·释言上》"恫，痛也"。又如《金縢》之"王有病弗豫""遭厉虐疾"，意思是说：王有病，感到不愉快；下句是说王患了险恶的疾病。关于预后，也有"王翼日乃瘳"（《金縢》），意思是王病再过一天就会痊愈了。《尚书》中还记载有用有毒药物治疗疾病的原则，《说命》"若药弗暝眩，厥疾弗瘳"。我国医史学家陈邦贤先生在谈到这个问题时指出："商代的医师，治疗疾病都是利用重剂一起积病。到了周代的时候，医学更有显著的进步了。《曲礼》曰'医不三代，不服其药'。"按一般理解，这两句话的意思是：如果药物服用后没有暝眩等毒性反应，治疗疾病往往是难以取效的。至于医不三代，有人认为是指作为一个医生，必须精通黄帝针灸、神农本草、素女脉诀这三代医学，否则难以令人相信其技术而服用他的处方用药；有人则认为医师必须有三代传授，方可为病家所信任。总之，其共同之处是强调医生必须有丰富的实践经验。

《尚书》也记载了若干巫医的活动，譬如"周公祷武王之疾而瘳""若有疾，唯民其毕其咎"，"毕"在此指祈祷。这也反映了当时的实际情况。

《易经》中也有不少医药记载，如有伤、残之记载，如"妇孕不育"的流产，"妇三岁不孕"的不孕症，"往得疑疾"的精神病等，反映了当时对疾病的认识和分辨能力的提高。特别是"无妄之疾，勿药有喜"的论述，反映了当时医学家对一些疾病预后转归已有了相当高的判断能力。这句话的意思是说虽然有病，但不吃药也可以好。也有人解释为"无妄"是吉祥的意思，"勿药有喜"是妇女身怀有喜（孕），用不着服药，亦有一定道理，这两种解释虽不相同，但都反映出当时鉴别诊断水平是比较高的。

第五节　大傩与预防传染病的风俗

大傩，是古代一种驱鬼逐疫的盛大活动。《周礼·夏官》和《礼记·月令》中都有记载。据《月令》记载，一年要在季春三月、仲夏八月和季冬十二月各举行一次"傩"。"季春……国难"，郑玄注"此难难阴气也"，"仲秋……天子乃难"，郑玄注"此难难阳气也，阳暑至此不衰，害将及人"；"季冬大难"，郑玄注"此难难阴气也"。以上的"难"字都是"傩"的意思。每当大傩之时，由戴假面具的"方相氏"带领化装的"甲作""胇胃""雄伯""腾简""揽胜""伯奇""强梁""祖明"等十二神将，加上一百多名由儿童担任的"侲子"歌舞呐喊，浩浩荡荡，声势惊天动地。这种形式在西周已成为一种制度，受到从宫廷到普通老百姓的重视。如《论语·乡党》："乡人傩，朝服而立于阼阶。"孔子因大傩驱逐疫鬼，唯恐惊动先祖，所以穿着朝服站在东面的台阶上。可以想象，大傩的场面是多么热烈了。这种借宗教迷信形式举行的防疫活动主要是戴假面具、击鼓鸣金、燃放爆竹等方式吓唬疫鬼，企图达到驱逐疫鬼的目的，它反映了当时人们驱逐疫病的愿望。在逐疫同时，人们还挥洒一些有一定杀虫效果的药水，燃起篝火，这在客观上起到一定的杀灭病菌蚊虫而防治传染病的作用。《周礼》中还记载有："四时变国火，以救时疾"，用莽草、嘉草来烧熏驱虫，"除墙屋以蜃炭攻之，以灰洒毒之，凡隙屋除其猩虫"，以及用"焚石"投水中消灭水中病虫害等。人们已经积累了一些防止传染病传播的初步经验。

第六节　巫术与巫医的活动

原始社会末期，由于生产的发展，劳动产品和劳动力有了剩余，社会分工成为可能。人们在与大自然求生存的斗争中，对于许多诸如风雨、雷电等自然现象以及疾病、死亡等现象，恐怖、疑惑和不理解，于是产生了对自然、对祖先、对鬼神的崇拜，进而产生了以能与鬼神相通为身份的职业——巫。夏代历史可考者还少，但殷商时奴隶主贵族已非常迷信鬼神，他们在统治机构中设置了大祝、大卜、司巫等神职官员。这时巫的地位很高，他们不但参与政治、军事之决策，而且还为统治者占卜疾病之吉凶祸福。他们认为疾病是一种完全独立的存在，就像衣服一样可以被穿上，也可以被脱下来，而穿和脱完全由作祟者随意掌握。作祟者可能是鬼神，也可能是祖先。要想疾病痊愈，就必须向作祟者祈祷，或者施法术令那些作祟者离去。但从事"医疗"，也是要找病"源"的，不过其病源并非客观存在，而是病家或巫师臆想出来的。但一旦确定病因是上神、祖先所为，便设法恳求他们离去，并贡献牺牲，检讨过失，许愿，使上神祖先满意而去。他们认为这样病就会痊愈。如果病日益严重死去，人们则认为是上神祖先不肯饶恕。如果确认是鬼怪作祟，巫便施术调解，劝告他们离去，如病人有欠于鬼魂的情感财物，就要清算归还以求谅解。如果认为是妖魔作祟，巫师便要施法术吓唬、驱逐或惩罚，以求安宁和疾病的良好预后。

以上巫术都是骗人的把戏，如果说在殷周时期还曾治愈过疾病的话，那一方面是巫师祈祷安抚会对病人起到精神上的医疗作用，使病人问心有愧之类的情志疾病自然而然地轻松下来得到痊愈。另一方面，主要是一部分巫医"皆操不死药以拒之"，已经开始把劳动人民从医疗实践中总结出来的一些药物知识运用于治疗中。以下略举数例，便可了解在此期间巫、巫医活动的梗概。

《说苑》："吾闻上古之为医者，曰苗父，苗父之为医也，以菅为席，以刍为狗，面北而祝，发十言耳，诸扶而来者，舆而来者，皆可平复如故。"

《韩诗外传》："俞跗治病，不以汤药，楢木为脑，芒草为躯，吹窍定脑，死者复苏。"

《尚书·金滕》："周公祷武王之疾而瘳。"

《山海经》："开明东有巫彭、巫抵、巫阳、巫履、巫凡、巫相，夹窫窳之尸，皆操不死之药以拒之。"

《逸周书·大聚》："乡立巫医，具百药以备疾灾。"

以上文献所记载的，大致是巫、巫医的兴盛时期的情况。这时的巫医，俨然是无病不可治愈的大仙。然而实践检验总是无情的，单凭祈祷、祝由、咒禁之类是不能治病的。巫医也不得不"皆操不死之药以拒之"，或"具百药以备疾灾"。随着时代发展，人们对巫开始怀疑，巫在人们生活中的独尊地位，慢慢发生了动摇，医和巫终于分立。

第七节　《周礼》反映的医事管理与医学分科

随着奴隶社会生产力的发展，社会分工进一步扩大。据《周礼》中记载，巫祝与医师分属于不同职官管辖。医学已从巫术的桎梏下摆脱出来，医巫正式分业。

《周礼·天官·冢宰》："医师掌医之政令，聚毒药以供医事。凡邦之有疾病者、有疕疡者，造焉，则使医分而治之。岁终则稽其医事，以制其食。十全为上，十失一次之，十失二次之，十失三次之，十失四为下。"医师是众医之长，是负责医药行政事务的官员。他负责把国中不同病人分配给不同医生治疗，并在年终考查医生医疗成绩，根据优劣而制定俸禄。医师之下设有士、府、史、徒等职，士负责医疗，府掌管药物、器具和会计业务，史掌管文书和医案，徒供役使并看护病人。当时已有一整套医政组织和医疗考核制度。值得注意的是在此时医案的书写已成为制度，即"凡民之有疾病者，分而治之，岁终则各书其所以而入于医师"。早在两千多年前就有病历记载和死亡报告的书写，这在人类医学史上是一件很值得一说的事情。

《周礼》中不但记载了当时医政管理制度，而且还记录了当时医学的初步分科。在医师之下，有食医、疾医、疡医、兽医，各有所司。这是西周宫廷中医疗的分科。

医巫分业，医疗分科，医事管理考查制度的建立，是中国医学发展史上的一个伟大转折，是一个全新的起点，为春秋战国至秦汉时代医学规模化发展奠定了科学的基础。

第八节　环境卫生与个人卫生

值得指出的是，在殷商都城的地下发掘中已有城市地下水道的建设，这就比暗沟，特别是明渠建设，在污水处理方面大大提高了一步，这种城市环境卫生设施在人类文明史上也是比较先进的。在河南有一处发掘地，据说可能是夏王朝所在的城池。这座城建在山坡上，为了解决城市居民饮水，已创造了用陶管引河水入城的"自来水"工程（有人认为是春秋战国时期），水管有分段之多头闸门，多头接口和排气孔，有用卵石铺设的沉淀池等等。考古学家正在对此进行着最后的论证。因此，我们说殷商都城的下水道可能不是我国最早的处理污水的公共卫生设施。公元前1066年前，周人在岐山下周原（陕西岐山县）建筑城郭室屋，以邑为单位居住归附之人，设立官司，形成一个初具规模的周国。近年来在周原两处地下发掘出周国的城郭居室，出土大量青铜食器、酒器和祭礼器物，并有一些甲骨文出土，与卫生器具有关者也有多种，如巨大的储水用具——鸭蛋形水壶，壶口很小利于加盖（比碗口小），以保持水之清洁，由于体形和底座均为卵形若鸭蛋，取用时甚为方便。这种形质的储饮食用水的器具只在陕西常有出土，它处尚未发现。又如城郭地下出土的下水道，较商代更为先进，口径达 30 至 40 厘米，这对保证周人城郭之环境卫生无疑是一个极科学的重要措施。1986 年在西北大学召开陕西第一届科技史学术讨论会时，与会者参观了周原博物馆，大量古朴的珍贵文物，再现了周人生活、生产、饮食、游乐和就医的风貌，给人以极为深刻的印象，大家为我们的祖先在 3000 年前所达到的文明程度而叹服。

夏商西周时期是我国的奴隶社会时期，奴隶们创造了物质文明和精神文明。由奴隶中分化出来的知识分子，一部分业巫，一部分从事着尚原始的天文、星算、历法，以及农耕蚕桑等的研究和改进，为创造奴隶社会的精神文明和物质文明做出了巨大的贡献。后一部分人中当然也包括那些由奴隶中分化出来掌握着医疗经验和技术的人们，他们之中一部分为统治阶级服务，更倾向于用巫术的方法为人治病，占卜疾病之吉凶。在奴隶中仍然继续着原始的医疗经验和知识的积累，他们还没有条件设坛占卜以求治愈自己疾病的能力。尽管在夏商时期用占卜治病问疾很盛行，但医药知识的积累并未停止，否则何以有"巫皆操有不死之药"的记述。到了西周时期，应该说巫已在走下坡路了，人们对巫已不如商代那么推崇。在医药卫生方面，这种倾向也是比较明显的。

在个人卫生方面，夏商时期人们已养成了洗脸、洗手、洗脚和沐浴的习惯，从殷商甲骨文中已有不少有关的记述。1935 年在河南安阳发掘的殷王墓中，已有壶、盂、勺、盘、头梳等一整套盥洗用具出土。到了周代，人们已有了定期沐浴的制度，如《礼记》所载："五日则燂（音旬）汤清浴，三日具沐，其间面垢，燂汤清面靧，足垢，炊汤清洗。"更可贵的是当时已把沐浴与防治疾病联系起来。强调"头有创则沐，身有疡则浴"。而"鸡初鸣，咸盥漱"已成为人们的生活习惯，至少在统治阶级和士阶层是如此。这些习惯在卫生保健上是十分有意义的。与此同时，人们还很注意精神修养以保证健康，如《礼记》强调的"百病怒起""忧郁生疾"，也是很科学的经验体会。在婚姻问题上，明确规定"男三十娶，女二十嫁""礼不娶同姓"（《周礼》）。《左传》更进一步强调："男女同姓，其生不蕃。"所有这些见解和规定，对中华民族的繁衍昌盛都曾发挥过有益的影响，至今仍不失其指导意义。

关于环境卫生，前面已讲了城市卫生，这里仅简要叙述一下居民的卫生保健状况。《礼记》曾作过"疾病，内外皆埽"的论述，把打扫室内外卫生与疾病的预防联系在一起，这种论点十分可贵。在甲骨文中还出现了象形牛棚、象形猪圈等字样。甲骨文中还有"庚辰卜，大贞，丁亥寇帚"。意思是丁亥这天要在室内扫除和灭虫的意思。在饮水卫生方面，夏代已有"伯益作井"的记载，"凿井而饮"是我国饮水卫生的一大改进。《周礼》《诗经》等更记述了周代之除虫灭鼠等卫生要求，其方法是打扫室内卫生和抹墙、堵洞、洒灰、熏药等。上述举例已足以说明我国夏商周时期，无论在城市卫生、环境卫生、个人卫生、饮水卫生等方面，都已达到先进的水平。

第三章　医疗经验积累与理论形成

（公元前 770—前 221 年）

春秋战国时期，即由周幽王于公元前 770 年被杀，周平王被立，历史上的西周时期结束，东周时期开始，直到公元前 221 年秦始皇统一中国的五百多年间，史称春秋（公元前 770—前 475 年）战国（公元前 475—前 221 年）时期。春秋时期的五霸和战国七雄之间，割据、战争不断，社会比较动乱。由于铁器的广泛应用，各诸侯国为扩充自己的实力，不断发展农业、手工业、商业和交通运输业，各国都出现了繁华的大都市。与此同时，哲学思想、科学技术、文化艺术、医疗卫生等，在"诸子蜂起，百家争鸣"的局面下，得到迅速的发展。由于农业的发展，天文历算的进步，人们知识水平的不断提高，特别是贵族地位动摇，学术知识逐渐由统治阶级的垄断而向民间开放，民间出现了自由思潮和学风，最有代表性的如由孔子开始的学问知识私家传授。在孔子的著作中，也曾涉及许多有关卫生医药保健知识。从春秋时期起，诸子百家几乎无不涉及医药卫生知识的论述，尽管他们多是用以比喻政治或国家管理的，但这些比喻之正确说明他们对人体生理、解剖、病理已有了深刻的认识。由此可以证明：我国在这一时期的医学理论水平，必有比我们现在所能知道的和能够接受的要高得多。仅仅依靠文献记载的认识是相当片面的，因为能够把当时的文献全部保留下来是完全不可能的，留下来的史料恐怕不及其全貌的千万分之一。在诸子百家争鸣的影响下，医药卫生日益摆脱巫术的制约而趋于独立发展。由于人们的医疗技术水平不断提高、药物知识不断丰富，对疾病的认识也逐渐由鬼神观念走向客观探索，我国的医学理论在此期产生、发展、形成。

第一节　最早的医学分科

医学分科必须是医学发展到一定水平的产物。医学没有发展到较高的水平是不会有医学分科要求的。《周礼·天官》记载："医师掌医之政令，聚毒药以供医事。凡邦之有疾病者、有疕疡者，造焉，则使医分而治之。岁终则稽其医事，以制其食。十全为上，十失一次之，十失二次之，十失三次之，十失四为下。""医师为众医之长。"如果把这段卫生管理制度同现在作些类比的话，所说的医师就是最高卫生部门的领导，他负责管理卫生政令、药品，以及各地疾病流行时医生之派遣、考察等。关于确定医生的待遇也已有明确的规定：如果年终时，医生所治之疾病均获良效那就是最高明的，如果治愈率不到 60%，则定为最差的医生。为了医师管理之需要，其下还设有士 4 人、府 2 人、史 2 人、徒 20 人，负责协助医师掌管药物、财务、文书档案及役使看护等工作。《周礼》还规定分医学为四科，且各有编制和职责范围之分工。例如"食医，中士二人""掌和王之六食、六饮、六膳、百羞、百酱、八珍之齐"。可见食医是最高统治阶级的营养医生，是专门管理其饮食营养、膳食果蔬调味等之调剂者，此可能正是殷商伊尹创汤液者的发展。"疾医，中士八人"，"掌养万民之疾病……以五味、五谷、五药养其病，以五气、五声、五色视其死生，两之以九窍之变，参之以九脏之动，凡民之有疾病者，分而治之"。疾医相当于我们今天的内科医师，其职责是负责群众疾病之治疗的。由五味……中五气……的论述可知，当时的药物理论已经形成，而且用之于指导疾病的辨别诊断和治疗。由此还可看出，当时的医生对人体体表解剖和内脏解剖也有了认识，如对体表之九窍，包括口、耳、鼻、眼、前阴、后阴，体内之九藏，即心、肝、脾、肺、肾、肠、胃、膀胱等脏器的认识。第三个分科是"疡医，下士八人"，"掌肿疡、溃疡、金疡、折疡之祝（外敷药），药、劀（刮去脓血）、杀（用腐蚀药去坏死组织）之齐"。很明显疡医就是外科医生，我国自古称外科医师为疡医。尤其可贵者，由疡医的职责中可以看出，对化脓性感染、肿瘤、战伤、骨关节损伤等已能做出诊断和鉴别诊断。其医疗水平不仅表现在对各类外科疮疡已能鉴别，而且表现在药物的制剂技术和药性的掌握运用上。因此，我们不能不说中医学在西周末期，特别是春秋战国时期已出现了一派高度发展的景象。最后一个分科是"兽医，下士四人"，"掌疗兽病、兽疡"。仅就这一点而言，我国此期的科学文化技术已达相当高的文明境界。不但对人类的医学已有很高水平，而且在医治兽疾、兽疡方面也已有了专门研究。

如上章所叙述，殷商时期医药基本上是掌握在巫师手里，从甲骨文献可知，巫师在医疗上居于统治地位，西周也基本如此。但西周晚期，随着阴阳、五行等理论的产生和发展，特别是人们在生产、生活中对医疗经验的丰富积累，致医与巫分立，这一点能从《周礼》的记述上得到印证。在《周礼》中，医药卫生属于"天官冢宰"管辖，而巫祝却被列入"春官大宗伯"的职官之下。医师地位得到肯定而有所上升。巫虽然仍占有其肯定地位，但信誉却在下降。

第二节　专职医师之出现

专职医师之出现，是医学发展进步的一个重要的里程碑。因为，在此之前，所谓医疗多是人们生活中生产中实践经验的体会认识，虽有用于医疗救护者，但并不为谋取生活的职业。狩猎者仍以捕获野兽飞禽为食，虽有某物可以去某病的口耳相传的经验，用以为同伴医疗救护，但社会上并没有医师这一职业。其后虽有巫医出现，但他们基本上仍以巫祝祷告为其专业，此时也没有专业医药人员。专门以医疗为职业者，其出现可能是从春秋时期开始的。专职医师的出现，是医学发展进步的一个重要的里程

碑，这一点是不难理解的。因为，
从此开始了医学家以医疗卫生经验
总结为其终生的专门研究的职业。
医疗经验的总结，引进社会争鸣中
的先进思想用以概括医学理论，发
展医学理论，人体生理、病理现象
的专门观察，解剖知识的综合记述
等，没有专职医师的出现，所有这
一切都不可能得到较快的提高。

　　由相信桑田巫到相信春秋时代
的名医医缓，这是公元前 576 年晋
景公患病治愈后观念的转变。《左
传》记述的这一故事是很有趣的，
晋景公病笃，先召桑田巫求治，后
因怀疑桑田巫的诊断，派人到秦国
求医。因为秦晋有亲姻之故，又秦
多良医，秦伯派医缓到晋为景公诊
病，医缓检查后说："疾不可为也，
在肓之上，膏之下，攻之（针灸）
不可，达之（药物）不及，药之不
至，不可为也。"晋景公说：良医
也。后世有"病入膏肓"即由此而
来。我们现在虽不能说医缓的医学
理论如何科学，但其所论的历史意

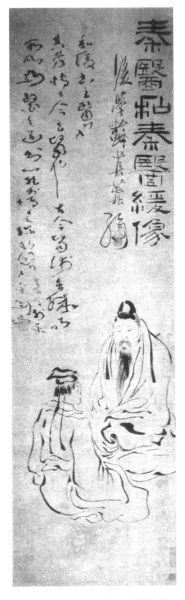

图 3-1　清人医和、医缓画像

义应该说是十分重要的，他的理论在与巫的斗争中可能是医学发展上第一个伟大胜利。

《左传》记载：晋侯有疾，求医于秦，秦伯命医和往视，医和诊毕，认为晋侯之病是由于过贪女色引起的，病症很像蛊毒，但并非鬼神，也不是饮食不节的关系。晋侯反问：女不可近吗？医和回答说：要节制。并且论述了为什么要节制女色的道理。医和强调："天有六气，降生五味，发为五色，征为五声，淫生六疾。六气者：阴、阳、风、雨、晦、明也……阴淫寒疾，阳淫热疾，风淫末疾，雨淫腹疾，晦淫惑疾，明淫心疾。女阳物而晦时，淫则生内热惑蛊之疾，今君不节不时，能无及此乎。"这就是医和倡六气病因学说。医和关于晋侯病似蛊的病因分析，强调了过贪女色的危害，虽然讲得比较笼统，但不能说没有道理，这一论述比先期强调鬼神是一个飞跃进步，更何况医和明确排除了鬼神等，也说明已有很高的疾病鉴别能力。再者他关于六气病因的论述，可以说是中医病因学说发展的奠基之论。医和是公元前 6 世纪的秦国名医，在他所论述的病因学说中，强调了寒疾是由于阴气过盛的原因；热疾则是由于阳气过盛的关系；对于四肢痿痹无力、抽风不用一类的疾病，他认为是由于风邪过盛而造成的。他将腹痛、胀满等一类消化道疾病，则归之于阴雨过盛的气候变异。值得注意的是，他将精神、神经系统疾病的原因，归之为过度光线或晦暗环境的长期刺激。医和的病因理论虽然乍看起来似乎很原始，也比较抽象，但他的六淫学说，加上由他强调的其他病因，如不节制的女色、不节制的饮食，初步构成了中医学历来重视的三因学说，即内因、外因和不内外因。这是医和对病因学说发展的一个极其重要的贡献。在殷商西周时期鬼神致病说占据统治地位的情况下，医缓、医和，特别是医和的病因学分析和运用，的确是一次革命性的变革，使我国的病因学说由唯心转向唯物。完成这一变革的绝不会只是秦国的医和、医缓，必然有着许许多多与医缓、医和同心同德同认识的医学家。因为，巫医不会自动退出历史舞台，只靠医和等少数医学家，巫医是不肯放弃他们的唯心观的。

公元前5世纪，在河北任丘生活着一位远近闻名的民间医生，姓秦名越人。由于秦越人医术高明，又行医于民间群众之中，所以人们十分爱戴他，尊崇他，用扁鹊来誉称他。扁鹊在未学医时，是一家客舍舍长，医学家长桑君看到扁鹊有培养前途，便决定要把自己的医方医术传授给他。扁鹊从老师处学得医学理论和技术，遵从老师的教导，专心致力于为群众治疗疾病，从不计较名利地位。我国西汉时期的著名史学家太史公——司马迁在撰写《史记》时，特为扁鹊立传。因此，秦越人是我国正史中第一位有传的医学家。司马迁的《扁鹊列传》记载秦越人曾以妇产科医师、小儿科医师、五官科医师等不同特长身份，入乡问俗，为各地妇人、小儿和老年人诊治疾病，疗效显著。一次，他行医到了虢国，虢国王太子患尸厥症（休克）而气息几绝，国王和大臣们均以为太子已逝，忙着为太子料理后事。扁鹊闻说此情，即往王宫视探，在得到国王和侍医的允许后，为病人进行了系统全面的检查。他告诉国王，太子并没有死亡，自荐可以进行治疗。国王接受了扁鹊的建议，于是他便命令弟子子阳给太子针灸三阳五会穴，过了一会儿，太子便慢慢苏醒过来；他又命令另一位弟子子豹用药物热敷，熨帖病人两侧胸胁部，太子即可慢慢坐起身来。

接着他按太子的恢复情况，令弟子子游按摩，子同侍汤药等，进行了二十多天的内服药物和按摩治疗，调理其阴阳气血，虢太子便逐渐康复。这个消息很快在虢国传开，人们都说扁鹊有起死回生之术。但是，扁鹊却实事求是地告诉大家：越人并非有什么起死回生之术，只是太子并未真死，自当生也，越人只是帮助他恢复健康而已。这种科学的观点、谦虚的态度，在中国历代医学家中传为美谈佳话。

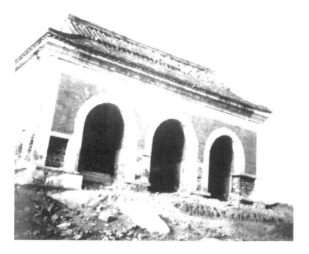

图 3-2　河北任丘扁鹊药王庙外景　1954 年摄

脉学诊断是我国医学的一个特点，扁鹊对切脉和其他诊断疾病的手段，都已有了较好的掌握。他曾这样对别人讲："夫越人之为方也，不待切脉、望色、听声、写形、言病之所在。"远在公元 2 世纪，我国著名医学家——医圣张仲景，就曾高度评价扁鹊的诊断水平。他说："吾每览越人入虢之诊，望齐侯之色，未尝不慨然叹其才秀也。"的确，《史记》记载扁鹊曾通过望诊齐桓侯病，预知其疾病之发展，并劝告齐桓侯早治，可惜齐桓侯不以为然，对扁鹊的多次提醒不肯听信，最终由于延误时机而抱病死去。这个故事虽有可疑之处，但能说明扁鹊的望色诊断技术确实是很高明的。关于切脉诊断尤为扁鹊之所长。有一次，赵简子病，来势凶猛，五天时不省人事，赵国群臣都很惊慌，扁鹊为赵简子切脉后认为：病人的脉象是正常的，并非死症。经过调治，果然痊愈。这个病例显示了扁鹊切脉诊断技术的高明，结合他在虢国切脉诊断太子疾病并"起死回生"的事例，人们对他的脉学成就是非常推崇的。难怪司马迁在论述了扁鹊的切脉成就后很有感慨地指出一个历史事实"至今天下之言脉者，由扁鹊也"。这是对扁鹊脉学成就的第一次比较公正客观的评价。

扁鹊六不治思想：司马迁在《史记》扁鹊列传中——记述了秦越人所经治的若干病例之后，颇有感慨地发表了一段富有时代精神的话，这段话（有专家认为是扁鹊说的，有认为是司马迁根据扁鹊的话写的）既是他对研究撰写秦越人传的体会，也是他对秦越人学术、医理和高尚道德品质的高度概括，同时也是对春秋战国时期我国医学发展水平和时代特点的一次富有代表性的总结。现将司马迁的这段总结引述如下："使圣人预知微，能使良医得早从事，则疾可已，身可活也。人之所病，病疾多；而医之所病，病道少。故病有六不治：骄恣不论于理，一不治也；轻身重财，二不治也；衣食不能适，三不治也；阴阳并藏气不定，四不治也；形羸不能服药，五不治也；信巫不信医，六不治也。有此一者，则重难治。"分析这段话有三个要点，即前一句是强调预防疾病和早期治疗疾病的思想。如果一位高明的医学家能够达到预先诊断出病人疾病之所在，或尚未发病即知将要发病的高超水平，那么就可以使病人得到早期治疗，病人之疾病就可早日治愈，不至于延误到不能治愈的状况。这一思想既是当时医学界的理想和期望，也是时人包括医学家努力追求的目标。时至今日，我们未尝不抱有如此之愿望。中间一句是对上述期望不能完全实现的感叹。意思是人类的疾病太多了，太复杂了，而医学发展的水平却太低了，治疗疾病的理论和医疗技术也太少了。所以，当人们患病之后，往往有六种情况是很难治愈的，甚至是不可治愈的。最后一句，则是六不治的具体内容。这六不治的概括确是很科学的。综览太史公笔下所述有关秦越人医疗事迹和成就，也正说明司马迁所概括的六不治思想与扁鹊医疗活动有着十分紧密的关系，绝非太史公的个人空想和议论。这里仅举"信巫不信医不治"为例。前已述及，殷商时期巫术巫医居于统治地位，西周时期由于阴阳学说等的兴起并用以解释人体和疾病，开始向鬼神致病说提出挑战，春秋时期有医缓、医和进一步倡导非鬼神的六淫致病理论，唯物的病因学说有了加强，但他们尚未完全与鬼神观念决裂。从文献记录看，扁鹊对鬼神致病的传统观念已予完全否定。例如《新语》所述："昔扁鹊居宋，得罪于宋君，出亡于卫，卫有病将死者，扁鹊至其家，欲为治之，病者之父谓扁鹊曰：吾子病甚笃，将为迎良医治，非子所能治也，退而不用。乃使灵巫求福请命，对扁鹊而咒，病者卒死，灵巫不能治也。"又如扁鹊到了虢国宫门下，看见国中上下都在为太子进行祷告，他不解虢国太子患的什么病为何如此迷信鬼神，经询问乃知由于暴厥而死已经半天，尚未入棺，便决心诊视。但王室巫医不但不信，而且说："先生得无诞之乎？"经国王同意，扁鹊详细诊视后说：太子鼻翼能张，说明尚有呼吸，两股至阴，尚温而未冷，尚可治愈。我们前面已经介绍扁鹊用综合疗法果然治愈了太子的休克病。这说明他坚信医术，不信巫术，敢于用医术战胜巫术，特别是说服国王接受医学技术治疗，这在当时巫医还处于相当有势力的情况下，确实是非常不容易的。太史公以"信巫不信医不治"概括扁鹊及其时代医疗特点。

第三节　药物知识的积累

在上章我们以《诗经》为代表，叙述了西周及其以前的药物知识经验。当然《诗经》的内容并非都是西周的状况，其中有不少内容也是来自春秋时代，或更晚些。还须指出，《诗经》虽然也有"食其实，宜子孙"等一类阐述药物作用的论述，然而明确提出可以治什么病之类的论述尚未见过，只不过有百余种动物、植物、矿物类被后世本草著作所收录。《诗经》的有关论述正反映了药物知识脱离开原始社会开始上升为经验记录的状况。到了春秋战国时期，从文献记载看，虽未有药物专书问世，但已出现了非医药专书却论述着丰富药物产地、效能、作用的书籍，它反映了人们药物知识水平的提高和深入，这就是《山海经》。《山海经》是一部地理著作，共18篇，据研究，其中14篇成书于战国时期，但保存了不少远古关于山川、物产、药物、祭礼、巫医等的神话传说故事，是我们研究春秋战国乃至更早的医、药、卫生状况的一部重要著作。

《山海经》究竟记述了多少药物，尚无统一的数字，一般而论，有动物药 67 种、植物药 52 种、矿物药 3 种、水类 1 种，另有 3 种暂不能分其属性，共计 126 种。有学者研究说"共计药物有 353 种"。这一统计或更接近实际。现根据学者们研究的情况，按药物之功用约可分为九类。第一类为补益类，即服用能使人身体强壮、记忆力增强、益寿延年，甚至还有美人色之作用等，这类药物有櫰（音怀）、枥木、狌狌（即猩猩）等；第二类为种子药，服这类药可以多生子女，这类药物有鹝鹝（音杳）、鹿蜀等；第三类为不孕药类，强调服之使人不能生育，这类药物有黄棘、菁蓉等；第四类为防疫病药类，这类药物有青耕、三足鼈、珠别鱼等，人食之可以已御疫，薰草佩之可以已疠（麻风病？），也就是有预防传染病的作用；第五类为有毒药物类，强调这类药物人食之可以杀人，又可用以毒鼠，例如礜（音与）石、无条皆能毒鼠，鮨鮨（音佩）之鱼、师鱼等食之杀人，莽草、芒草等可以毒鱼；第六类为解毒药类，前述中毒药类，这里又叙述解毒药类，由此可以说明当时人们的药物知识已十分丰富，解毒药有焉酸、耳鼠等，前者可以治毒，后者可御百毒；第七类为兴奋药类，例如，所记载的鹎鴒，强调食之使人不卧，而对鲐鱼，强调食之使人不能入睡等；第八类是杀虫药类，记有肥遗，可以杀虫，黄雚沐浴可以已疥疮等；第九类是兽药类，虽是兽医内容，但在远古人医、兽医是不分的。记载兽药有杜衡、芑（音奇）、流赭等可涂牛马无病，增强马力，治牛、马病，等等。由此给我们许多启发：其一，春秋战国时期或已有兽医作为一个职业独立出现；

其二，春秋战国时期或更早，牛、马在人们的生活中已占有重要地位，不如此不会有治牛、马病的药物。上述九类只是一个大体的分类，应该承认它是很不准确的。《山海经》所述 126 种药物，有些虽然已无法知晓其属于今日何种药物，但多数经学者考证尚可知其是今日之何种药名。在药效方面也还能找到其发展的轨迹。因此，可以说明后世本草专著的出现，与《诗经》《山海经》之有关药物的记述是息息相关的，也可以这么认为，没有《诗经》《山海经》，恐怕很难有《神农本草经》，即使有《神农本草经》一类书籍出现，也很难有那么丰富的内容。

第四节　尸体防腐败与保护

随着我国医学家药物知识的增长，用药经验也日益丰富，加之国人对祖先崇拜意识之日益浓厚，所以当统治者、被尊崇者、父辈等故去时，为了永远保存完整的尸体，以示后来人之忠诚孝敬，人们在实践中总结出许多方法，用以处理尸体，严密墓穴等。我们中华民族远在春秋战国时期，在这方面已有了比较成熟的经验。《周礼·春官宗伯》和《礼记·士丧礼》等都记载有用"鬯酒"洗浴尸体的礼仪，其浴尸有着严格的要求。这种鬯酒是用郁金香草和黑黍酿造或煮的汤液，以之洗浴尸体自然有着较好的尸体防腐败作用，同时使尸体能保持一定的芳香气味，这里我们举几个实例，可知我国在春秋战国时期，在尸体防腐和保护方面已达到相当高的水平。例如：公元 438 年，在江西盗昌邑王冢，青州人盗齐襄公冢（死于公元前 686 年），尸骸露在岩中俨然若生。公元 315 年，曹嶷盗景公（公元前 600 年？）及管仲冢（管仲卒于公元前 645 年），尸骨未朽。又如：幽公（死于公元前 423 年）冢甚高壮羡，既开皆是石恶，深丈余乃得云母，深尺余，始见百余尸，纵横相枕，皆不朽。其中只有男子一人，其余悉为女尸，或卧或立者，衣服形色不异生人。再如：公元 226 年，吴人盗长沙王吴芮（死于公元前 202 年）冢，面貌犹如生人。这些例子都是说明我国战国以前在尸体防腐取得成功极有力的证据。1976 年，由于工作任务的需要，我曾对古代有关尸体防腐和保护技术进行过比较深入的研究，结合马王堆一号汉墓女尸在地下两千个春秋而不腐的考察，确信我国春秋战国时期的尸体防腐技术已达到很高水平。上述在公元前 686—前 202 年死亡的齐襄公等经过长者千余年、少者四五百年后发掘时，尸体也都保存完好而未腐败，记述者形容其俨然如生是很有根据的。古代尸体防腐败除了用金、玉之外，许多文献都记录有香料药物。实验证明，香料药物除了防虫、杀虫之作用外，对许多种细菌都有着在特定气象条件下的抑制或杀灭作用。许多这类作用有不少与医学家用以治疗疾病的药理作用也是相一致的。

第五节　马王堆汉墓医书

从前，医史学家和中医学家，都认为《内经》是我国现存最早的医学著作。《内经》在医学理论上的高度令人怀疑其是否有总结出这些理论的基础。也就是说在《内经》之前是否有足够的疾病认识和医疗实践经验积累作为这一理论产生的基础。甚至有人以此为根据把《内经》的产生年代推迟到西汉、东汉或更晚。马王堆医书于公元 1973 年从湖南长沙马王堆三号汉墓出土后，国内外学者广泛认为：《五十二病方》等医疗技术经验方书的成书年代在《内经》之前。尽管人们对《内经》成书年代的认识仍存在着分歧，但《五十二病方》等确是先于《内经》而产生的。联系《五十二病方》等马王堆出土的 14 种医书来看，其成书不一定都是早于《内经》，但至少对《内经》理论产生的医疗实践基础是一个十分重要的证据支撑。

马王堆三号汉墓出土医书计有《五十二病方》《养生方》《杂疗方》《导引图》《胎产方》《却谷食气》《阴阳脉死候脉法》《足臂十一脉灸经》以及《阴阳十一脉灸经》（有甲乙两种本子）等。这些医书既有医疗经验的方书，也有从实践经验上升为理论的论述，这些发掘对研究中国医学史有着极其重要的价值，特别对估价评述我国先秦时期医学发展状况提供了颇有意义的第一手资料。在此，我们只能举例作些简单介绍。

《足臂十一脉灸经》：原无书名，整理研究者以其论十一脉分用足泰阳脉等六条经脉和臂泰阴脉等五条脉，又各脉内容只有灸并无针，故命名为《足臂十一脉灸经》。从十一条经脉的内容和行文分析，与《内经·灵枢》的经脉篇大致相似，经比较研究该书除比《灵枢》十二条经脉少一条外，其内容也简略，病候也少，显然比《灵枢经》要原始一些、早一些。《阴阳十一脉灸经》虽也各有差异，但分析研究其内容，其结论与上述相当，兹不赘述。

《脉法》《阴阳脉死候》：都是诊断学专著，与《内经》一书的脉学内容相比也较原始。例如：在论述三阳脉之死候时和三阴脉之死候时，其内容与《灵枢》相近，但没有五行学说影响的色彩，这是该书早于《内经》的一个很有力的证据。究竟成书何时，有待于进一步研究。

《导引图》（图3-3）：是一幅高50厘米，长约100厘米的细笔彩绘帛画，画面4层，各层11人形，共有各种形态的导引人物图像44幅，只有约30幅可以辨认。每术式之旁多注有文字，说明可以治某病症等，不少动作是模仿禽兽的飞翔、寻食、奔走的形态，生动活泼，栩栩如生。联系我国春秋战国时期诸子记载有六禽戏之类，以及后汉华佗改进为虎、鹿、熊、猿、鸟五禽戏的动物术式，该导引图的绘制时间不会晚于秦代。《导引图》说明我国的医疗体育源远流长，对我们现代人锻炼身体、祛病延年仍有着参考意义。

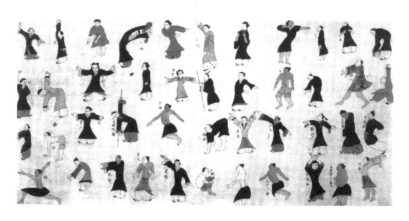

图3-3　帛画导引图

湖南长沙马王堆汉墓出土复原图

《五十二病方》：是马王堆三号汉墓出土的 14 种医书中内容最丰富的一种。本来也没有书名，是因其目录列有 52 种疾病病名和在这些病名之后有"凡五十二"字样而由整理者命名的。该书之目录虽只 52 种疾病，但其内容实际上有病名达 103 种，所用治疗方法和方剂总数达 283 个，统计其所用药物共有 247 种，涉及有外、内、妇、小儿、五官等各科，其中尤以外科疾病最为突出，大约占全书内容的 70% 以上，很可能是一部外科专著。因此我很怀疑《五十二病方》可能就是《汉书·艺文志》所收载的《金疮瘛疭方》。理由：在《五十二病方》中首先叙述的是"诸伤"，在诸伤条下把金疮，包括刀刃伤、出血等放在最突出的地位，其次便是"伤痉"，伤痉即由金疮等外伤引起破伤风而出现瘛疭抽风等症状。对金伤、刃伤、出血以及伤痉的描述，使我们对《金疮瘛疭方》已佚内容以极好的理解。如果深入分析《五十二病方》对各种外科疾病的描述和认识水平，就越觉得这样的推测是很有道理的。那么《五十二病方》所记述的外科疾病有些什么病呢？就现代病名而言，诸伤即现代的外伤性疾病，伤痉则叙述了外伤性破伤风，婴儿索痉即现代的婴儿破伤风，其他还有狂犬啮人的狂犬病，冥的麻风病，以及十分精巧的疝气、痔漏等外科治疗手术等，这些都给上述推测提供了依据。至少我们应该认为《五十二病方》是我国先秦一部内容丰富多彩的外科专著。下面让我们举例介绍如下：

1. 诸伤条下共记叙了 16 条不同伤、症的治疗方法。如："令金伤毋痛方，取鼢鼠，乾而冶，取彘鱼，燔而冶，辛夷、甘草各与鼢鼠等，皆合挠，取三指撮一，入温酒一杯中而饮之。不可，则益药，至不痛而止，令。"这一方剂的基本内容在六朝时医学文献中还有记载，可以肯定其止痛效果是较好的，因为酒本身就是一种很好的止痛剂。

2. 伤痉。《五十二病方》描述时首先强调："痉者，伤。风入伤，身伸而不能屈。"寥寥数语，已将外伤性破伤风之病因、症状交代得十分明白，也就是说伤痉这种病，痉的原因是因伤后，风邪进入伤口，发作时身体抽风，角弓反张，不能屈身。观察之细，论述之确切，在两千多年以前，实在令人钦佩。

3. 冥。《五十二病方》论冥时指出：冥者，虫，犹如螟虫啮穿植物样，其所发无定处，或在鼻，或在口旁，或在齿龈，或在手指。能使人鼻缺、指断。很有意义的是，在春秋战国时期我国医学家对麻风病发病特点和症状的认识已经如此深刻。用螟虫穿食植物内心之现象，概括人患麻风病后所出现的类似状况，并命名这种病为冥病，既形象使人易于理解，又语言生动令人难忘。

4. 腹股沟斜疝医疗手术技术。腹股沟斜疝是一种由于先天性或后天引起的腹膜鞘状突不能闭塞，在腹压增大时，腹腔肠内容等就会逐渐通过内环而移入阴囊。这种病在儿童中比较常见，古代由于体力劳动强，此病可能更为多见。《五十二病方》对这种病的医疗技术已达到相当高的水平。譬如：用小瓠壶穿孔，取除内容，使阴囊和外生殖器纳入瓠壶内，使坠入阴囊的疝内容物还纳腹腔，用以解除难以忍受的胀满坠疼的痛苦。其设计是何等巧妙科学，与现代所经常使用的疝气带、疝气罩是十分相似的。令人惊奇的是当时已创造性地应用了外科手术治疗。《五十二病方》中有这样一段记述：癫（即腹股沟斜疝），先将卵（即睾丸，此当指疝内容物）向上还纳腹腔，并引其皮下向上，然后用砭石穿其旁（具体部位因缺字不甚明），再用××汁及膏×，挠以醇×，又灸其痏，不能着风，易愈。虽然关键字句有缺，但仍然可以清楚看出，是用砭石穿刺相当于内环部位的皮肉，并用酒类、膏药涂抹刺伤部，更用火灸法烧灼局部。如此处理，无疑会在内环部位形成较大的瘢痕。这样的瘢痕足以闭塞其先天性或后天性孔道，腹股沟斜疝可由此而治愈。这是一个非常伟大的成就。

5. 肛门痔瘘。治疗肛门痔瘘的保守方法和外科手术方法都达到了很高的水平，这里仅举一个令人惊奇的环切术。《五十二病方》强调：混合痔合并瘘管者，杀狗，取出膀胱，用竹管从其孔插入膀胱，再将狗的膀胱及竹管一并插入肛门，从管吹气入，狗膀胱即膨胀，然后慢慢将膨胀的膀胱向外引出。此刻，即可用刀徐徐切除其痔与瘘管。术后用黄芩等药敷贴伤口。很显然，公元1877年怀特氏始用环切术，但他所用的不是狗膀胱，而是用木橛子塞入肛门然后拉出使痔瘘内容暴露视野，进行切除手术。我们不怀疑怀特氏环切术比《五十二病方》的手术要高明很多很多，但其所用之木橛与膀胱，两相比较，《五十二病方》的水平比怀特要高出许多许多倍。令我们惊奇的是，早怀特氏两千多年，在这个领域的我国医学家对治疗这种比较复杂的肛门疾病，已经达到了与19世纪欧洲相似的水平。

从《五十二病方》等书所达到的医疗水平来看，中国医学特别是医疗技术、方法之积累，在《内经》之前，已经达到非常丰富的境地。马王堆三号汉墓医书之出土，仅仅使我们打开了眼界，开阔了视野，相信了过去不敢相信的事实。例如：过去人们多只是以《内经》中所载的十三方解释或推断《内经》产生的医方学基础，使人始终认为《内经》的理论有一种空中楼阁的感觉，并有由此尽量将《内经》之成书年代一次一次向后推延之情况。马王堆汉墓医书，还有仅存于《汉书·艺文志》的医方数百卷，更使医史学家认识到《内经》不是天上掉下来的，它是以存目医书、出土医书，还有尚未出土或早佚医书等为基础而经由许多代医学家不断总结上升发展而完成的。

第六节　中医学典籍《内经》的诞生

《内经》即《黄帝内经》，过去人们一直认为它是我国现存最早的医学著作。但 1973 年在马王堆三号汉墓出土一批医书后，这个结论就慢慢站不住脚了，因为据学者研究，《五十二病方》《足臂十一脉灸经》等，显然都比《内经》早。现在，我们只能说《内经》是我国现存最早的理论比较完整的医学著作。但是，马王堆医书的出土，不是降低了《内经》的学术价值，而是使其科学性得到了进一步的肯定。《内经》不但在中医学两千多年的发展过程中发挥了巨大的作用，其理论至今仍有效地指导着中医学的发展。

一、《黄帝内经》的成书

《黄帝内经》这部书最早见于《汉书·艺文志》，同时记载的还有《黄帝外经》，以及《扁鹊内经》《扁鹊外经》等，但只《黄帝内经》流传后世，其他则仅存此书目，内容不得而知。《黄帝内经》是由《素问》和《灵枢》两大部分组成的，各有医学论述性文章81篇，内容涉及人体的生理、解剖、病理、诊断、治疗原则、疾病预防思想及广泛引进的阴阳五行学说等等。对《内经·素问》在学术界似无意见分歧，但对《内经·灵枢》则存在着若干不同见解，因为人们对《灵枢》《针经》和《九卷》持有异议，有的认为同为一书而存异名，有的则认为并非一书。由于年代久远，存在不同看法并不奇怪，在此更无仔细辨别之必要。有关《黄帝内经》之成书年代问题，各种不同观点的存在和争鸣已有数百年的历史。自然，认为《黄帝内经》成书于黄帝的观点，早已为学术界所否定，不过所以用黄帝冠书名，是后世出于对黄帝论医学的崇敬心理和借以提高该论著权威性的举动。那么究竟产生于何时呢？有认为成于春秋或春秋战国者，有认为成书于战国或先秦者，有认为成书于秦汉或汉以前者，有认为成书于东汉，或更因为唐时有补佚而谓成书于唐代者，意见纷纭，似各有所据。不过从全面系统看，多数学者认为以成书于战国时最可信。比较一致的观点，大家认为《内经》并非出自一时一人之手，而是经由许多年代许多医学家的经验、心得和理论概括的总成。而《内经》论述的基本内容，是战国时期诸多医学家共同完成的。

二、《黄帝内经》的基本内容

对《内经》是一部专论中医基本理论的著作，虽然有《素问》与《灵枢》之别，但其内容都是偏重理论和原则的论述。所不同者,《素问》内容偏重中医人体生理病理学、药物治疗学基本理论,而《灵枢》则以相当大的篇幅论述针灸理论、经络学说和人体解剖等。具体讲,《素问》九卷论述了人体的发育规律,人与自然的相应关系,养生原则和方法,不治已病治未病的预防和早期治疗思想,阴阳五行学说,脏腑学说,各种疾病之治疗原则和方法(针、砭、灸、按摩、汤剂、药酒、温熨等),望、问、闻、切四诊方法和要求等;《灵枢》九卷论述了九针形质、用法、禁忌,人体经络循行、穴位,情志与疾病,人体体表与内脏解剖,针灸方法与原则,体质类型,等等。

三、《黄帝内经》的成就

《内经》的成就绝非三言两语所能阐明的,在此仅举以下几个方面的例子加以简述。

1. 引进阴阳五行学说,建立整体观念。前已述及,在春秋时期医学家已将社会上的阴阳、五行哲学理论思想引进医学领域,并用以解释和论述人体的生理、解剖、病理和诊断治疗原则,至《内经》成书,该理论与医学之结合已达到入微的地步。人体体表、内脏,人与疾病,人与自然环境,人与气候季节,以及疾病认识,处治原则等,无不渗透着阴阳五行学说。例如人体体表为阳,体内为阴;心肝脾肺肾五脏为阴,胃、大肠、小肠、膀胱、胆、三焦六腑为阳。对于疾病则热为阳,寒为阴。对脏腑除了分辨其阴阳外,还要辨别五行之生克关系,肺属金,肝属木,肾属水,心属火,脾属土,在五行上金克木,木克土。那么在考虑脏腑关系时,也要注意到肺病有可能伤肝，肝病时有可能伤脾胃，在治疗上依据这一理论，医生就要在处方时尽早有所注意，要防止肝病引致脾胃消化不健等病症的出现。整体观念确是历代中医学家的大治疗思想武器，它使医学家们克服了许多局限性、片面性。重视综合性分析疾病与人体体质不同的关系，与地域、气候不同的关系，与暑湿风寒等自然界变异的关系，与季节不同的关系等，正是这些观点使之比单纯注重分析入微的思想方法高出一筹。阴阳与五行相配合，阴阳五行与脏腑经络相配合，用以论述疾病与种种因素之间的复杂微妙的关系，采用各种治疗方法原则等，确系中医学之所长，这是不容置疑的。但也必须指出：阴阳五行毕竟是一种古朴的哲学思想，必然有其不科学的方面，这是事实，因此必须运用辩证唯物主义思想给予检验和提高，这是十分重要的。

　　2. 解剖与血液循环概念。我国《内经》一书所记载的人体解剖水平是很高的。《灵枢》曾强调：人体体表的解剖部位，可以通过切循测量予以确定；至于内脏解剖，则要在死后可通过切开胸腹进行剖视，脏腑的部位、大小、容量及重量几何，血脉之长短，血液的清浊等等，一一予以记录。例如消化道解剖，《灵枢》已详细记录了口唇几何？唇到齿距离几何？舌形重量，齿至咽几何？会咽形质，口腔容量几何？食道长多少，胃大小容量，贲门、幽门形质，小肠长多少，如何屈曲，容量几何？大肠之升、横、降，容量、重量，肛门形质，等等。中国现代解剖学家侯宝璋教授，曾就《内经》等书所记载的解剖数据同现代解剖作了比较研究，侯教授指出《内经》的解剖数据基本上是正确的。可见我国在两千年前的人体解剖的技术水平是相当高明的。同时还要指出，《内经》叙述了血脉系统，即经脉、络脉、孙脉，并明确提出血脉运行"如环无端"，永无休止，更正确描述了正常与疾病的脉搏次数、性质等。如果把这些十分入微的观察记录联系起来，不难看出那一时代我国医学家对血液循环已有了相当正确的认识，至少已经有了清楚的概念。英国学者哈维于1628年发表了血液循环学说，有人将《内经》与哈维学说等同，并说《内经》比哈维发现血液循环早若干年，这当然是欠科学性的比较，不能相提并论，但《内经》毕竟是初步揭示人体血液作环周循行的一次伟大的发现。

3.《内经》中的医疗技术。众所周知，《内经》是一部理论专著，一般甚少涉及疾病的治疗汤药和医疗技术。然而在《素问·阴阳应象大论》里指出："其有邪者，渍形以为汗。"在《五常政大论》一篇中又指出："行水渍之，和其中外，可使毕已。"这两处所叙述的水渍法，正是后世物理疗法中的水疗法。又如《阴阳应象大论》所述："其高者因而越之，其下者因而竭之，中满者泻之于内。"有的医史学家考证此即古代的灌肠法。对腹水患者，《内经》已记述了采用穿刺放腹水的治疗方法。在《灵枢》之痈疽篇，对脱疽，即现代所说的血栓闭塞性脉管炎，不但对其极其不良的预后已有所认识，而且强调了外科手术截趾——"急斩之"的治疗方法。

4.强调早期治疗的预防思想。这里我们仅仅引述《内经》的一些段落佳句，以说明其预防疾病的思想和强调疾病早期治疗的思想已很明确。譬如："虚邪贼风，避之有时"；"是故圣人不治已病治未病，不治已乱治未乱，此之谓也。夫病已成而后药之，乱已成而后治之，譬犹渴而穿井，斗而铸锥，不亦晚乎？"又说：

"上工救其萌芽，……"又如："疾虽久，犹可毕也。言不可治者，未得其本也。"更有意义的是："或言久病之不可取者，非其说也"所有这些都给人们一个清晰的概念，《内经》强调一位高明的医师必须预防疾病于未发之前，或至少应当在疾病刚刚形成之时就能予以控制，不使发展到难治的地步。所谓"治未病""救其萌芽"即其意也。至于说《内经》所强调的久病可治思想，不认为有"不可治之症"，自然是一种进步思想，是积极向前的。当然，在那时这却是不可能实现的理想。

5. 与巫决裂。《内经》是一部充满医学唯物论思想的著作，这不仅在思维方法上如此，在处理与巫师、巫医理论上，表现得尤为突出。《素问·五脏别论》强调："拘于鬼神者，不可与言至德，恶于针石者，不可与言至巧。"这就是说与那些迷信鬼神的人，是没有办法同他们研究论述高深的医学道理的；对那些讨厌针砭的人是没有必要同他们讲高明的针灸医疗技巧的。这样坚定的意志和态度，说明《内经》的作者们和《内经》时代的医学家们，已坚决同鬼神致病的谬论和唯心迷信的观念决裂了。中国医学在扁鹊和《内经》之后，再也没有出现过鬼神观念统治医坛的情形，使中医学始终沿着唯物的道路向前发展。尽管在此之后，咒禁在一些时期仍有发展，甚至设有咒禁科，但无不处于从属地位。更值得注意的是在咒禁一类迷信科目里，药物和医疗技术，心理疗法等得到了发展。

2010 年 3 月，中国申报《黄帝内经》《本草纲目》列入《世界记忆名录》，2011 年，经联合国教科文组织世界记忆工程国际咨询委员会（IAC）第 10 次会议批准，列入《世界记忆名录》。

第四章　秦汉时期医药学的整理提高

（公元前 221—公元 280 年）

戦国后期，商鞅变法下的秦国势力日益强大。公元前221年，秦王嬴政统一中国，建立了中央集权的封建专制主义国家。秦始皇采取的许多加强统一的措施，如定疆域、立郡县、车同轨、书同文、行同轮等，促进了当时政治、经济、科学文化的发展。但由于秦王朝的残暴统治，终于导致了我国历史上第一次农民大起义。公元前206年，秦王朝在农民起义军的进击中覆灭。公元前202年，刘邦称帝于长安，史称"西汉"。西汉初实行休养生息政策，中央集权制得到进一步巩固，社会经济、文化等方面都有很大发展，人民生活有所改善，社会比较安定，出现了所谓"文景之治"。至汉武帝时版图扩大，国力尤为强盛，成为我国历史上少有的封建强国。西汉末年，朝政腐败，王莽篡权立新，接着爆发了绿林、赤眉等农民军大起义，摧毁了西汉和王莽的统治。公元 25 年，刘秀建立东汉。东汉前期，农业、工商业较西汉又有所进步，科学文化继续发展，如蔡伦造纸技术的出现对经济、文化发展均有重要意义。两汉时期，先后有张骞、班超数次出使西域，打通了丝绸之路，不仅使西域各地进一步内附，而且促进了内地与边疆及中外经济文化的交流。东汉末年，政治黑暗，天灾瘟疫猖獗流行，民不聊生，随之爆发了黄巾军等农民大起义，宦官外戚之乱又发展为军阀大混战，经济文化遭到严重破坏。直至公元 220 年，三国鼎立之后，社会经济才有所稳定与恢复。

　　医学的发展与社会和文化的诸种因素密切相关。经济发展水平的高低，从物质基础方面制约着医学发展的快慢。战争与社会动乱，一方面加剧了疾病流行，一方面也因此促进了一些有社会责任感的医家对医学的深入研究，积累总结了更多经验。秦始皇焚书坑儒而并不烧毁医书，在客观上避免了由于政策因素给医学发展造成的灾难性影响。汉朝廷令侍医李柱国校方书，征召方术、本草等教授者来京师，这样的政策都曾对医学学术的发展产生过一定的促进作用。科技文化的发达，更给医学发展带来直接的影响。如秦汉时天文学的发展，促进和丰富了中医在疾病与季节、气候等关系的理论形成和发展；蔡伦改进造纸方法，对后世医书的涌现与传播创造了条件。意识形态方面，汉武帝时，董仲舒提出"罢黜百家，独尊儒术"，儒家地位逐渐上升。至东汉时，谶纬之学盛行。西汉初，重视清静无为的黄老哲学，其后道家趋向宗教化。佛教也于汉时传入。由此，各种唯心主义和形而上学的东西更加得到了统治者的提倡。其中儒、道对医学的发展有着突出影响。儒家的"天命论"是唯心的、消极的，但他们所宣扬的仁义道德，对古代医德的形成有较大的影响。道家关于生命和精、气、神及养生理论的阐述，在古代医学文献中皆有反映。他们提倡的自觉地返璞归真、长生成仙以求生命永恒的理想，除有唯心的一面，也有强调人在大自然与社会名利面前保持精神的自主性，以实现人生的更大价值的积极方面。另一方面，具有朴素唯物论思想的杰出思想家王充等人，对天命鬼神等唯心主义谬说进行了批判，他们对世界物质性的肯定、对"天命论"的直接否定及提出的无鬼论、神灭论等光辉论述，为医学沿着唯物道路发展提供了理论基础。

秦汉时期，是我国医药学取得重大发展的重要时期。它表现在张仲景的《伤寒杂病论》及华佗等著名医学家的杰出贡献，使战国时代《内经》所确立的理论原则与临床实践方法更紧密地结合起来。同时，原来药物、方剂、诊断等方面的零散的医药经验，经过整理提高，也上升为系统的理论。理论与实践的紧密结合，是任何科学生存发展的必经之路。从这个意义上说，秦汉时期是我国医学发展的一个关键性时期，同时也为后世医药学的发展，特别是为两晋南北朝乃至隋唐医药学的发展，奠定了坚实的基础。

第一节　第一部药学专著《神农本草经》

药物知识起源于远古先民们长期的生产与生活实践，故上古时期有"神农尝百草"之类的传说。经先民们不断积累经验，口耳相传，至春秋战国时期，我国对药物已有了较多的认识，我们可从先秦时期的一些文献中见到不少有关药物知识的记载。例如《诗经》为西周时作品，是我国现存文献中最早记载药物的书籍，书中仅植物药就收载 50 余种，某些药物的采集、产地及医疗作用等也有简略叙述。《周礼》，载有"五药"（指草、木、虫、石、谷），可能为当时对药物的初步分类归纳。《山海经》亦非医药专书，但收载药物达 126 种，其中植物药 52 种，还明确记载了药物产地、效用和性能，反映出人们对药物的认识又深入了一步。它可算是较早记载药物功用的书籍，对后世药物学的发展有着一定的影响。另外，《礼记》中也有根据时令采集储藏多种药物的记载。反映这一阶段药物学知识之集大成者，是马王堆汉墓出土医书《五十二病方》。本书也并非药物学专书，但所用药物已达 247 种（其中约有半数被收入以后的《神农本草经》中），被应用于治疗的范围，涉及内、外、妇、儿、五官各科疾病。秦汉以来，药物学知识又有了新的积累。西汉初期曾流行过药物学专著——《史记·扁鹊仓公传》提到的古代医药书中就有《药论》，可惜已经失传。还有传说的《子仪本草》。秦汉时内外交通日益发达，丝绸之路开通，西域等少数民族地区、南海等边远地区以及东南亚等地的药材源源不断输入内地，并逐渐为内地医家所采用，大大丰富了当时人们的药物学知识。用药经验的积累，以及药物学知识的日益丰富，需要专人进行整理和研究。因此，西汉朝廷就已开始招集专人整理、研究和传授本草学了。加之秦汉时临证医学的迅速发展，也相应促进了药物学发展，正是在这样的历史背景下产生了《神农本草经》一书。

《神农本草经》(简称《本经》或《本草经》),是我国现存最早的药物学专著。关于它的成书年代,说法不一。有人认为是神农、黄帝时代的作品,显然是不可信的;有人认为是春秋时代的作品,有人认为成书于战国时代,有的说成书于秦汉之际,也有人据考证断定成书于东汉。这些看法孰是孰非,在目前缺乏实证的情况下,很难作出确切的结论。南朝齐梁的陶弘景《本草经集注·序》说:"旧说皆称《神农本草经》,余以为信然……今之所存,有此四卷,是其本经,所出郡县,乃后汉时制,疑仲景、元化等所记。"颜之推《颜氏家训》亦云:"譬犹本草,神农所述,而有豫章、朱崖、常山、奉高、真定、临菑、冯翊等郡县名,出诸药物,由后人所掺。"两人都指出,《神农本草经》所记药物产地,多为东汉时所设置的郡县名,因此,推断本书为东汉时所作。另外,书中内容多重视神仙养生、服石炼丹,与东汉时风气也相合。因此,医史界多以东汉为该书的成书年代。关于本书作者,书名冠以"神农",一是因为古代有"神农尝百草"而发现药物的传说,二是一种尊古托古风气的反映,如同《内经》之前冠以黄帝之名一样。正如《淮南子·修务训》所说:"世俗之人,多尊古而贱今,故为道者,必托之于神农、黄帝而后能入说。"所以,我们说《神农本草经》的作者并非神农。陶氏说可能出于张仲景、华元化等医家之手,今天看来至少是缺乏根据的。另外,书名之所以称为"本草经",因为古代是以植物药为主的。《说文解字》云"药,治病草也。"五代时韩保升也说:"按药有玉石、草木,虫兽,而直云本草者,为诸药中草类药最多也。"总之,《神农本草经》和《内经》一样，也非一时一人之手所作，而是经过秦汉以来很多医药学家的经验积累总结，并不断搜集编辑，最后约在东汉早期编集成书，当然不是指其开始之时，而是成书之时。这种看法是比较可信的。

《神农本草经》全书 3 卷（亦作 4 卷），共收载药物 365 种，采用上品、中品、下品分类法，以补养无毒药 120 种为上品，其次以遏病补虚、有毒或无毒的 120 种为中品，再其次以除邪多毒药 125 种为下品，这是中国药物学最早、最原始的药物分类法。药物理论方面，概括记述了君臣佐使、七情和合、四气五味、阴阳配合等，并且明确了"疗寒以热药，疗热以寒药"的原则，使药物性能与病机更紧密地结合起来，完善了中医学的治疗理论。对药物功效、主治、用法、服法都有一定论述，很便于临床应用。而且指出："当用相须相使者良，勿用相恶相反者；若有毒宜制，可用相畏相杀者。"提出了配伍宜忌的观点。所载主治病症约 170 余种，包括内、外、妇、五官等各科疾患。另外，还注意到药物的产地、采集时间、炮制、质量优劣和真伪鉴别等。

《神农本草经》是秦汉前数千年用药经验的朴素总结，书中所载许多药物的疗效，为长期临床实践和现代科学实验研究所证实。如书中载有治黄疸药物共 8 种，其中茵陈、黄芩、黄檗等至今仍为治疗湿热发黄的要药。又如书中载麻黄平喘，已为近代科学实验研究所证实。1887 年日本长井长义博士发现麻黄素，1924 年我国药学家陈克恢博士在大量临床病例中验证了其平喘作用，此后受到各国医药界的重视，大量投产，成为现代医学的一种重要药物，这也是我国医药学家对现代医药学所做出的一个贡献。

再如书中有黄连治痢的记载，现代黄连（或用小檗碱）被广泛用于治疗菌痢、肠伤寒、肺结核、流行性脑脊髓膜炎、溃疡性结肠炎等，其效果与氯霉素、磺胺类药、链霉素等无差异，而且细菌转阴较快，无毒副作用。此外，如猪苓利尿，大黄泻下，甘草解毒，海藻疗瘿，雷丸杀虫，常山治疟等等，都是祖国医药学的宝贵经验。也正是这些大量从实践中总结出来的宝贵经验，反映了《神农本草经》一书的科学价值。当然，《神农本草经》的科学价值绝不仅仅就是这些，至今仍有相当一部分内容有待我们继续发掘。在这方面，青蒿素的发现给了我们深刻的启示，科学的领域中永远包含着许多未知数，只要我们勤奋耕耘，就能不断有新的收获。

总之，成书于一千七八百年前的《神农本草经》包含了许多具有科学价值的内容，而所反映出的当时我国医学通过大量实践积累起来的对药物的认识，是很了不起的。《神农本草经》对秦汉以前零散的药物知识进行了第一次系统的总结，历来被尊为药物学的经典著作，并被注释发挥，至今仍是学习中医中药的重要参考书，其中有 158 种药物被选入 1977 年版的《中华人民共和国药典》，可谓影响深远。

当然，由于历史条件的局限，《神农本草经》也存在某些缺点和错误，这反映在该书道家色彩比较浓厚。道家主张炼丹服石，他们把各种矿物用各种方法烧炼，炼成所谓丹药，认为服用丹药可治一切疾病，可以延年益寿，可以长生不老。秦汉以来，这种炼丹服石的风气越来越盛。《神农本草经》明显受到这种思想影响，迷信服石神仙，故其药物分类与药物功效的叙述，有的被蒙上了一层神仙色彩，如久服轻身延年之类。尤其是一些有毒或剧毒的药石，反被视为无毒补益、轻身延年的上品，如说"雄黄……炼食之，轻身神仙""水银……久服，神仙不死"之类，不但荒诞不经，给后世药物学的发展带来消极影响，而且还直接给人们带来危害。不过，另一方面，炼丹术和制药化学有密切关系。世界上早已公认炼丹术起源于中国，并成为近代化学的先驱，如《神农本草经》中"丹砂……能化为汞"可谓这方面的启蒙记载。炼丹术产生的动机在于方士们企图炼制所谓长生之药，追求长生不老，当然是唯心迷信的东西，但客观上却导致了制药化学的开端，提高和扩大了化学药物的应用范围，促进了中医药剂学（尤其是外科用药）的发展。

《神农本草经》成书后，至隋代尚存，至唐就不见于官家藏书目录了，估计原著在唐初失传，其后再未发现。但其内容由于梁朝陶弘景《本草经集注》、唐朝苏敬《新修本草》、宋朝唐慎微《证类本草》、明朝李时珍《本草纲目》等后世本草之引用而保存下来。明清以来，许多学者曾从事该书的整复工作，并存有多种辑佚本。辑本中以明朝卢复的本子为最早，而清朝孙星衍和顾观光以及日本人森立之的三种辑本，各有所长，影响较大，这三种辑本于新中国成立后均予重印。

这一时期除《神农本草经》外，三国时代华佗的弟子吴普和李当之，对药物学也有所研究，并分别撰著了《吴普本草》和《李当之药录》，对药物学的发展做出了一定的贡献，但原著均已失传。

第二节 淳于意与《诊籍》

　　淳于意，姓淳于，名意，临菑（今山东省淄博市）人，西汉初著名医学家。一般认为淳于意约生于公元前205年，其卒年不详。由于淳于意做过齐国的太仓长（主管仓库的官员），故又被称为"太仓公"。司马迁《史记》中《扁鹊仓公列传》之仓公即淳于意。

　　淳于意从小喜爱医术，曾拜公孙光为师，因对医方的见解深刻而得到老师的喜爱，公孙光称赞他有"圣儒"风度，"必为国工"。淳于意得公孙光"禁方"之传授后，又投师于同郡公乘阳庆，尽得其《脉书》《上经》《下经》《五色诊》《奇咳术》《揆度》《药论》等的传授。凡此三年，医术日益精良，且闻名于世。"缇萦救父"是许多人都知道的故事。淳于意为人耿直，不肯显名，常匿名而四处游学行医，由于不肯为当时某些以势欺人的王公贵族看病，得罪了他们，于汉文帝四年（一说十四年，或十三年）被诬告而解送长安。淳于意只有五个女儿，临行之际，围父而泣，淳于意不由心烦不快，说："没有儿子，遇到了危急之事就无人分担！"小女儿缇萦听后十分伤心，当即愿随父西去。至长安后，缇萦又上书文帝，言其父廉平守法，表示"愿入身为宫婢，以赎父罪"，文帝感其孝诚，而淳于意方得以免刑。获释后，返乡家居，以看病谋生。这则"缇萦卖身赎父"的故事，历代《百孝图》之类书中均有记载。从中我们可以了解到淳于意这样一个技术高明的医生在当时封建社会中的不幸遭遇，以及缇萦的可贵品质。

汉文帝在召见淳于意时，详细询问其学医经过、治病情况及带徒弟的具体细节，他都一一作了回答。其中叙述了25位患者的姓名、性别、职业、里居、病因病机、诊断、治疗及预后等情况，司马迁把这些都如实地记载在仓公传中，这样我们才知道西汉时期我国有这样一位著名的医家，这25例病案就是我国医学史上著名的淳于意《诊籍》。

从《诊籍》中，我们可以了解到淳于意的高明医术，并窥知西汉初年医学发展的一般情况。25个病例中，记有约23种病名，如疽、气鬲、涌疝、热病、风瘅客脉、肺消瘅、遗积瘕、迵风、风蹶、气疝、热蹶、龋齿、不乳、肾瘅、腰背痛、蛲瘕、中热、痹、苦沓风、瘅、牡疝及伤脾气、肺伤等，其中以消化系统疾病为多。所论病因，以房事及饮酒最多，尚有过劳汗出、外感风寒湿邪等。如论齐中大夫龋齿案云："得之风，及卧开口，食而不漱。"这些观察和分析是符合科学道理的，是很正确的。

淳于意在诊断方面具有丰富的经验。他精于望诊，而尤精于切脉。诊籍中有多例是通过望色做出准确诊断的。特别是脉诊，他不但记载了浮、沉、弦、紧、数、滑、涩、长、大、小、代、实、弱、坚、平、鼓、静、躁等近20种单脉象，其中大都沿用至今，而且还论述了脉大而数、脉大而躁、不平而代、脉深小弱、脉大而实、啬而不属等兼脉。在论脉理方面还有脉无五脏气、阴阳交、并阴、三阴俱搏、脉不衰等，使我国医学之切脉诊断水平得到明显提高。25例中，有10例完全是根据脉象来判断死生的，如齐中御府长信热病案、齐淳于司马迵风案，虽为久病、重病，但淳于意根据脉象均正确预见其病"可治""犹活"。他并且指出，论医者"必审诊，起度量，立规矩，称权衡，合色脉，表里，有余不足，顺逆之法，参其人动静，与息相应，乃可以论"。强调诊病必须审慎行事，诸诊合参，以避免片面性。由此可以看出，淳于意对中医诊断学做出了值得重视的贡献。

在疾病治疗上，淳于意以药物为主，辅以针灸、敷等法，丰富多样。有汤剂、丸剂、散剂、酒剂、含漱剂，以及催乳、冷敷、阴道坐药和外敷等法。由此，可知西汉初年时方药治病已占主导地位，并积累了丰富的经验。现举一个较为典型的外感热病诊治案例如下："齐中御府长信病，臣意入诊其脉，告曰：'热病气也，然暑汗，脉少衰，不死。'曰：'此病得之当浴流水而寒甚，已则热'。信曰：'唯，然！往冬时，为王使于楚，至莒县阳周水，而莒桥梁颇坏，信则挈车辕未欲渡也，马惊，即堕，信身入水中，几死，吏即来救信，出之水中，衣尽濡，有间而身寒，已热如火，至今不可以见寒。'臣意即为之汤液火齐逐热，一饮汗尽，再饮热去，三饮病已。即使服药，出入二十日，身无病者……"值得一提的是下面这个案例："菑川王美人怀子而不乳，来召臣意，臣意往，饮以莨菪药一撮，以酒饮之，旋乳。"莨菪（即莨菪）据载有镇痛麻醉作用，这是用酒服莨菪药作镇静麻醉剂以助产，当为同类应用中最早的记载。淳于意对针灸也比较重视，如济北王阿母热蹶一案，即"刺其足心各三所"，"病已"；齐中大夫龋齿案则药、灸并用而获效。

秦汉之际，服石求仙之风兴起，如诊籍中所载"齐王侍医遂病，自炼五石服之"，亦可见一斑。淳于意在为其诊病时，依据医学理论，认真负责地指出炼服五石的危害性，批评了这种风气，但遂不听淳于意之劝告，终于因疽发而死亡。淳于意是我国医学史上反对服石求仙的先驱者。淳于意很有实事求是的科学态度。汉文帝问他："诊病决死生，能全无失乎？"他回答说："时时失之，臣意不能全也。"这个回答是切合实际的。即使在科学昌明、医学发达的今天，也仍然存在一些使医生们束手的不治或难治之症。但历史上也有少数缺乏自知之明的医家，如清代王洪绪就曾炫耀："余年七十有二，治经四十余年，用药从无一误"，并命其著作为《外科证治全生集》，这不但不合实际，也反映出他治学态度的片面与偏执。而淳于意的可贵品质，在今天仍然是值得我们学习的。

虽然我国早在周代就有建立病历和做出死亡原因报告的记载，但在《周礼》中语焉不详，所以淳于意的《诊籍》是我国现存最早见于文献记载的医案，它既保存了西汉以前医学文献中的有关材料，又反映了西汉初年我国医学所达到的真实水平，并如实记录了他治疗疾病成功的经验和失败的教训，在我国医学史上具有很高的研究价值。同时，其体例内容，实开后世病历医案之先河，对中医学术的经验的总结与提高，起到了促进作用。

最后我们还应特别提出著名史学家司马迁对我国医学史研究做出的贡献。《史记·扁鹊仓公列传》是我国最早的医家传记。司马迁对战国时代名医秦越人和西汉名医淳于意的记述和研究，有着相当高的水平。他用史家的如椽之笔，生动而深刻地刻画了秦越人和淳于意的形象，正确反映了当时医学发展所取得的成就，并给予了高度的概括，为医学的进一步发展总结了历史经验。他歌颂医学发展中的无神论思想和科学态度，支持先进，贬斥落后，不遗余力。这个传统，历代相沿，未曾中止。从这个意义上讲，它反映了我国医史研究有着悠久历史和光辉传统。

第三节　医学释难之作《难经》

《难经》，原名《黄帝八十一难经》，3 卷（或分为 5 卷），作者及成书年代待考。本书原题为战国时秦越人（扁鹊）所作，殆不可信。查考《史记·扁鹊仓公传》并未提到此书，《汉书·艺文志》也无记载，直至唐代杨玄操《难经注》和《旧唐书·经籍志》才提出《难经》的作者为秦越人，显无实据。从其内容来看，系在《内经》理论基础上释难解疑，其成书显然在《内经》之后。但有人认为它成于六朝，则又未免太晚，因张仲景《伤寒杂病论·序》已提到"八十一难"的名称，而《隋书·经籍志》载本书亦言有三国时的注本。目前一般认为约成书于西汉时期，较为可信（亦有认为成书于秦汉之际或东汉）。其作者尚需进一步考证。

《难经》以假设问答、解释疑难的方式编纂而成，全书共讨论 81 个问题，故又称《八十一难》，简称《难经》。全书所述以基础理论为主，还分析了一些病证。其中 1~22 难论脉，23~29 难论经络，30~47 难论脏腑，48~61 难论病，62~68 难论穴位，69~81 难论针法。从理论上讲，本书基本上没有脱出《内经》的范畴，它对《内经》某些古奥的理论作了较为浅显的解释，对某些学说，则又在《内经》理论的基础上有所推阐和发展，这是本书的特点。

本书对脉学有详悉而精当的论述，为后世所称颂。它提出了"诊脉独取寸口"的理论，把《内经》的三部九候，解释为气口的寸、关、尺三部，每部又有浮、中、沉三候。并提出其根据说，寸口为"脉之大会"，又是"五脏六腑之所终始"，故可以独取之。由此，"独取寸口"的理论逐渐为后世所采纳。

《难经》全书内容简要，辨析亦颇精微，在中医理论、针刺以及诊断学上颇多贡献，对后世中医的发展产生了不小的影响。由于《难经》具有一定的学术价值和特点，近年来也引起了国外一些学者的重视，例如慕尼黑大学医史研究所所长文树德博士，在中国中医研究院中国医史文献研究所的协助下，研究了历代医家关于《难经》的注释之作，编译成《难经集注》（英文）一书，表现出国外学者对《难经》的关注。

第四节　针灸在民间普及

中国针灸技术在春秋战国时期已享盛名，例如秦越人用此术抢救昏迷的虢太子而脱险，《内经》更对针灸学作了系统的总结，使之成为有理论有技术的一门学科。

汉代张仲景、华佗，也无不以精于针灸而闻名。例如华佗，虽以外科鼻祖而名闻天下，但更广为人知的，乃是为曹操针刺治疗头风眩症，《后汉书》记载："操积苦头风眩，佗针随手而差。"也就是说，曹操患了一种头风眩症，久治不愈，发作时疼痛难

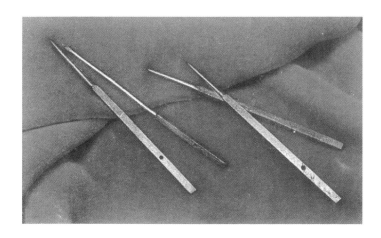

图 4-1　金银医针
河北满城中山靖王汉墓出土

忍，闻华佗声名，便请他到身旁，如果疼痛发作，华佗运用针刺疗法治疗，曹操的头痛症就会迅速缓解。因此，曹操想法设方要留华佗做他的侍医。在范晔的《后汉书》和陈寿的《三国志》里，都记述有华佗为病人施行针刺或灸疗的若干病例。华佗的医学著作虽然未见传世，但据传现在针灸疗法中仍比较常用的夹脊穴是由华佗发现的，所以现在人们还习惯称它为华佗夹脊穴。医圣张仲景，虽不以针灸闻名，但他的著作有不少处强调了针灸治疗，甚至用针灸疗法来预防疾病等。可见秦汉及以前的医生，不论内科还是外科医师，都掌握针灸疗法。

　　汉代，在民间医生中也都掌握针灸治疗技术，有些还以此而著名。例如涪翁就是其代表。涪翁，东汉时期四川人，由于他每每垂钓于四川涪水附近，人们便以"涪翁"称之，其姓名却逐渐不为人所知。《后汉书·方术列传》记载："初有老父，不知何出，常渔钓于涪水，因号涪翁，乞食人间，见有疾者，时下针石，辄应时而效，乃著针经、诊脉法传于世。"由此可见，涪翁并不以医为谋生，他为人治疗疾病全出于义务，不向病家索取钱财物品。他以垂钓和乞食为生，是一位贫寒而热心为人针灸治病的针灸学专家。从现有资料看，他是我国最早的针灸专科医生，并且有针灸著作，其医德和为针灸献身的精神确实令人钦佩。更可贵的是他在这样贫困的环境下仍不忘培养后继人才。有个名叫程高的人，看到涪翁的品德学识，对涪翁十分崇拜，得涪翁应允，便拜师学艺。涪翁乃将自己的学识无保留地传授给程高，程高不但继承了老师的学识技术，也学到了老师高尚的为人处世的品质，隐居于群众之中，长期在民间行医。年老时又将自己的针灸疗法等毫无保留地传授给郭玉。

郭玉，四川广汉人，是涪翁的再传弟子，所以也很精通针灸学和脉学。郭玉长期在民间行医，他继承了涪翁、程高的道德品质，"虽贫贱厮养，必尽其心力"，深受群众的爱戴，医名鹊起。和帝时（公元89—105年）被召为太医丞。一次，和帝问郭玉为何诊贫苦人效佳而贵人却多不效呢？郭玉说：医生在无拘无束时才能充分发挥自己的聪明和才智，如果处于紧张、惴惴不安，甚至恐惧状态，就无法施展自己的才干和技巧。给贫苦人家诊病，医生很自然处于无拘无束状态，没有任何紧张和恐惧的思想负担，故能处之泰然，诊病处方都会恰当，疗效也就很好。反之则完全相反，故很难取得好的效果。他接着还论述了为贵族治疗疾病的四难。他说："夫贵者，处尊高以临臣，臣怀怖慑以承之。其为疗也，有四难焉。"所谓四难就是这些达官贵人自以为是，不听医生的话；对自己的身体不知爱惜；身体骨节不强，不能应用药物；好逸恶劳。这四难讲得很不客气，但却十分切合实际，是病人应引以为戒的。

第五节　外科鼻祖——华佗

华佗（？—208年以前），又名旉，字元化，沛国谯（今安徽省亳县）人，东汉末杰出的外科学家。他曾游学于徐州一带，通晓各种经书，喜爱医术和养生之学。华佗的医学知识非常渊博，通晓内、外、妇、儿、针灸等科，尤精于外科、针灸和医疗体育。他敢于冲破封建礼教的束缚，提倡外科手术治疗，治疗疾病的思想具有精纯果敢的特点，治疗手段多样，处方

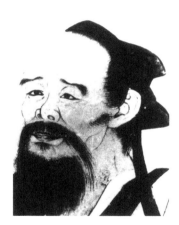

图 4-2　华佗像
"历代名贤画像"本

用药不过数种，施针取穴不过数处，即能取得很好疗效。他性情爽朗刚强，不图名利，对于那些耽于功名利禄的人嫉之如仇。他曾先后拒绝太尉黄琬征召他出任做官和谢绝沛相陈珪举他为孝廉的请求，只愿做一个平凡的民间医生，以自己的医术来解除病人的痛苦。

当时曹操患有"头风眩"（有人解释为三叉神经痛），屡治不效，闻华佗医术超群，便差人请他为自己治病，华佗给予针灸

治疗迅速得效。操非常高兴，便强留佗做他的侍医。华佗不慕名利，当然不愿以自己的医术为曹操一人服务，便托词归家，并以妻子有病为由，几次延期不返。曹操大怒，派人查访，说：若情况属实，赐小豆四十斛，宽假限日；若是虚诈，便拘捕押归。华佗既已借词脱身，犹如出笼之鸟，岂肯再返，于是被逮捕入狱治罪。由于华佗坚持不肯做曹操侍医，操恼羞成怒，要杀死华佗，此时谋士荀彧谏操曰："佗术实工，人命所悬，宜含宥之。"曹操不从，最后华佗这样一位杰出的医学家终被曹操所杀害，后世医人无不为此扼腕而叹！其后曹操爱子曹冲病重，操亦后悔说："吾悔杀华佗，令此儿疆死也。"由此可见当时医生社会地位的低下及受到统治者迫害的情况。

华佗行医足迹遍及今江苏、山东、河南、安徽部分地区。经他治疗的病人很多，他深受广大人民的热爱和尊崇，人们赞扬他为神医，在民间也流传了不少生动的故事。史料记载华佗著有《枕中灸刺经》等多种医书，均佚。《中藏经》是后人托名华佗的作品。华佗有弟子三人：樊阿，彭城人，善针术；吴普，广陵人，著有《吴普本草》；李当之，长安人，撰有《李当之药录》。他们对后世医药学的发展，也做出了贡献。

华佗在医学上的杰出成就主要有以下几方面：

首先在外科方面，他创用酒服"麻沸散"，全身麻醉，进行腹腔肿物切除及胃肠切除吻合手术等，并获得较好的效果。我国外科学有着悠久的历史，《周礼》记载的医学分科中，已有外科医生即"疡医"，负责治疗疮疡、肿疡、外伤和骨折一类的外科疾病，说明当时外科已发展到一定水平，否则不会有专科医生的出现。在《内经》中，对外科病的诊治已有不少的宝贵论述。《列子》一书还记载有战国时扁鹊就曾为病人进行过较大手术的事例。到三国时期的华佗由于发明和掌握了麻醉术，其手术治疗的范围也有所扩大，外科手术的技术和疗效也有了提高。据《后汉书·华佗传》记载："若疾发结于内，针药所不能及者，乃令先以酒服麻沸散，即醉无所觉，因刳剖腹背，抽割积聚；若在肠胃，则断截湔洗，除去积秽；既而缝合，傅以神膏，四五日创愈，一月之间皆平复。"这段记载虽然文字不长，给人的印象却十分深刻，它确切告诉我们，华佗曾熟练运用"酒服麻沸散"的麻醉术，做过腹腔肿瘤摘除术和胃肠部分切除吻合术。华佗的手术麻醉效果较好，技术较精巧，这样的手术，即使在今天，仍然算是比较大的手术。而且其手术的缝合刀口四五天即愈，这与现代在无菌操作下的手术刀口愈合期一致，说明当时是很讲手术清洁的，其所记载的神膏，也很可能是一种良好的消毒药膏，所以取得了较好的疗效。华佗的这种全身麻醉手术，在我国医学史上是空前的，在世界医学史上也是罕见的，在世界麻醉学和外科手术史上，具有重要地位。华佗被后世尊之为"外科鼻祖"，确实当之无愧。

这里特别提一下麻沸散的问题。大的外科手术，能否顺利进行和取得成功，和麻醉是否理想关系密切。华佗在1700年前，之所以能成功地进行这样高明而成效卓著的腹腔外科手术，是和他已经掌握了麻醉术分不开的。华佗的麻醉术，是用酒冲服麻沸散。酒本身就是一种常用的麻醉剂，即使现代，外科医生还有应用酒进行麻醉的，华佗创造性地应用酒作临床麻醉剂，为世界外科医药发展做出了贡献，如《世界药学史》的著者西欧鲁氏说："阿拉伯医家知用一种吸入的麻醉剂，恐从中国人学来，称为中国希波克拉底的华佗，很精此种技术。"可惜的是，麻沸散的药物组成早已失传。这是因为，华佗以终生心血所总结和撰写的医学书籍，已经不存在了。为什么会散失呢？有这样一个历史故事：华佗在狱中被曹操杀害前夕，曾"出一卷书与狱吏，曰：'此可以活人。'吏畏法不敢受，佗不强与，索火烧之"（《后汉书·华佗传》）。而且家中即使尚有其他藏书与著作，恐亦难以逃过抄没之灾。加之《后汉书》与《三国志》两部史书关于华佗的传记中均未记录麻沸散的药物组成，而且魏晋南北朝以及隋唐宋明等一千多年的医籍包括外科专著，也不曾有此内容，只是有一些推测、托伪之说。如认为麻沸散可能和宋代窦材、元代危亦林、明代李时珍等所记载的睡圣散、草乌散、蒙汗药相类似；其主药，有认为是乌头、附子的，有认为是《神农本草经》中之麻蕡的，有认为是洋金花（即曼陀罗花）的，等等。关于后一种药，窦材的《扁鹊心书》（1146年）记有用睡圣散作为灸治前的麻醉剂，其主要药物是山茄花（曼陀罗花）；14世纪危亦林的正骨手术麻药草乌散等，也是以洋金花为主配成的。日本外科学家华冈青州，于公元1805年使用曼陀罗花为主的药物作为手术麻醉剂，被誉为世界外科学麻醉史上的首创，实际晚于我国几百年。半个世纪前，张骥《后汉书华佗传补注》记有"世传华佗麻沸散用羊踯躅三钱，茉莉花根一钱，当归一两，菖蒲三分，水煎服一碗"一段文字，同时在上海印行的《华佗神医秘传》也收载此方。香港中外出版社重印了这部书，当然也有相同的麻沸散处方。然而无论上海印本或香港印本都是伪托的，《华佗神医秘传》中的麻沸散处方也不能说是华佗的。因为，时隔一千七百年如何失而复出，该书并未作出一点令人信服的说明。总之，华佗的麻沸散之药物组成至今仍是一个未解之谜，尚待我们进一步考证。

关于华佗进行过上述外科手术的事迹，曾有过不同看法。有人认为，在当时不可能做那样的手术，甚至否认华佗的存在，说华佗是神话；有人对国外更早一些的外科手术的记载都承认，但对华佗的事迹却不承认；近来国外有的学者也著文认为，当时进行这类手术是可能的，正因为可能，唯其中国人做不了，因此华佗是外国人，是来自古波斯或古印度的人，真是奇怪的逻辑。如果我们认真探索一下中国外科学的发展史实，就会看出上述种种看法都是不正确的。尽管当时手术存在一定的盲目性，失败率也可能较大，但华佗做过这类手术是确定不疑的，有关史书的记载是可信的。试看《后汉书》与《三国志》中对手术步骤、手术当中的具体要求及术后护理等的描述，都是比较合理而正确的，《后汉书》与《三国志》的作者都不是医生，绝不可能虚构出如此确切的一些病例，应该是根据事实的翔实记载。同时，两部史书及其演义中尚有其他一些有关手术的记载，如司马师目上生瘤，医师为之割去；关羽左臂中箭毒，医师为之刳肉刮骨等，说明东汉、三国时在麻醉下进行手术并非罕事。另一方面，其后六朝隋唐时有关外科手术的记载更为精确，表明其时我国外科手术有了更高的水平，而如果没有从汉晋以来的一个学术上的继承发展关系，那是不合逻辑而无法理解的。总之，华佗在我国外科发展史上有着不可否认的杰出的成就，从而成为后世外科医家的一面旗帜。华佗在医疗体育方面也有着重要贡献。他主张进行体育锻炼，提倡体育疗法，以增强体质，防治疾病。《后汉书·华佗传》记载他教导弟子吴普的一段话说："人体欲得劳动，但不当使极耳。动播则谷气得消，血脉流通，病不得生。譬如户枢，终不朽也。是以古之仙者为导引之事，熊径鸱顾，引輓腰体，动诸关节，以求难老。我有一术，名五禽之戏：一曰虎，二曰鹿，三曰熊，四曰猿，五曰鸟，亦以除疾，兼利蹄足，以当导引。体有不快，起作一禽之戏，怡而汗出，因以著粉，身体轻便而欲食。"可见华佗养生和益寿延年的学说是建立在唯物主义基础上的。他继承和发扬了我国古代优良的"圣人不治已病治未病"的预防思想，矫正了往昔只重单纯治疗的观点，并否定了秦汉时逐渐风起的方士服石以求长生不老的做法，提倡用医疗体育锻炼的方法防治疾病，延年益寿。他在继承古代气功导引的基础上模仿五种动物的活动姿态所创制的"五禽戏"，开创了我国医疗体育的先例，对后世影响颇大，而且在中国体育史上也具有相当地位。华佗本人由于通晓和实行这种积极而健康的养性之术，故"年且百岁而犹有壮容"，其弟子吴普仿行他的锻炼方法，年九十余岁还耳聪目明，齿牙完坚。时至今日，华佗所倡导的积极而适当的锻炼思想与方法，仍值得我们继承和研究。

　　华佗在疾病的诊治上有着丰富的经验和高超的技艺。他善于诊断，精于方药和针灸。在诊断上，华佗长于望诊和切脉，常通过病人面色和病态的观察而对疾病作出正确的判断，并正确判断出疾病预后的吉凶。试举一例："盐渎严昕与数人共候佗，适至，佗谓昕曰：'君身中佳否？'昕曰：'自如常。'佗曰：'君有急病见于面，莫多饮酒。'坐毕归，行数里，昕卒头眩堕车，人扶将还，载归家，中宿死。"(《三国志·魏志》)此例甚似高血压中风症。在针灸方面，他取穴不多而疗效很好，其总结创用沿脊柱两旁夹脊的穴位，后世称为"华佗夹脊穴"，沿用至今。华佗在治疗中能贯彻同病异治、异病同治的原则："府吏儿（倪）寻、李延共止，俱头痛身热，所苦正同。佗曰：'寻当下之，延当发汗。'或难其异，佗曰：'寻外实，延内实，故治之宜殊。'即各与药，明旦并起。"(《三国志·魏志》)从中不难体会出其辨证论治的精神实质与仲景之论证是一脉相承的。华佗重视民间医学，治疗寄生虫病的经验也很丰富，并对某些寄生虫病的病因有较正确的认识。如他曾用"卖饼人"的"萍齑"（捣碎的小蒜）治愈寄生虫病患者；认为广陵太守陈登所患肠胃寄生虫病系因"食腥物所为也"。华佗还精通妇儿科疾病，从下面所录精彩病例可见一斑："有李将军者，妻病，呼佗视脉。佗曰：'伤身而胎不去。'将军言间实伤身，胎已去矣。佗曰：'案脉，胎未去也。'将军以为不然。妻稍差。百余日复动，更呼佗。佗曰：'脉理如前，是两胎，先生者去血多，故后儿不得出也。胎既已死，血脉不复归，必燥着母脊。'乃为下针，并令进汤。妇因欲产而不通。佗曰：'死胎枯燥，势不自生。'使人探之，果得死胎，人形可识，但其色已黑。佗之绝技，皆此类也。"(《后汉书·华佗传》)华佗还认识到了哺乳妇女的体质对幼儿健康的影响。最后，引录一例很有意思的病例："又有一郡守笃病久，佗以为盛怒则差。乃多受其货而不加功。无何弃去，又留书骂之。太守果大怒，命人追杀佗，不及，因瞋恚，吐黑血数升而愈。"这可谓我国最早见于记载的关于心理疗法的具体病案。

华佗对我国医学的发展有着重大的贡献，其品德高尚，千百年来一直为医家们所称道，深受群众的推崇和爱戴，受到国外学者的重视和赞扬。

第六节　医圣——张仲景

东汉末年，政治黑暗，社会呈现动乱的状态。农民与地主、下层豪强与上层豪强的斗争愈来愈尖锐，宦官外戚的纷争也日趋白热化。遭受残酷剥削和压迫的人民，生活濒临绝境，各地纷纷发生农民起义，最后爆发了黄巾军大起义。豪强武装镇压了黄巾军，同时也导致了中央集权的崩溃，引起了疯狂的军阀大混战，形成了战争无限残酷、社会秩序极度破坏、人口骤减、生产停滞的不良局面。向来是经济文化中心的黄河流域，尤其是中原一带，遭到了前所未有的惨重破坏。直至三国鼎立时期，才得到一个喘息机会，经济多少有些进展；科学文化受着唯物与革新思想的影响，在与唯心迷信的对抗中，取得了不少成就。天文、数学等自然科学在东汉末均有新的进步，而在变革思想影响下的建安文学，更是中国文学发展史上的一座高峰。

社会动乱，战火绵延，加之天灾频仍，导致了连年疾疫，这不仅使当时的医家们面临"拯救夭枉"的历史责任，也为他们经验的积累提供了大量的实践机会。同时，战乱与分裂也增加了交流，人们思想上的禁锢也开始解封，这些也给当时医学的发展带来很大影响。我国医学发展史上杰出的医学家张仲景，就是生活在这样一个时代。

张仲景（公元2世纪中至3世纪），名机，南郡涅阳人。涅阳一地，究属现今何处，其说不一。有认为是今湖北枣阳，也有认为是今河南邓州穰东镇，但多数学者认为系今河南南阳。其生卒年月亦不可确考，较华佗略晚。《后汉书》与《三国志》均未为张仲景立传，其生平事迹，仅零星散见于一些书籍中，这给

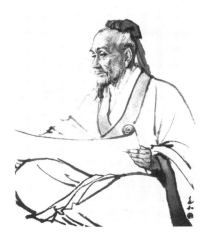

图4-3 蒋兆和绘医圣张仲景画像

我们研究张仲景的生平带来很大困难。有关仲景的最早记载见于晋太医令王叔和《脉经》，书中保存了不少《伤寒论》遗文，不过在《脉经》序中只说："仲景明审，亦候形证"，语焉不详。其后晋代皇甫谧距离仲景的时间也很近，仅次于叔和，他曾推赞说"仲景垂妙于定方"，并在其《甲乙经》序文中叙述了一段仲景见王仲宣"候色而验眉"的事迹，并接着说："仲景论广伊尹汤液，为数十卷，用之多验。近代太医令王叔和撰次仲景选论甚精。"晋代葛洪《抱朴子》有"仲景开胸纳赤饼"的记载，有人据此认为仲景也做过较大的外科手术，此说尚待研究。其后《太平御览》所引《何颙别传》亦载有仲景见王仲宣事，并有"同郡张仲景总角造颙，独曰：'君用思精而韵不高，后将为良医。'卒如其言"的记载。至北宋的林亿等在《校正伤寒论·序》中说："张仲景，《汉书》无传，见（唐代甘伯宗）《名医录》云：南阳人，名机，仲

景乃其字也。举孝廉，官至长沙太守。始受术于同郡张伯祖。时人言，识用精微过其师。其所论，其言精而奥，其法简而详，非浅闻寡见者所能及。"其中据《名医录》提出仲景曾做过长沙太守，故时被人称为"张长沙"，其方书亦被称为"长沙方"。然而仲景是否做过长沙太守的问题，近半个世纪来颇有争议。相当多的学者认为《名医录》所载缺乏旁证，于理不达，持否定态度。1981年南阳医圣祠发现了张氏的墓碑和碑座，慕碑正面刻有"汉长沙太守医圣张仲景墓"等字，碑座上刻着"咸和五年"字样。"咸和"是东晋成帝司马衍年号，咸和五年即公元330年。有人据此认为可以肯定张仲景做过长沙太守。但是再深入考证一下，此说仍然难以成立。因为碑座与基碑是两回事，征之文献，仲景有"医圣"之称不会早于宋代，至清代方渐大倡，所以墓碑文字显非晋人手笔，当在宋元以后，即使碑座年代不讹，而墓碑也是后代所刻安在座上的，年代既远，也就与《校正伤寒论·序》所引《名医录》的提法一样，难以令人信服了。对于仲景是否任过长沙太守的问

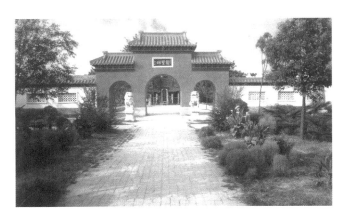

图 4-4　1981 年整修后的南阳医圣祠外景

题，总的来讲无关宏旨，只是在诸如立张仲景塑像之类事情上有所涉及，我们的重点应该放在仲景在医学上的成就和贡献以及对后世的影响上。

中医学的"伤寒"并非现代医学的"肠伤寒"，广义的是指多种外感热病的统称（包括现代医学的多种急性传染病）。伤寒在古代曾一度严重流行，给人类带来极大的危害，从而很早就引起了医家的重视。早如扁鹊视齐桓侯之病，论邪由外入内，即可能是对伤寒传变的原始看法。秦汉以来，研究论述伤寒的医籍与医家，颇不乏数。医籍如《素问·热论》专篇论述"热病"，《难经》有关于伤寒分类的论述；医家如淳于意、华佗等，均有治疗外感热病的具体案例和论述；另外，地下发掘材料也有记载，如居延汉代医简，甘肃武威汉代医简《治百病方》为东汉早期文物，其中就记载有伤寒的病名和症状，治疗上则外感风寒以温法治之。由此可见，秦汉以来研究伤寒者并非只是张仲景一家，而是有不少的医家从事这方面的研究，他们在理、法、方、药上各具特点，不尽相同，但总的体现了一个经验逐渐积累和理论与实践逐渐结合起来的进程，这就给仲景的总结性研究打下了良好

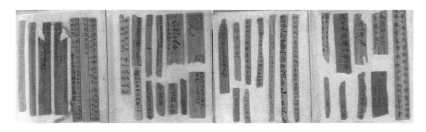

图4-5 《治病百方》简牍

甘肃武威旱滩坡地带汉墓出土

的基础。

据仲景在《伤寒杂病论·序》中记载，由于疫病流行，他的家族原有 200 多人，自汉献帝建安之年（196 年）以来，不到十年的时间，就有三分之二的人死亡，其中七成死于伤寒。严酷的现实，迫切需要进一步提高伤寒病的防治水平。然而，当时社会却存在着许多阻碍医学发展的现象。士大夫们追逐名利，仰慕权豪，不肯钻研医学；庸医们抱残守缺，学识浅薄，不求进步与变革，并且技术低劣，马虎草率，如此"视死别生，实为难矣"！仲景受唯物论思想影响，反对"钦望巫祝，告穷归天，束手受败"，他立志发愤钻研医学，以拯横夭。他治学态度严谨，"勤求古训，博采众方"，既十分重视学习前人的经验，又注意采集当代医家的实践知识。他刻苦攻读《素问》《灵枢》《八十一难》《阴阳大论》《胎胪药录》等古代医书，继承《黄帝内经》等古典医籍的基本理论，广泛吸收当时人民同疾病，尤其是同传染病作斗争的丰富经验，结合个人临床诊治疾病的丰富经验和心得体会，使之理论化，创造性地著成《伤寒杂病论》这样一部划时代的临证医学名著。

《伤寒杂病论》原出 16 卷，成书后很快散失于战乱之中。至西晋王叔和重新搜集方得保存，但六朝隋唐时秘藏而不显，故唐代孙思邈有"江南诸师秘仲景方不传"之叹。且后世史志所载书名、卷数等颇为纷乱。直到北宋经校正医书局林亿等校定，始有今传本《伤寒论》和《金匮要略》两书，前者专论伤寒，后者专论杂病。《伤寒杂病论》原书的全貌，已不可确知了。

《伤寒论》全书 10 卷，22 篇，除重复外，共 397 法，113 方。

在传染病的辨证与治疗上，张仲景首倡以太阳、少阳、阳明、太阴、少阴、厥阴等六经辨证为纲，对伤寒各病的辨脉审证大法和立方用药规律作了全面论述。仲景把外感病的各种不同情况用"六经病"来归纳。其中三阳病多属热证、实证。如伤寒初起，病邪浅在，症以恶寒发热、头痛脉浮，叫"太阳病"；邪在半表半里，症见寒热往来、口苦咽干、胁痛脉弦为主，称"少阳病"；病邪入里化热，出现高热汗出、口渴便秘、谵语脉洪大等症，是"阳明病"。三阴病则多属寒证、虚证，如太阴病、少阴病和厥阴病，论述因未及时治疗或误治等造成的晚期症象。辨证既明，则

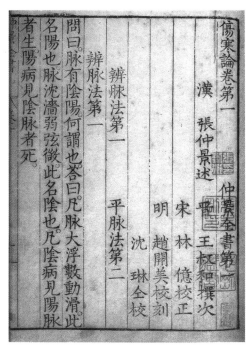

图 4-6 《伤寒论》书影

明万历二十七年（1599 年）海虞赵开美刻本

根据六经病证表、里、阴、阳、虚、实、寒、热等不同情况来决定治疗原则，给予相应的治疗，如表证用汗法，里证用下法，虚证用补，实证用泻，热证用清，寒证用温等。值得注意的是，在辨证论治过程中，仲景未雨绸缪、防病于未然；或防微杜渐、防甚于初始；或治勿过不及、差后重调摄，以顾正防变，在辨证论治的具体过程中深刻体现并发挥了《内经》提出的"治未病"思想。《伤寒论》比较正确地反映了急性传染病发展变化的一些规律，比较系统全面地总结了汉代以前对急性传染病诊治的丰富经验。由于仲景注重理、法、方、药的契合，选录的方剂又多实用有效，故本书有着很高的临床实用价值，至今仍为国内外医学家临床治疗的依据。

《金匮要略》，古传本之一名《金匮玉函要略方》，北宋改名为《金匮要略方论》，简称《金匮要略》。全书共 3 卷，25 篇，262 方。本书主要论述内、外、妇等科杂病，而以内科杂病为主。他提出："千般疢难，不越三条：一者，经络受邪入脏腑，为内所因也；二者，四肢九窍，血脉相传，壅塞不通，为外皮肤所中也；三者，房室、金刃、虫兽所伤。以此详之，病由都尽。"将复杂的病因概括为三大类，书中并阐述了三类不同的病因与杂病发生的关系，这可称为中医学中最早的比较明确的病因学说。篇中还依据五行传变的原理，以脏腑病变之"见肝之病，知肝传脾，当先实脾"为例，强调了"上工治未病"的原则，提倡疾病之预防和早期治疗的思想。

本书以病证分篇，以脏腑论杂病。将病机相同、证候相似或病位相近者，数病一篇，亦将不便归类的若干病证合并成篇者。单独一病成篇者，则有疟疾、水气、黄疸、痰饮、奔豚气等篇。本书对各种病证的辨证分类精细而切要，对病因病机及诊断、治疗的论述均甚精当。如黄疸一病，据病因和症象特点又分为酒疸、谷疸、女劳疸、黑疸等，其病机则认为多与脾胃湿热有关，主张以清热利湿为治疗原则。而偏于热者以清热为主，用茵陈蒿汤、栀子柏皮汤；偏于湿者以利尿为主，用五苓散；湿热并重者则清利湿热，用茵陈五苓一类药剂。用利尿法治疗湿胜小便不利的黄疸当首推仲景。他说："诸病黄疸，但利其小便。"这类治法的适应范围较现代医学之用汞类峻剂者明显有优越之处，疗效亦较佳，至今仍为临床所常用。仲景对外科病证也有着深刻的研究。如他说："诸浮数脉，当发热，而反洒淅恶寒，若有痛处，当发其痈。"这是他从经验中总结出来的诊断痈肿的原则。他对肠痈和肺痈作了比较正确的描述，而且确立了有效的疗法。比如肠痈（大致相当现代医学的阑尾炎）一证，他不但对其发病过程、各个时期的症状等都作了较具体而确切的描述，而且提出了两个很有效的方剂——大黄牡丹皮汤与薏苡附子败酱散，至今仍有效地运用于阑尾炎治疗。从现代医学来讲，一旦确诊为阑尾炎，即禁用泻剂，而大黄一药，历来认为有明显的泻下作用，即使少用也有轻微的泻下作用，但据现代药理实验研究，微量的大黄却有减少肠蠕动的作用。由此可见，仲景治疗阑尾炎创用大黄牡丹皮汤是很有科学道理的。外科医疗技术方面，仲景创用了猪胆汁灌肠法。他还记有"大腿肿痛，坚硬如石，痛苦异常，欲以绳系足高悬梁上，其疼乃止，放下疼即如斫"的抬高患肢的治疗方法。在妇产疾病中，仲景最先记载了阴道直肠瘘，由于此病阴道有气体排出，故名为"阴吹"，可见观察之仔细。在急救技术方面，《金匮要略》中记载抢救自缢者时，创造性地应用了人工呼吸法。其方法和要领与现代临床应用的人工呼吸法基本一致。他强调抢救时必须"徐徐抱解，不得截绳，上下安被卧之，一人以脚踏其两肩，手少挽其发，常弦弦，勿纵之。一人以手按据胸上，数动之。一人摩捋臂胫，屈伸之。若已僵，但渐渐强屈之，并按其腹，如此一炊顷，气从口出，呼吸眼开，而犹引按莫置，亦勿苦劳之。须臾，可少桂汤及粥清，含与之，令衢喉，渐渐能咽，及稍止，若向令两人以管吹其两耳，采好。此法最善，无不活也"。这种方法到晋唐时期又有了进一步的改进。应该看到，《金匮要略》偏重一个一个疾病的研究，比之笼统归类研究疾病，有着十分明显的优越性。从医学发展的规律来看，一个疾病一个疾病地研究，扩大和深化了人们对许多疾病的认识，加速了临床医学的发展，提高了战胜疾病的技术水平。《金匮要略》在这方面做出了重要贡献，其后经葛洪、巢元方、孙思邈等医家的努力，在这方面进一步取得了显著成绩。

《伤寒论》与《金匮要略》在诊断学、方剂学方面也做出了很大贡献。如两书论脉已分出二十多种脉象，与现在习用的脉象已没有什么差异，并且注重把脉诊与其他临床实践密切结合起来，或从脉测证，或从证测脉，并据脉象以指导治疗，判断预后。书中还出现了舌诊的内容，开后世舌诊之先河，"舌苔"一词，也为其首创。两书使方剂学也有了空前的发展与提高。共收方剂269首，用药达214种，基本上概括了临床各科的常用方剂。所载方剂显示当时已积累了丰富的实践经验和较系统的方剂学理论知识。这些方剂组成严密、疗效可靠，剂型亦丰富多彩。因此，后世誉称张仲景为"医方之祖"。

从整部《伤寒杂病论》来看，实际上已经概括了后世所谓的望、闻、问、切四诊，阴、阳、表、里、寒、热、虚、实八纲，以及汗、吐、下、和、温、清、消、补等八种治法。此书理、法、方、药齐备，正式确立了辨证论治法则，并用以指导临床实践。《伤寒杂病论》体现了《内经》基本理论与临床实践的密切结合，开创了我国医学健康发展的道路。

《伤寒杂病论》是我国医学发展史上影响最大的著作之一，是历代学习中医的必读教科书，历代许多有成就的医学家，无一不重视该书的研究。两晋唐宋以来，就先后有王叔和、孙思邈、成无己、韩祇和、朱肱、许叔微、庞安常、郭雍等人研读该书，各有其长。如孙思邈，他对仲景《伤寒论》评价是很高的，但他并不泥古，对仲景伤寒学说作了新的发挥。他不按六经归类，而是将《伤寒论》所有的条文，分别按方证比附归类，即所谓"方证同条，比类相附"。这样各以类从，条理清楚，易于检索应用。这种以方类证的方法，颇为后来柯韵伯、徐大椿等所赏识。孙氏还特别重视仲景桂枝、麻黄、青龙三法的运用。他说："夫寻方之大意，不过三种：一则桂枝，二则麻黄，三则青龙，此之三方，凡疗伤寒，不出之也。"这可能是从王叔和"风则伤卫，寒则伤营，营卫俱病，骨节烦疼"之说悟出。孙氏创"麻、桂、青龙"三法之说，对后世影响颇大，后经成无己、方有执、喻嘉言等发挥而为"三纲鼎立"之说。孙氏《千金翼方》中两卷有关伤寒的论述，是唐代仅有的研究《伤寒论》的著作，值得进一步研究。明清以来，治《伤寒论》者更成流派，如方有执、喻嘉言、程郊倩等人的"错简重订"派；张遂辰、张志聪、陈念祖等人的"维护旧论"派；柯韵伯、尤在泾、包诚等人的"辨证论治"派等。《伤寒杂病论》中的方剂更被称为"经方"，备受推崇，沿用不衰。

张仲景的《伤寒杂病论》不仅在国内有极大的影响，而且在世界上尤其是在"中国文化圈"范围内更有很大影响。直至今日，日本还有不少医家专门研究《伤寒杂病论》，他们以汤证为主来进行实验分析，在临床广泛采用伤寒原方治病，其中某些方剂还照原方制成成药。日本不少医家（包括一些受过良好现代医学教育的人士）对张仲景非常崇敬，认为张仲景不仅对中国医学做出了杰出贡献，而且也造福于日本人民。

《伤寒杂病论》值得继续发掘，我们应予重视。当然，任何一门科学都是不断发展的，那种认为《伤寒杂病论》完美无缺、不能更改一字的看法，显然也是不符合科学发展规律的。

第七节　杏林春暖与虎守杏林

在中国医学史上，对于医学家高尚的道德伦理修养，从来都是很重视的。历代医学家在医疗伦理方面有着优秀的传统，出现过许许多多生动的事迹，以及无数娓娓动听的佳话，反映了他们在医疗实践中的美德。

作为一个优秀医学家，必须具备两个方面的素质：一是必须要有精湛的医疗技术和丰富的临床经验；二是要有对病人体贴入微、一视同仁，以及淡泊名利的品行。公元7世纪，著名医学家孙思邈在巨著《千金要方》的卷首，以《大医习业》为题，强调作为一个优秀的医生，不仅要学好医疗技术，还要很好掌握文史、哲学、天文、地理、数学等知识。同时，他还以《大医精诚》为题，要求一位优秀的医生，为病人诊病时，"不得问其贵贱贫富，长幼妍媸，怨亲善友，华夷愚智，普同一等，皆如至亲之想"。对于危重病人，他要求医生不可"自虑吉凶"，需要出诊时"勿避崄巇"，不论"昼夜寒暑，饥渴疲劳"，都要"一心赴救"。孙氏的医学道德思想，正是唐以前中国医学家伦理道德的一次系统的总结，也是自己一生躬身实践的记录。现在就让我们从公元3世纪的一位出色的医学家董奉讲起。

董奉，字君异，今福建闽侯人。约生活于公元3世纪，公元310年逝世，寿百余岁，是三国时期吴国的一位杰出的医学家。有许多文献都记述了他精湛的医疗技术和高尚的道德思想，甚至群众和后世医学家将董奉视之为"神仙"，永远活着的"仙人"。董奉精通医理，技艺出众，特别是一些危重病人的抢救和治疗，每每获得惊人的疗效。一次，交州刺史士燮，由于食物中毒，昏愦不省，命在旦夕，虽经诸多名医治疗，皆未能使之苏醒。乃慕名请求从福建到广东行医的医学家董奉诊治。经检查诊断后，董奉投药三丸，以水含之，捧其颐摇动，药化而吞咽，约一时许，士燮之手足能动，目能开视，面色也逐渐恢复，半日后即能起坐，四日复能话语，且恢复健康。士燮恢复健康后，为董奉以食宿厚待，然而他都一一谢绝，只身来到江西庐山下居住。又如，当地有一严重的麻风病人垂死，闻董奉医名，叩求诊治。

董奉以动物给予舌舐吸吮，然后以水浴之。病人身赤如无皮，甚痛，经水浴，痛即止。董奉告诉病人，不久当愈，不过要当心风邪，二十日后皮肤当生而转愈。现代医学家怀疑董奉治愈的是否真正为麻风杆菌所致之麻风病，这一疑问自然是有道理的。不过，葛洪是医学家，他撰《神仙传》一书，详述董奉治疗疠风例证，按传统理解，疠风应当是麻风病。当然也不能排除将顽疮之类的病症误以为麻风的可能性。由此可知，该治愈之病症至少也是一例严重的皮肤病，且合并有全身化脓性感染。无论前者，或是后者，通过此例之治疗和获得的良好效果，都说明董奉的医疗技术是很高明的。正因为他的医疗技术闻名遐迩，求他治疗的人日益增多，甚至应接不暇。但他并不因此贪名谋利，相反却更加勤奋地为群众防治疾病，排除因贫病而带来的艰难和困扰。

董奉医名大振，他更加坚持对病人的施治用药不取分文的做法。他对求治的患者，不论疾病轻重，从不拒绝，但对病人给他的报酬，却有一个特殊的要求，这就是凡治愈一位重病人，则希望病人在自己的房前屋后种五株杏树。如果是轻病患者被治愈，则要求种一株杏树。如此，多年之后，董奉的房前屋后竟然杏树成林，郁郁葱葱。每当春天到来，杏花盛开，春色满园，待杏黄大熟，则硕果累累，景色更佳。加之园内百禽走兽，游戏其下，董奉自居杏林之中，甚以为人间佳境。每年杏熟季节，他在林中设一器于仓中，张榜宣示，有欲买杏者，可按规定，一器谷一器杏，自行取去，不必通报。这样，每年都换取大量粮食，董奉除自己食用外，所换取的粮食全部用于贫困孤寡和无依无靠的老人，以及供给行旅不逮之人。

董奉逝世后，其妻（是一位百治不效而经董奉治愈的病人）与养女继承他的遗志，卖杏取给，赈救贫困。据《寻阳记》所载："杏在此岭上，有树百株，今犹称董先生杏林。"寻阳在今九江，可见其故事的真实性。

董奉高明的医术和高尚的道德品质，解除了无数病人的疾苦，也救济了无数贫困孤独的群众，在群众中留下了永远不能忘怀的记忆。因此，每当人们对治愈自己或亲友家属病痛的医师表示深切爱戴和感谢之意时，往往想到杏林佳话，赠送匾额时要请书法家书写"杏林春暖"四个金光闪闪的大字，借以比喻和表彰医家的高超医术和高尚的道德品质。这四个字既是对医生的表彰，也含有人们对董奉高尚道德品质的追念和尊崇的心情。随着董奉美名的传扬，杏林佳话也不胫而走，遍及海内。"誉满杏林""杏林春满""杏林望重"等，逐渐为全国各地借以表达病家对医家尊崇的共同语言。与此同时，医学界甚至最高统治当局也视董奉之道德修养为自己学习之楷模和借鉴。

唐代著名医学家孙思邈的故居也有杏林遗址。传说董奉杏林有虎守卫。同样，传说孙思邈行医所乘之驴，一日为猛虎所食，但骨刺虎咽。虎向孙思邈求治，孙氏以串铃撑虎口，用手剔除虎口之骨刺。从此，这只虎便成为孙氏之坐虎。串铃也成为民间医家行医呼叫病人的共同器物，一直应用到20世纪40年代。这个传说故事还附会董奉的虎守杏林之事，在病家誉称医家的活动中，也常常以"虎守杏林"为赞美之词，述怀寄情。

明代医学家吴庆龙，慕董奉种杏庐山之美德，在自己的医疗生涯中，不求名贪利，但愿经自己治愈的病人在宅旁植梅以志纪念。多年后，屏山之阴已是梅树满谷，也是医林传颂之佳话。

在中国医学界，更以"杏林"作为自己的职业标志。有以杏林命名医院者，如杏林医院；有以杏林命名学术研究团体者，如杏林学社；有以杏林命名药房、书屋者，如杏林堂，等等。对中国之外的医学家的影响也时有所闻。例如日本著名的武田科学振兴财团之"杏雨书屋"，正是因此而命名的。其藏书目录也以《杏雨书屋藏书目录》名之，所收藏的也多中国医学图书善本。

宋代统治者赵炅（939—997 年），命令李昉为自己撰写学习的课本，书成后以年号命名为《太平御览》。该书也根据葛洪的《神仙传》系统描述了董奉的事迹，作皇帝阅览学习之参考。

综上所述，历代关于"杏林"的故事，在其传颂的过程中，人们出自对董奉及其有关学者的崇敬，虽然也兼杂一些神话色彩，但并不因此而使人们对其历史的真实产生怀疑。这个动人的历史人物和故事，曾激励过无数医学家提高其医疗技术和为病人服务的道德修养，也有力地促进了中国传统医学的发展。

第五章　两晋南北朝医学
实践领域之扩大

（公元 265—581 年）

　　两晋南北朝是中国历史上最纷乱的时期之一。阶级矛盾、民族矛盾及统治阶级内部矛盾都十分尖锐，情况错综复杂。自公元 265 年晋武帝司马炎废魏建立西晋，不到十年，就以"八王之乱"为序幕，引出了三百年的战乱和分裂。西晋灭后，北方由于少数民族南进中原，形成十六国纷争，直到公元 386 年，北魏政权建立，是谓北朝之始，其后又有东魏、西魏的分立与北齐、北周的更迭。南方自公元 317 年建立东晋，公元 420 年以后，又有南朝的宋、齐、梁、陈四朝相代。公元 589 年，北周相国杨坚夺取北周政权，并重新统一了中国，建立隋朝。由于战乱，这一时期生产力的发展相对缓慢，但社会大动乱也带来了各民族及其文化的大融合与大交流，黄河中游先进的经济文化逐步传向长江流域，促进了南北经济与科学文化的发展。学术文化上，儒佛道三家此起彼伏，各有发展。魏晋时儒道二家混合的玄学泛滥，南北朝时佛教兴起、道教流行，形成了三教鼎立错综复杂的局面。另一方面，晋代裴頠提出了反对道家学说的"崇有论"，南朝的范缜用"神灭论"驳斥佛家的"轮回说"，并提出形神统一的观点，都是反对宗教迷信的思想家。此外，此期在天文、数学、农学、地理、博物等自然科学及书画艺术等方面也取得了不少成就。

在先秦初步形成的医学理论体系的指导下和在两汉时临证医学成就的基础上，两晋南北朝时期的医疗经验不断积累和丰富，并探索新的医疗方法，医学理论在实践中得到进一步检验、充实和提高，为隋唐时期医学全面兴盛奠定了基础。另外，这一时期医学发展尚有如下特点：首先，由于两晋南北朝时国家长时间处于战乱和分裂，割据和对峙阻碍了区域间的医学交流，使得医家们在经验的积累和学术思想的总结上存在一定的局限性，而且统治阶级忙于争权夺利，一般无暇顾及医药卫生，所以这一时期出现的医著，都是靠个人力量完成的，往往带有一定区域局限性的个体经验总结，这一点和后来大一统的隋唐时代显然不同，隋唐时代产生了不少由政府出面组织的、概括有全国性资料的医学巨著。但是，两晋南北朝时期出现的一些医著，如《脉经》《针灸甲乙经》《刘涓子鬼遗方》等却是我国现存最早的一批医学专门著作。再有，此期宗教唯心的东西对医学影响也较大，除道教采药炼丹求仙一套继续有所发展外，由"玄学"泛滥所导致的"服石"风行一时，其余绪直至唐初以后才渐渐平息下去。由于服石成风，由此而引起的疾病及相应的治疗方书大量出现，这也是此时医学发展的一个独特现象。

第一节　葛洪的杰出贡献与医疗手册

葛洪（公元284—364年），字稚川，自号抱朴子，丹阳句容（今江苏句容县）人。出身于官僚家庭，早年曾一度参加镇压农

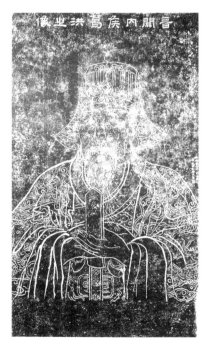

图 5-1　葛洪像

清代拓片　杭州西湖葛岭碑刻

民起义，但为时很短，后来则悲观厌世，隐居于广东罗浮山中，专事炼丹制药及文学著述，直至终年。

葛洪编著医书，先成《玉函方》(《晋书·葛洪传》作《金匮药方》) 100 卷。此书已佚，内容不得详知，但以篇幅之宏大，便知其为集医疗经验之大成的巨著了。葛洪在《抱朴子》中说"余所撰百卷，名曰玉函方，皆分别病名，以类相续，……众急之病，无不毕备，家有此方，可不用医。"据此亦足见其详全赅备。然而，卷帙浩繁，不便携带，率急之际，难于速寻，所以葛洪又仿前人作"备急方"的体例，采《玉函方》之要约精华，编成《肘后救卒方》3 卷 (一名《肘后备急方》)。"肘后"二字，言可挂于臂肘，喻其携带方便，而书名《肘后备急方》，则与现代所说的"急救手册"甚为相似。正由于为救急而作，所以书中选方务求简、验，用药亦多择易得、廉价之品，尤宜于穷乡贫户急病所用。如此全以病者为虑，精神委实可嘉。

《肘后备急方》虽然是一部手册性质的医著，但其内容还包括晋以来的医疗发展成就。例如急性传染病的记述，包括现在所说的多种流行性传染病及疟疾、痢疾、狂犬病、结核病、丹毒、恙虫病等。其中关于天花如何传入中国及流行情况、症状的描述尤为详尽，他说：近年来有一种疾病流行，先在头面，后及全身发出疮，很快蔓延。形状很像火疮。疮头上有白浆，流出来后很快又产生脓浆。不及时治疗，重症者多死。治好了以后，有瘢痕呈紫黑色，要一年才会消退。这是一种恶毒之气引起的。大家都说是在永嘉四年 (公元 310 年) 此病从西方向东方流传过来的，很快传遍全国。建武中 (公元 301 年) 在南阳俘虏中发现此疮，于是又叫"虏疮"。这就清楚地描述了天花的形态、症状、预后以及该疮不是中国原有的病种这一历史事实。

葛洪对病原体的观察是很细致的。他描述了一种沙虱病。沙虱是一种很小的几乎看不见的小虫子，生活在山水间。人们用这种水洗澡，或者在阴雨天从草丛经过，这虫就会附着在人身上，并钻进皮里。用针把这种虫子挑出来，就会发现它好像疥虫，放在指甲上对着光看时才能发现它在活动。葛洪描述的沙虱病是远东特有的地方性传染病，1930年日本学者证实它是由东方立克次体引起的恙虫病。恙虫幼虫即沙虱，是该病的传染媒介。葛洪能在4世纪就对恙虫病症状及病原媒介物做出这样科学而细致的记述，是令人赞叹的。据考证，《肘后备急方》所记载的一种由水中毒虫引起的病症，类似于现代所说的血吸虫病。该书对脚气病症状的记述也十分详细，并指出应该用大豆、牛乳、蜀椒、松叶等治疗，这些药物中多含有维生素B。

《肘后备急方》记载了一些很有意义的防治方法。例如他提出在被狂犬咬伤之后，把狂犬杀掉，取其脑组织敷在伤口上，以预防狂犬病的发作。虽然这种方法在操作和实际效果上也许还有些问题，但这种用同一类疾病的机体组织来防治这种病的思想，可以说是中医免疫思想的萌芽，也是中国此后首先发明人痘接种术的先声。《肘后备急方》对疟疾的种类和症状有较详细的记载，同时有30多首治疗方剂。"常山"在其中14个方中被提到，它已被现代证实确实是抗疟特效药。还有"青蒿"，也被用于治疗，并指明用该药一把，以水二升浸渍，然后绞取汁，口服。中国中医研究院中药研究所以屠呦呦为组长的团队根据这一记载，

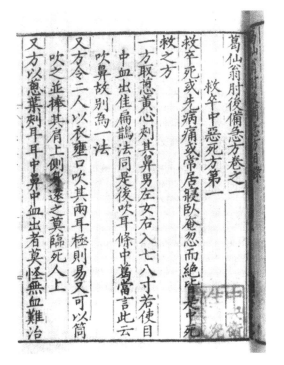

图5-2　《肘后备急方》书影

明代万历二年（公元1574年）李栻刻，刘自化校勘本

尤其是注意到使用该药不用煎煮这一事实，从青蒿中提取出了青蒿素，并证明青蒿素是一种高效、速效、低毒的新型抗疟药。这一发明被认为是抗疟史上继氯喹发现后的又一突破。这又反过来说明，在《肘后备急方》中蕴藏着许多宝贵的治疗经验。19世纪，法国生物学家巴斯德，在狂犬脑中发现了大量狂犬病毒，经分离、培养，制成了狂犬疫苗；20世纪，美国学者立克次，发现了恙虫病的病原体（命名为立克次体），继而制出疫苗用来预防恙虫病。这都是晚于葛洪一千五六百年的事情了，如此长的时间

差距，足见我国古代医学家之高明。当然，我们把两位外国学者的发明与《肘后方》的记载相提并论，并非不客观地等同其科学价值，而在于指出葛洪与两氏的指导思想具有基本的一致性，他们的科学发现具有逻辑上的先后继承关系。认识到这一点，自然会在我们感到自豪的同时给自己提出一个问题来：为什么最先自发运用免疫技术的是中国人，而现代免疫学却没能在中国诞生？这是值得深思的。《肘后备急方》在流传过程中，经陶弘景增补为《补阙肘后百一方》，后又经金代杨用道增补为《附广肘后备急方》，即今所流传的本子。除《肘后方》外，葛洪还有《抱朴子》一书行世，其中内篇20卷，包括"金丹""仙药""黄白"各部分，是关于采药、炼丹、求仙的专论；外篇则讲述儒家的伦理道德及人间世事等，可见葛洪是集儒道于一身的人物。就某种意义而言，《抱朴子》的社会影响较《肘后方》更加广泛，因而葛洪作为医学家，似不如作为炼丹家更为人知。

在我国历史上，从矿石中发现药物可以追溯到很早。《山海经·西山经》中即有用礜石毒鼠的记载；到春秋时期，扁鹊已将石药区分为阳石和阴石，分别用以治疗阴证和阳证。不过当时使用石药是作为一种治疗疾病的手段，与炼丹服石是完全不同的。所谓服石，是指健康人经常服用石类药物或经过炼制的石药这一奇怪现象。之所以如此，是由于当时人们有一种怪诞的想法，认为石头是千年不变的，吃了石头就能像石头一样永存，因而统治阶级中上至皇帝，下至士大夫，许多人都染有服石之癖。服石者最常服用的是"五石散"，它由石钟乳、硫黄、白石英、紫石英及赤石脂组成。因为服石后感到身热烦躁，于是服石者必须"寒衣、寒饮、寒食、寒卧"，以减轻中毒身热烦躁的反应，故"五石散"又名"寒食散"。"寒食散"毒性发作时，使人躁动不安，赤身裸体，疯疯癫癫，伤风败俗，有的还造成种种疾病，或"舌缩入喉"，或"痛疮陷背"，甚至丧命早亡，真是流弊百端，贻害无穷。秦汉以后道教勃兴，一些方术之士及道家为了迎合统治者"长生不老"的欲望，引冶炼知识为服石所用，从而产生出炼丹术来。他们把炼丹渲染为"奇术"，鼓吹能炼出"仙丹灵药"和"黄金白银"，服之可以不老，结果有不少人受骗上当。关于炼丹术，东汉魏伯阳《周易参同契》中多有记载，到了晋代，则有葛洪为集大成者。从《抱朴子》来看，葛洪炼丹的目的有二：一是炼出仙丹，服之成仙；再是炼出金银，发财致富。这都与客观规律相抵牾，绝无实现之可能，所以从葛洪的初衷来看，他的炼丹活动是一无所成的。但是，他在炼丹过程中积累的冶炼经验和科学发现，却在客观上促进了化学特别是制药化学的发展。比如《抱朴子》中记载的"丹砂烧之成水银，积变又还成丹砂"，就是硫化汞受热分解出水银，水银和硫黄不断加热又变成硫化汞的现象。书中还提及以曾青涂铁，铁赤色如铜，这也是金属取代反应的最早记载。这些知识后来传到欧洲，为近世化学的发展起了重要的启发和促进作用，所以西方科技史界一般都承认葛洪为化学始祖。另外，葛洪在化学制药方面也做出了重大贡献，如红升丹、白降丹等常用的升、降两类中医外用药的制备方法，就是在炼丹过程中创造发明的。至今，有些中医外科医学家还有自炼外用丹药的传统。不过，由于化学合成技术的进步，红升丹、白降丹等已能化学合成。因此，外用丹药已多为合成药所代替，外科医师自炼药之传统也就越来越少了。

第二节　王叔和《脉经》与疾病诊断

王叔和，名熙，高平人，约生活于公元 3 世纪，曾做过太医令，生卒年代无确考。西晋皇甫谧《甲乙经》序中有"近代太医令王叔和"等语，后世唐代甘伯宗《名医录》有"晋王叔和"记载，故向来认为他是西晋时代人。但有不少学者经过考证，认为王叔和应为三国魏的太医令，这种观点正被越来越多的人认可。其籍贯高平，过去一直认为是今山西高平，但经考证，山西高平于后魏时始置，魏晋间尚无此建置，当时安徽、山东、甘肃均有高平地名，现在一般认为王叔和乃山东高平（现今属地则有山东省济宁、兖州、巨野等歧说）人。关于王叔和其他生平事迹，除后魏高湛（一说张湛）《养生论》有"博好经方，洞识养生之道，尝谓人曰：食不欲杂，杂则或有所犯"及《名医录》"性度沉静，通经史，穷研方脉，精意诊切，洞识修养之道"的记载外，甚少其他记载。由于王叔和与张仲景时代相距不远，余嘉锡先生认为王叔和可能为仲景亲授

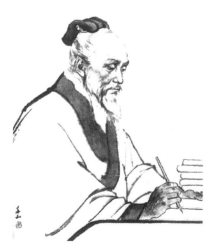

图 5-3　蒋兆和绘王叔和画像

弟子（见《四库提要辨证》），然无确证，存疑待考。不过仲景曾为王仲宣"候色验眉"，而仲宣为叔和宗人，故王叔和很有可能与张仲景还是比较接近的，对其医学事业亦当比较了解。

王叔和对医学的贡献，首先是他整理了张仲景的《伤寒杂病论》，使之得以流传。自皇甫谧首先提出此说，已为历来所确信不疑，虽近来有人提出质疑，但缺乏有力证据，尚不足以凭信。《伤寒杂病论》成书不久，即散失于战乱兵燹之中，赖王氏汇集、整理、补充，编次为"张仲景方论为三十六卷"（见《太平御览》卷 772 引高湛载）。因时隔不远，故当较多地保存了该书原貌。王氏对《伤寒论》的研究亦颇有功夫，他从脉、证、方、治几个方面着手，体现了仲景辨证论治的精神。一般认为，现行成无己本《注解伤寒论》中之《辨脉法》《平脉法》《伤寒例》三篇和书后部分《辨不可发汗病脉证并治》以下八篇，均系王叔和所增，将这些篇章与其所著《脉经》有关诸篇相参，此说确有可信之处。在此诸篇尤其是后八篇中，王氏突出研究了仲景治法，将仲景所用汗、吐、下、温、刺、灸、水、火诸法加以分类比较，进行分析，很切合临证运用。

王叔和在整理、研究《伤寒杂病论》中所做出的贡献，曾经颇得后世一些医家颂扬。如金代成无己说："仲景《伤寒论》得显用于世，而不堕于地者，叔和之力也。"元末明初医家王安道也说："叔和搜采仲景旧论之散落者以成书，功莫大矣。"宋代林亿等在《校正伤寒论·序》中甚至说："自仲景于今 800 余年，惟叔和能学之。"可谓推崇备至。然明清以来，有研究《伤寒论》所谓"错简重订"一派，则非议王叔和，认为王氏整理《伤寒杂病论》舛谬尤甚，乱仲景本来面目，应当加以重订。此说以明代方有执倡于前，清代喻嘉言、程郊倩等人竞相和之，其中以喻嘉言攻击尤力，他不仅认为"仲景之道，人但知得叔和而明，孰知其因叔和而坠！"而且还攻击推崇叔和的林亿、成无己说："其所谓校正，所谓诠注者，乃仲景之不幸，斯道之大厄也！"言辞之激，无以复加。与之相对，则有

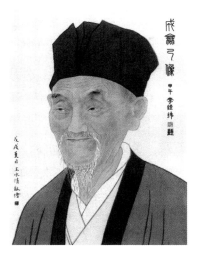

图 5-4　王水清绘成无己像

张遂辰、徐灵胎、陈修园等人的"维护旧论"一派，尊王赞成，认为叔和编次《伤寒论》有功千古，其《伤寒论》传本至为完整，不可随意妄加改订，一时争讼不决。其实，各家研究《伤寒论》方法不同，各有心得，实事求是地进行学术争鸣，未尝不可，但若攻击一点，不及其余，固执己见以为是，则未免失之偏激，正如闵芝庆所讥："设使人各一见以自高，何时复出仲景而始定"，终难使人信服。王叔和整理编次《伤寒论》固有杂乱、矛盾之处，但于该书存亡危急之际，使之保存并得以流传至今，贡献是很大的。吕震名说："然以余平心而论，叔和传书之功，诚不可没。"这个评价是公允的。且王氏去仲景时代不远，如果余嘉锡推断其为仲景之徒弟可靠，其编次毕竟比其他人当更为可信。

　　王叔和在医学上的另一贡献，是编著了一部我国现存最早的脉学专著——《脉经》。脉诊在中医诊断方法上具有很重要的地

位。我国医学中的脉诊起源很早，如早在《周礼·天官冢宰》中就载有诊病时要"参之以九藏之动"，这是讲要结合触知九藏之脉的动态来诊断病情，体现出当时脉诊在诊断中的运用。至《内经》《难经》中均有关于脉诊的丰富内容，扁鹊、淳于意、涪翁、华佗、张仲景等对脉学也都有深刻研究，但尚缺乏专门、系统的整理。王叔和在临证实践中体会到了脉诊的重要性和复杂性，正像他在《脉经》序中开篇即指出的那样："脉理精微，其体难辨"，"在心易了，指下难明"，所以他选取《内经》《难经》及扁鹊、华佗、张仲景等人的有关著述，编著成《脉经》一书。全书共10卷。原有"手检图三十一部"，今已亡佚。本书经宋代林亿等校

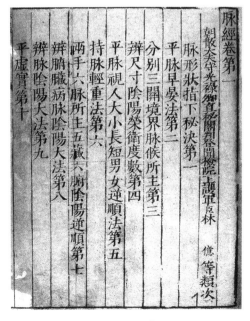

图 5-5　《脉经》书影
明代《医统正脉》本

订后，卷数未变，而篇次和内容有所更动。现有多种刊本印行。

《脉经》把脉象分成 24 种，即浮、芤、洪，滑、数、促、弦、紧、沉、伏、革、实、微、涩、细、软、弱、虚、散、缓、迟、结、代、动。基本上概括了临床上经常出现的一些脉象，后世脉象种数虽有增加。但基本不出其左右。同时书中还对各种脉象作了比较形象具体、容易理解的描述，这就使学习者易于理解和掌握，王氏可谓在脉学中做此类工作的第一人。另外，《脉经》进一步确立了《难经》提出的寸口脉法，分寸、关、尺三部脉位及脏腑分配原则，解决了寸口切脉的关键问题，推进了独取寸口脉诊法在临床的实际应用。这种脉诊法突破了《内经》的三部九候法的束缚，是对脉诊法的一个简化与改进，而临证效果并没什么差异，故为后世所普遍采纳。《脉经》还注意在阐明脉理的基础上联系临床实际，将脉、证、治、判断预后等统一起来，其所论述的结脉、代脉等至今在临床诊断心脏疾患方面还有实际意义。

《脉经》集汉以前脉学之大成，总结了 3 世纪以前的脉学知识，并充实了新的内容，使脉学理论与方法统一化、系统化、规范化，并保存了一部分古代诊断学的文献资料。本书对后世影响较大，如唐代太医署医学生的必修基础课程中就有本书。而本书所论述的脉学理论与方法大部分沿用至今。本书对世界医学也有一定影响，如著名的阿拉伯医学之父阿维森纳（公元 980—1037 年）所著的《医典》，其中关于脉学的详细记载，许多脉象的资料即采自《脉经》。其后波斯（伊朗）学者拉什德·阿尔丁·阿尔哈姆丹尼（公元 1247—1318 年）主持编纂了一部波斯文的中国医学百科全书，名为《伊儿汗的中国科学宝藏》，书中包括脉学内容，并附有切脉部位图，书中特别提到了王叔和的名字。我国脉学即由阿拉伯传到了欧洲，其后又广泛传播世界，对欧洲医学——现代医学的发展产生了重要影响，其中王叔和的《脉经》对此有着较大的贡献。另外，公元8世纪初，日本颁布《大宝律令》，其中医药方面基本上仿照唐制，它规定《脉经》是医生必修的教科书之一。《脉经》也是其后日本医学家编成的《大同类聚方》（100卷）等医书的参考蓝本之一。

但是本书也存在一些缺陷，如选材不严，编纂体例也较混乱，尤其所谓"王脉""相脉""囚脉"等说法，显属臆造。

第三节　山中宰相——陶弘景

陶弘景（公元456—536年），字通明，晚号华阳隐居，历南朝宋、齐、梁三朝，死后谥贞白先生，丹阳秣陵（今江苏省镇江市附近）人。陶弘景幼聪敏，貌明秀。少时得葛洪《神仙传》等，"昼夜研寻，便有养生之志"。后曾做过诸王侍读，壮年后辞去，隐居句容茅山，人称"陶隐居"。从此，"受符图经法，偏历名山，寻访仙药"。陶氏与梁武帝个人关系密切，很受梁武帝宠信，梁武帝曾多次派人请他出仕，均婉辞不就，但"国家每有吉凶征讨大事，无不前往谘问"，故时人有以"山中宰相"称之。陶氏思想杂糅儒、佛、道三者，尤以道教为主，为南朝著名道教徒。梁武帝曾赐以黄金、朱砂、曾青、雄黄等炼制神丹，加之晋著名道教徒葛洪也是句容人，致使道教此一时期在三吴及滨海各地尤为

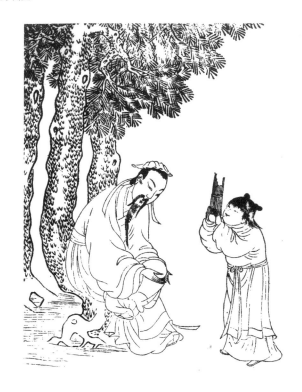

图 5-6　陶弘景画像

中国医史博物馆藏本

得势。陶氏晚年又皈依佛门，曾"自誓受五大戒"。

　　陶弘景一生嗜学，"老而弥笃"，隐居四十余年，读书万卷，由于他以"一事不知，深以为耻"，故知识非常渊博，举凡天文、历法、地理、博物、数学及医术、本草等，无所不通。他治学态度严谨，注重调查研究。如《诗经》中有"螟蛉衔蜾蠃幼虫为己子"的说法，陶氏不轻信旧注，经亲自细心观察，终于发现，蜾蠃衔来螟蛉幼虫是作为自己幼虫的食粮，并非以其为己子，否定了旧说。陶氏在天文历算、医药、冶炼等方面成就较大。他曾亲手制作天文仪器"浑天象"；其《古今刀剑录》中首次记载的"杂炼生鍒"的灌钢炼钢法，在冶金史上有一定的历史价值。医药方面，除增补葛洪《肘后备急方》为《补阙肘后百一方》外，最重要的是著有《本草经集注》一书。此外尚有《效验方》《药总诀》《养生延命录》《养生经》等医药书籍及不少炼丹服石之作。有人报道在河北省还发现一部题为梁代陶弘景撰的《辅行诀脏腑用药法要》的传抄本，谓系敦煌卷子中得之而流传至今。该传抄本首尾不全，但比较完整地记载了 51 首方剂。其中虽有不少道家的神秘之论，但所论方药朴实，有一定的临床参考价值。

陶弘景所著《本草经集注》（7 卷）是《神农本草经》较早注本之一。《神农本草经》流传至陶氏所处时代已有 4 个多世纪，当时传本因辗转传抄而"遗误相继，字义残缺"，药物数量不一，分类混乱，有必要重加纂注了。同时，自《神农本草经》成书后，新的药物品种逐渐增多，对药物的性味、功效等也不断有新的认识，还出现了搜集汉魏以来名医用药经验的药物学著作《名医别录》等。陶弘景在梁武帝的支持下，写成《本草经集注》一书。该书在整理补充《神农本草经》365 种药物的基础上，又选入《名医别录》等提及的药物 365 种，所载药物品种增至 730 种。书中凡属《神农本草经》的内容用朱书，后加的内容用墨书，体现其治学态度的认真严谨。陶氏还补充发挥了《神农本草经》的"序例"部分，如说："上品药性，亦皆能遣疾，但其势力和厚，不为仓卒之效"，及"旧方用药，亦有相恶相反者，服之乃不为害，或能有制持之者"等，多为实践经验之言。陶氏还改上、中、下三品分类为玉石、草木、虫兽、果菜、米食及有名未用七类，这是药物分类的一次革新与进步，后世一直沿用了一千多年。书中还创立了"诸病通用药"的分类体例，即根据药物的作用分类，这种分类法不仅便于学习、掌握，尤使临床处方用药时易于检索，开后世按药物功用分类之先河。在药物性味方面，他比较重视寒热二性。此外，对药物产地和采集、炮制、鉴别、贮存方法等，均有较多的补充和说明，这对保证药材质量、提高药效都是十分重要的。如他批评了当时"众医睹不识药"，"皆委采送之人"，使药材"真伪好恶莫测"的现象。他在强调地道药材时指出，"诸药所生，皆有境界……自江东以来，小小杂药，多出近道，气力性理，不及本邦。假令荆益不通，则全用历阳当归，钱塘三建（指天雄、附子、乌头），岂得相似。所以疗病不如往人，亦当缘此故也"。近来有人从各地水土中微量元素含量之差异性的角度，来探讨中药学中的"地道药材"理论，证实其有一定的科学性。其他如说麻黄应在秋收时采功效为胜、常山以形似鸡骨者为真等，都是在采集、鉴别实践中总结的经验之谈。《本草经集注》还注意总结汉晋以来中外药物交流的成果，收载了一些在临床上很有效验的外来药物，如现代临床用以治疗心血管疾病取得良好效果的苏合香等，正是由陶氏首先收入中国本草学著作的。

《本草经集注》是对汉魏以来本草学的一次较为全面的总结，问世后影响很大，唐《新修本草》即是在此基础上进一步补充修订完成的。本书也存在一些缺点，如宣扬了一些道教的丹药服石方面的内容，以及由于当时三方鼎峙、南北暌隔，书中对北方药物描述不足等。由于陶弘景撰写此书得到了梁武帝的支持，使该书带有半官方的性质，故我国生药学泰斗赵燏黄先生曾认为我国第一部药典应为《本草经集注》，但因本书并未经过当时政府审查、颁布，没有法律的约束作用，故这种观点没有得到公认。《本草经集注》原书早佚，其主要内容仍保存于《证类本草》等书。20世纪初，从敦煌石窟中发现唐以前写本残卷（第一卷）一种，但却流落日本。近人据《证类本草》及《千金翼方》本草部分编校出版了《本草经集注》辑佚本数种，基本上能反映陶氏原著的面貌。

第四节　皇甫谧与《针灸甲乙经》

皇甫谧（公元215—282年），字士安，号玄晏先生，安定朝那（今甘肃省灵台县朝那镇）人。出身贫寒，曾过继在叔父门下，并随叔父迁居新安（今河南省渑池县），四十岁时方还本宗。谧幼时不知治学，终日游荡，20岁后才发愤读书，耕种之余，手不释卷，边耕边读，至为精勤，竟成一代名家。甘露年间（公元256—259年），曾患风病，兼苦耳聋，缠绵百日方得治愈。因感于诸医学术浅薄，遂自己立志研究医药，搜求古典医籍，遥宗古人妙术。魏晋政府曾几次请他出仕，他都坚辞不就，研习医药之志终生未渝。究其原因，则于他认识到身体是根本、医学有大用，如他自己所说："夫受先人之体，有八尺之躯，而不知医事，此所谓游魂耳。若不精通于医道，虽有忠孝之心，仁慈之性，君父危困，赤子涂地，无以济之，此固圣人所以精思极论，尽其理也，由此言之，焉可忽乎？"两晋时期，炼丹服石之风盛行，皇甫谧亦曾一度濡染，他 52 岁时，因服石引起一场重病，痛苦至极，险些令其自尽。因亲受服石之害，遂作《寒食散论》一卷，力贬服石的陋习。可惜未流传下来，仅有部分内容保存在《诸病源候论》中。皇甫谧精思博习，勤于著述，对经史各家都有研究，先后有《帝王世纪》《高士传》《逸世传》《列女传》《玄晏春秋》等书梓行于世，显露出文史才华。在医学方面，除已佚的《依诸方撰》等之外，主要有《针灸甲乙经》12 卷，作为第一部针灸学专著流传至今，在中国医学史上产生了深远的影响。

《针灸甲乙经》，这一书名，是明代新安吴勉学校本始用的，而历代史志对本书书名及卷数的记载并不一致。《隋书·经籍志》载：《黄帝甲乙经》10 卷；《旧唐书·经籍志》载：《黄帝三部针灸经》13 卷；《新唐书·艺文志》载：《黄帝三部针灸经》12 卷；《通志·艺文略》载：《黄帝三部针灸经》13 卷；《宋史·艺文志》载：《黄帝三部针灸经》12 卷。从以上记载看，只有《隋书》所载的 10 卷本名为"甲乙"。关于"甲乙"的含义，日人丹波元坚根据《隋志》所载，其卷第以甲、乙、丙、丁……名之，他认为"玄晏原书，以十干列，故以'甲乙'命名"，观《旧唐书》以后诸史志所载的版本都不是 10 卷，也都不名以"甲乙"，颇觉丹波氏的观点可信。有人认为《甲乙经》的全称应定为《黄帝三部针灸甲乙经》，这是将古书记载的两种书名合为一起了。《甲乙经》自西晋太康三年刊行之后，历代经过多次传抄，所以书名和卷数有所变更是容易理解的。

《针灸甲乙经》是一部汇编性著作，它是根据《素问》《针经》(即《灵枢》)《明堂孔穴针灸治要》三部书的内容编纂而成的。皇甫谧认为"三部同归，文多重复，错互非一"，于是"撰集三部，使事类相从，删其浮辞，除其重复，论其精要，至为十二卷"。目的则在于便于学习、便于应用。拿现存的《内经》对照来看，皇甫谧在编纂《甲乙经》时是下了一番选材和整理功夫的。《内经》的主要内容，几乎都被本书选录，所以本书虽为针灸专著，但实际上把中医的基本理论都包括在内了。

今本《针灸甲乙经》分 12 卷，128 篇。内容可大致分为两类。第一类论述生理功能；人体经脉、骨度、肠度及胃肠所受；俞穴主治，诊法，针道，生理病理等。第二类论述临床治疗，包括内外妇儿各科，尤以内科为重点。《针灸甲乙经》在统一针灸经络穴位，探讨针灸治疗的适应证和禁忌证等方面，都做出了显著的成就。该书对我国针灸学的发展有着重大影响，后世著名的针灸著作基本上都是在此基础上发挥而成的，所以后世一直把本书视为中医针灸学之祖。2010 年 11 月 16 日，中医针灸成功入选联合国教科文组织《人类非物质文化遗产代表作名录》。

《甲乙经》较早传到国外。公元 8 世纪，日本医界即以该书为教科书。现在法国针灸界正组织力量翻译此书。在此之前，已有了《甲乙经》的英译本。其国际影响是很大的。

第五节　外科手术与外科学发展

上章我们在介绍华佗的成就时曾论述了他的外科手术业绩，

可惜由于种种原因，手术技术未能流传下来。但是，在两晋南北朝时期，我国的外科学发展水平仍已达到比较高的水平。这里首先让我们看看属于现代整形外科的实际水平。《晋书·魏咏之传》：魏咏之生而唇裂，十八岁时，听说荆州刺史殷仲堪（？—399年）帐下有名医能疗之，即往求治……魏咏之到了殷仲堪家说明来意，仲堪嘉其盛意，便召医为咏之诊视。医生说：唇裂可用手术修补，但必须在百日之内只进稀粥，而且不可笑语。咏之听后说：即是半生不说话，还有半生，所以一定要治疗，何况一百天不可笑语。于是仲堪令人为咏之安排了住室，请医生为咏之尽心修补，咏之听从医生的嘱咐，闭口不语，只食薄粥，唇裂修补手术取得了良好的效果。魏咏之在手术后十分满意地回去。这段记述虽然未能详述手术的具体方法和步骤，但手术确实取得了令人满意的效果，说明唇裂这一先天性畸形在晋代已有了很好的修补手术，而且已达到比较理想的水平。但是，令人遗憾的是，有些人总是持怀疑态度，认为中国在那么早的时期外科手术不可能达到如此高的水平。他们怀疑华佗不可能有那么高明的腹部外科技术，当在不得不承认当时确曾做过这些复杂的手术时，又说这些手术技术是外来的，甚至怀疑华佗本非中国人，这些可笑的逻辑，的确曾经迷惑了不少人。对距华佗不远的晋代曾有佚名医生为魏咏之进行的唇裂修补术，也同样有人提出怀疑。不过这种怀疑就更加缺乏依据了。同样，对此手术我们也可提出更多的实证，说明我国晋代有医生成功进行这一手术是完全可能的。例如：公元9世纪时，有一位知识分子名叫方干，考取进士，但因先天性唇裂，面貌不雅，被去除了录取的资格，情志十分消沉。

方干年老时遇一补唇先生，便请求为自己进行了唇裂修补手术，获愈。根据《唐诗纪事》卷六十三方干条记载，这位医生曾给十余位唇裂患者进行了修补手术，都取得了较好的效果。不但如此，在 12 世纪、15 世纪、16 世纪、17 世纪等，都有关于我国医学家成功进行这一手术的记载，有些记载出自外科学者的外科著作。都说明晋代的唇裂修补手术绝非偶然。

外科学发展，特别是治疗创伤和化脓性感染，从其最初就可能与狩猎和战争有关。我国最早的医事制度和分科中所谓的金疡、折疡很能说明这一观点的正确性，《五十二病方》的内容也有相关之证据。南北朝时期出现的《刘涓子鬼遗方》，是现存

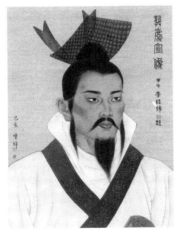

图 5-7　宝锋绘龚庆宣像

较早的一部外科专书，其来源和内容更给予外科学发展同战争损伤相关的论点以更有力的支持。该书的编撰者龚庆宣在序中写道："遗一卷《痈疽方》，并药一臼，时（刘）宋武北征，有被创者，以药涂之即愈。论者云，圣人所作，天必助之，以此天授武帝也。涓子用方为治，千无一失，演为十卷，号曰鬼遗方。"由此可见，所谓刘涓子鬼遗方，实际上是刘宋武帝（公元 420—422 年）时，随军外科医师龚庆宣的治疗战伤和疮疡痈疽经验的理论总结，当然也不能排除他是在前人经验和论著的基础上完成的。但很明显，其军阵外科的性质是很清楚的。至于他所谓的鬼遗故事，纯属编造，或借以

为奇谈来提高著作的影响力，或借以为刘裕称帝乃天意之所为。这个书名故事，既不影响该书的科学价值，也不影响龚庆宣整理成书的功绩。刘涓子若果有其人其事，他当是该书原始资料的积累者、奠基人。

《刘涓子鬼遗方》原题 10 卷，今传本为 5 卷，可知佚散十分严重。仅就现存之内容，仍不失两晋南北朝以来外科发展水平的代表作面貌，特别关于痈、疽、疮、疡化脓性感染等外科疾病的理论论述和临床治疗经验技术都是很先进的。例如：该书重视和提倡外科疮疡要早期治疗的思想，主张积极地切开排脓，对脓肿切开的部位也作了科学的论述，所载方药，内服外用，都相当丰富。又如：金疮内容尤为丰富，所以学者多认为《刘涓子鬼遗方》是我国古代军阵外科的代表作之一。

第六节　陈延之与《小品方》

两晋南北朝时期，论述医疗方法和处方用药的临床方书有了很大的丰富，除了葛洪的《肘后方》等现存者外，还有许多已佚医方著作。例如：《葛氏所撰方》4 卷，《阮河南所撰方》15 卷，《辽东都尉广所撰备急方》《中古备急》并 2 卷，《杨氏所撰方》9 卷，《杂撰方》7 卷，《治下汤丸散方》10 卷，《治妇人方》13 卷，《治少小杂撰方》30 卷，《治眼方》5 卷，《杂膏方》10 卷，《范东阳所撰方》109 卷，《羊中散方》30 卷，《秦承祖要方》20 卷，等等。这些佚书共计 18 种 300 多卷，正是陈延之撰写《小品方》的主要参考书。

陈延之已不知何许人，其生死年代亦失考，所撰《小品方》。即《经方小品》10卷，是两晋南北朝时期医方著作的代表作，有着十分广泛的影响，不但隋唐时期的中国医学书籍广泛引用其内容，当时日本的医学书籍也颇多引用其论述和医方。更重要的影响，是我国隋唐时期太医署明确规定《小品方》为必须讲授的教材，在日本的《大宝律令》《延喜式》等，也对将《小品方》作为教科书做了清楚的规定，而且对课时要求多达三百天，足见其如何重要了。既然我国的隋唐和当时的日本医学界都如此重视《小品方》，必然有其值得重视的原因。可是在1985年以前，人们只能从《千金要方》《千金翼方》《外台秘要》《医心方》等书中窥知其极小部分内容，且极不系统，也很难作出比较全面的评价。因为，这部在历史上曾经发挥了重要作用的著作，大约在宋元时期已散佚不见了。

1985年日本学者于日本尊经阁文库《图书分类目录》医学部中发现《经方小品》残卷，经研究确系陈延之所撰《小品方》之第一卷抄本，其抄写年代约在公元1190—1324年间。这一发现为《小品方》研究提供了极为可贵的资料。根据这一发现，我们确知《小品方》共12卷，第一卷包括有序文、总目录、用药犯禁诀等；第二到五卷为渴利、虚劳、霍乱、食毒等内科杂病方；第六卷专论伤寒、温热病之证治；第七卷为妇人方；第八卷为少小方；第九卷专论服石所致疾病之证治；第十卷为外科疮疡骨折损伤等；第十一卷为本草；第十二卷为针灸等。由上述分卷所反映出的分科论述确是前所未有的，仅12卷就全面论述了医学各

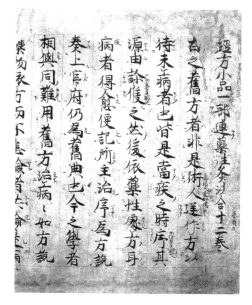

图 5-8　《经方小品》（残卷）书影

日本东洋医学综合研究所 1992 年影印尊经阁文库藏古钞卷子本（残）

科常见病的证治，也可以说是一次高度的概括。因为《小品方》
12 卷，据陈延之自己讲是参考了 300 多卷前人的 18 种著作。为
什么陈氏要进行这样的严格精选呢？他在序言中向我们交代了他
的动机和目的。他说："若不欲以方术为业，惟防病救危者，当
先读此《经方小品》，紧急仓卒之间，即可用也。……僮幼始学
治病者，亦应先习此《小品》，以为入门。"由此可见，陈氏作此
书有两个目的，一是向群众普及医药救急知识，并非作为专门医
生的参考书；二是提供青少年开始学习医学的入门读物。我们可
以毫不夸张地说，他的两个愿望完全达到了，其影响很大，特别
是中国、日本的医学最高学府都明令规定《小品方》为医学生必

修课。不但如此，中国著名医学家孙思邈、王焘，日本著名医学家丹波康赖等，他们都从《小品方》中为自己的不朽巨著吸收了许多营养。例如：唐代王焘撰《外台秘要》，引用《小品方》卷10"疗入井塚闷死方"的理论和技术："凡五月六月，井中及深塚中，皆有伏气，入中，令人郁闷杀人。如其必须入中者，先以鸡鸭杂鸟毛投之，直下至底，则无伏气。若徘徊不下，则有毒气也。亦可内生六畜等置中，若有毒，其物即死。必须入，不得已，当先以酒，若无，以苦酒数升，先洒井塚中四边畔，停少时，然后可入……"这段记述有着很高的科学水平，这种利用动物实验以判断井塚中有毒与否，是人类实验诊断技术的较早成就。这种技术在现代实验检验发明前，一直是我国历代医学家用以探明枯井、深塚和矿井、山洞有无毒气的可靠方法，它使不知多少人免遭中毒、死亡。又如：日本丹波康赖撰的《医心方》卷14，引用陈延之《小品方》卷10关于"疗自缢方"两条资料。这两条资料虽然可以判断陈氏的原始出处可能来自张仲景《金匮要略》，但陈氏的叙述较医圣张仲景所叙述的方法是有所改进的。他强调："傍人见自缢者，未可辄割绳，必可登物令及其头，既悬牵头发，举其身起，令绳微得宽也；别使一人，坚塞两耳，勿令耳气通；又别使一人，以葱叶刺其鼻中，吹令通；又别使一人，啮死人两踵跟，待其苏活乃止也。"这个抢救自缢身亡患者的方法，与张仲景的人工呼吸法虽有不足之处，如缺少按压胸部和牵拉四肢以促进呼吸功能恢复的人工呼吸法，但塞耳、用葱叶管刺激鼻黏膜和吹气以促进呼吸之恢复，也有其科学的理论依据。又如急救误吞针入咽不出，《外台秘要》引用了《小品方》的"取真吸铁磁石",用以吸针外出,这种方法在孙思邈及后世医家多加改进下而广泛应用,救治无数危急患儿。仅以上数例足可证明《小品方》确是一部内容简明扼要,医疗理论和方法技术先进的,集两晋南北朝医学精华的代表之作。它对我国医学发展,以及日本等国的医学发展等,确曾做过很大的贡献,并产生了深远的影响。现有多种辑佚本。

第六章　隋唐五代医学之集大成

（公元581—960年）

　　隋唐五代从公元 6 世纪末至公元 10 世纪中（隋：公元 581—618 年；唐：公元 618—907 年；五代：公元 907—960 年），总共将近 400 年的历史。隋初，隋文帝重视社会安定，采取了一些减轻劳动人民负担的措施，使生产得到了恢复和发展，其后隋炀帝开凿运河，对经济文化的发展也有较大的促进作用。隋朝虽然只有几十年的历史，但它结束了东汉末年以来三百多年的混乱，使中国重归统一，稳定了政治局面，集中了财力物力，奠定了发展的基础。公元 618 年，唐高祖李渊在长安称帝，建立唐朝。唐朝封建统治者加强了中央集权，更加注意恢复和发展生产，使生产力有了比较大的进步。尤其自唐初至安史之乱发生前的一百三十多年间，政治比较清明，社会相对安定，经济文化达到历史上空前的繁荣，先后出现"贞观之治"与"开元盛世"，是中国封建社会的鼎盛时期。政治、经济的稳定繁荣与内外交通之发达，给医药学的发展提供了良好的基础和条件。

隋唐时期，一些封建统治者比较重视医学，他们所采取的一些政策也给医药学的发展带来一定的促进作用。如隋文帝时下令向全国征集图书，使大量医药文献得以保存。隋炀帝比较重视发现和培养人才，继六朝时期创办医校及太医署外，还下令编纂了《四海类聚方》(2600卷，提要300卷)、《诸病源候论》等医药学巨著。唐太宗李世民很重视文化教育，使唐代的医学教育和医事制度得到进一步完善与发展。唐太宗曾封张宝藏为三品官，其中虽有因为皇帝故作权威之因素，但这是中国历史上地位最高的医生。李世民本人也懂得医药知识，为了不使鞭刑伤损脏腑，他曾下令"制决罪人，不得鞭背"的法令。有一次，为了能使自己爱臣得救，他将自己胡须剪下赐给大臣做药引，甚至在自己的武将中矢时，亲自为战将吮吸伤毒等，虽不无收买人心之意，但也表现了统治者与医学的接近。唐高宗李治也曾主持编撰、颁布了我国第一部官修的本草学著作《新修本草》。统治者的重视与支持，在一定程度上推动了医学向前发展。

隋唐时期的科学技术比较发达。我国四大发明之一的印刷术正是在这一时期发明的。印刷术的发明对科学技术文化的传播及医学的发展起了巨大的推动作用。其他的发明与技术改进尚多，如指南车、自动报时钟、记里鼓车等。

隋唐时期，儒家恢复了正统地位，佛、道大流行，并出现所谓"三教归一"的思想。佛教在隋唐时期占有很重要的地位，唐统治者曾大力提倡，反映到文学艺术、哲学思想等上层建筑的各个方面，无不带上了浓厚的佛教色彩，轮回报应等有神论、宿命论思想对医学的发展也产生了明显的消极影响；另一方面也带来了大量的印度医药学知识，这些在唐代的一些有代表性的医学著作中均有所反映。唐统治者又把道教的所谓"祖师"老子追认为李氏远祖，大力提倡，遂致道教势力更加发展，如唐太医署专设咒禁一科，通过行政手段把道教迷信渗透于医学之中，在实践上对医学发展起了阻碍作用。唐初杰出医学家孙思邈也被后人看作道士，称为孙真人，著作被收入《道藏》，其实他是道、儒、佛三家兼收并蓄的。但是，对宗教迷信，也有不少学者和有识之士持批判态度。如唐初有学者傅奕，上疏请除去释（佛）教，认为"生死寿夭，本诸自然"，并揭露了佛教的诸多危害。哲学家吕才亦反对宗教迷信，对"禄命生成"说、"王德"说和"风水"说等进行了斗争。其后，有柳宗元、刘禹锡等也是反对宗教迷信思想家的代表人物。这些人对统治者也有一定影响，如845年唐武宗曾接受宰相李德裕的建议，下令废除寺院，令数十万僧尼还俗从事生产，这当然也有政治、经济上的原因。隋唐时期不少著名医家，如巢元方、孙思邈、陈藏器、王焘等，在其医药实践中都从不同角度体会到宗教迷信的荒谬之处与危害性，并表现出了不同程度的唯物思想与批判革新精神。

　　我国是一个多民族的国家。隋唐五代时，国家的统一、生产的发展、交通的发达，促进了汉族与吐蕃、回纥、契丹等少数民族间的医药交流。尤其是藏医学广泛吸收了内地的医学经验和成就，有了很大发展，如藏医著名的经典著作《四部医典》就是在藏族伟大的医学家宇妥·元丹贡布的主持下于公元753年著成的。七八世纪可以说是藏医学的盛世。另外，中央与云、贵、川等边远地区的医药交流也进一步发展，为改变这些地区以迷信鬼神治病的做法做出了有益的贡献。

隋唐时期，由于国力强盛、交通发达，中外医药交流也比以往任何时候更繁荣。我国医学广泛传播到日本、朝鲜、越南、印度、阿拉伯等国家和地区，产生了不同程度的影响，对许多国家和民族的医药卫生保健做出了不可磨灭的贡献，对促进世界医学的发展产生了有益的影响。同时，我国医药学也对外来的医药学知识兼收并蓄，将其渗透融合到我国固有的医学体系中去，这对发展和丰富中国医药学，保障人民健康，发挥了十分明显的积极作用。

总之，隋唐五代时期由于政治、经济、文化的空前繁荣及统治阶级对医药学的较为关心，加之中外经济、思想文化的交流扩大，使得隋唐五代时期的医学在全面综合整理的基础上，达到了一个内容广泛而丰富的集大成的新阶段。

第一节　医学文献的征集与整理

隋代及唐代在统一国家后，都曾着手向全国征集书籍，充实国家图书收藏，并设专门官员进行整理研究，医学书籍也是其扩大收藏的重要内容。正因为如此，才有条件进行如《四海类聚方》等巨大汇编工程，同时也为医学理论整理创造了良好的条件。

　　《黄帝内经》在中国医学的发展过程中，有很重要的地位，它的丰富内容奠定了中国医药学的理论基础。但《内经》成书以后，由于年代变迁和辗转传抄，出现许多舛误。南朝齐梁人全元起，第一个开始研究整理《内经》，将其校订、训解，但其著作《注黄帝素问》在宋朝时已佚失。隋代，杨上善又对《黄帝内经》进行了整理研究。杨上善（公元585—670年），隋大业年间（公元605—618年）曾任太医侍御。杨氏对《内经》有着较深的研究，他将《素问》《灵枢》的内容重加分类编次，先论养生、调食、寿限、阴阳，次论解剖、生理、病理、诊断、针刺，最后为论各种疾病，编撰成《黄帝内经太素》30卷。在分类编次的基础上，还加以注解。宋代林亿等指出："及隋杨上善纂而为《太素》，今睹其例，取《素问》《灵枢》之文，错综以致注解者，后世有两经分类之书，上善实为此唱首。"故杨氏是分类研究《内经》的第一家。其著书时间，有人认为当在唐时，约7世纪中下叶，乃一家之言。《黄帝内经太素》是《黄帝内经》的一种早期传本，不仅保存了《黄帝内经》中一些较早原文的面貌，而且全书在考校字义、诠释发挥和引录古医书佚文方面，对研读《内经》均有一定的参考价值。

　　公元8世纪，唐代医学家王冰又据全元起的《注黄帝素问》，对《素问》做了整理注释工作。王冰，生平贯里欠详，自号启玄子，曾官太仆令。王氏青年时就笃好养生，留心医学，年八十以寿终。他认为《素问》"世本纰缪，篇目重叠，前后不伦，文义悬隔，施行不易，披会亦难。岁月既淹，袭以成弊"。乃"精勤博访，历十二年"，"兼旧藏之卷，合八十一篇"，于公元762年撰成《注黄帝素问》24卷。因系继全元起之后对《素问》的又一次整理注释，故世称《次注黄帝素问》。王氏整理注释的态度十分严谨，他说："简脱文断，义不相接者，搜求经论所有，迁移以补其处；篇目坠缺，指事不明者，量其意趣，加字以昭其义；篇论吞并，义不相涉，阙漏名目者，区分事类，别目以冠篇首；君臣请问，礼仪乖失者，考校尊卑，增益以光其意；错简碎文，前后重叠者，详其指趣，削去繁杂，以存其要……凡所加字，皆朱书其文，使今古必分，字不杂糅。"王氏对《素问》篇卷作了调整，并称从老师那里得到了全氏注本所缺失的第七卷（有关五运六气的内容），补入其中，以成完璧。王氏的注释，改正了当时传本的错误及欠妥之处约400处。其注释深入浅出，易于理解，并颇多有学术价值的发挥之处。如对于阴阳互根原理注释道："阳气根于阴，阴气根于阳；无阴则阳无以生，无阳则阴无以化；全阴则阳气不竭，全阳则阴气不穷。""滋苗者必固其根，伐下者必枯其上。"简明扼要，颇得《内经》旨趣，并对临床实践也有实际指导意义。他在疾病诊治方面也有一些发挥，学界有不少探讨他的学术思想的文章发表。

王冰的《注黄帝素问》是整理注释《素问》中影响很大的传本，林亿等评价说："三皇遗文，灿然可观。"其后经宋代的校订、刊行，称为《重广补注黄帝内经素问》，一直流传至今，成为现存《黄帝内经素问》的最早祖本。王冰在保存古代医籍和整理注释医学典籍方面有着较大的贡献。

第二节 第一部病因证候专著《诸病源候论》

巢元方（约公元 535—620 年），隋代医学家，贯里不详，有认为长安（今陕西西安）人。大业中（公元 605—618 年）曾任太医博士。巢元方对医学理论有着很深的造诣，实践经验也很丰富。公元 609 年，主持运河工程的大总管麻数谋，患风逆不得起坐，隋炀帝特命巢元方往宁陵（今河南省宁陵县）诊视，经调治迅速痊愈，可见其临证疗效之验。

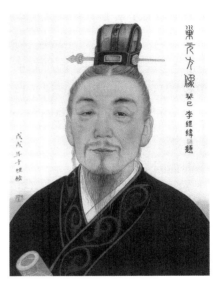

图 6-1 于理绘巢元方像

两晋南北朝时期的医学有一个特点，即比较重视医方的搜集整理和在临证实际中对疾病的探求验证。相对来说，对医学理论的研究却有忽视的倾向。但许多医学家在长期实践中却积累了许多可贵的经验。至隋代，我国医药学又有了显著的进步。隋炀帝其人好大喜功，什么都要搞得大而全，在医学上也是如此，如他下令编纂的方书《四海类聚方》达 2600 卷之巨。正是在前人积累的大量资料的基础上，在隋代医药学显著进步的条件下，巢元方与同道奉隋炀帝之诏，共同编撰了一部总结疾病病因、病理、证候的医学基础理论巨著《诸病源候论》，这是我国历史上第一部系统论述病因证候的专著。全书共50卷，分67门，载列证候1700余条，分别论述了内、外、妇、儿、五官等各科疾病的病因病理和证候，一般并不论述疾病的治疗，但也有很少一部分疾病讨论了治疗，以及导引按摩、外科手术为主的一些治疗方法。据《隋书·经籍志》载，同期还有一部"吴景贤《诸病源候论》"，但仅存目而书未见传。两书同名、同代，但隋朝短短几十年中，汇编出两部同名巨著，是难以想象的。由于巢氏领衔主编的《诸病源候论》并非个人专著，所以所载吴氏之书或许与巢氏主编之书即为同一著作。

《诸病源候论》在我国医学上所取得的成就与贡献主要有以下几个方面。

首先是突破了前人的病因学说。巢元方等在病因学说方面，有不少创造性见解，对有些疾病，突破了笼统的"三因"传统说法，丰富了祖国医学的病因学说。例如书中确认了疥疮等病的病原体。巢元方等通过临证上的认真观察，在前人基础上确认疥疮是因疥虫所致。书中把疥疮分为马疥、水疥、干疥、湿疥等类，指出"疥者，有数种……并皆有虫"。在叙述羔虫病时说："熟看见处，以竹簪挑拂去之，已深者，用针挑取虫子，正如疥虫，著爪上，映光易见行动也。挑不得，灸上三七壮，则虫死病除。"可见对疥疮病原体及其传染性、好发部位、不同类型的临床表现特点及诊断要点、治愈标准等，都有了比较正确的认识，这比欧洲林奈在公元1758年关于疥虫的报告要早一千多年。尤其可贵的是强调"虫死病除",把消灭病原体作为疾病治愈的标准,这无疑是一种进步的认识。在对传染病病因的认识方面,对前人的六淫致病说有所突破。书中创造性地提出,宇宙间另有一种"乖戾之气"的物质,可以导致伤寒、时气病、温病等传染病,并引起"转相染易,乃至灭门"。书中还强调传染病是可以预防的,多次指出"预服药及为方法以防之"。书中认为寄生虫病的发生和饮食卫生有很大关系,明确指出寸白虫(绦虫)系食入生牛肉、鱼肉所致。对漆疮、晕动病等过敏性疾病,已认识到其发病与个体反应性有关,"特由质性自然,非关宿挟病也"。总之,《诸病源候论》对病因的认识在很多方面突破了前人的旧说,这对病因学的发展具有重要意义。

《诸病源候论》对一些疾病的症状与发病特点的描述也很正确。例如书中记载了对一些地区性疾病的认识,其中"射工""水毒"之名,历来难以肯定究属何病。仔细研究一下书中对其发病地区、发病季节、传染途径、发病经过与临床症状等的确切描述,可以认为,这主要反映了巢元方等对血吸虫病的认识水平。其他如南方多见的羌虫病、江东岭南的脚气病、山区常见的甲状腺肿大病等,对其地区性均有正确的认识,并对症状、发病特点及诊断等也有正确记载。再如对泌尿系结石症状特点的描述,也很生动逼真,对临床诊断有较高的参考价值。

《诸病源候论》虽然是探讨病因证候的专著,但也叙述了不少有关治疗创伤的外科手术方法和缝合理论等。这些创造性成就,说明我国外科手术治疗在继承汉晋以来所取得的成就的基础上,在隋代又有了新的进步,达到了更高的水平。例如书中所载的肠吻合术，创造性地提出了富有科学性的缝合理论原则和具体详尽的缝合方法，对术后护理也有具体合理的要求。其缝合断肠的原则和护理要求，至今还是外科医师进行这种手术的注意要点。欧洲最早的同类手术，是意大利人罗格与罗兰在 12 世纪、13 世纪间进行的，比巢氏等人所载晚了五百多年。在书中所载的处理腹部外伤、切除大网膜的手术中，还创造了结扎血管的方法。即做这种手术时，在手术步骤上要求首先注意结扎血管，借以观察该血管营养区域并按此区域切除已坏死的大网膜。如此则可避免单纯切除局部而引起继发的感染、坏死，这是很正确的原则，是一项重要的科学发现。意大利著名外科学家伯特帕格利于1460 年创造了一般结扎血管和出血创口内贯穿结扎血管的方法，另一位外科学家埃伯罗易斯帕勒（公元 1517—1590 年）在截肢术中，应用了大血管的结扎方法。《诸病源候论》所载的同类方法虽尚不如他们具体，但较他们要早八百多年。书中还建立了创伤内异物剔除的原则，其所论述的具体要求与现代医学关于创伤内异物剔除原则是相符的。

此外，《诸病源候论》还在中毒与毒物分析等方面有着许多新的记载。如书中最早而系统地记载了乌头、钩吻等中药的中毒症状，其描述与现代医学的观察基本一致。这在当时对这类中毒的诊断提供了宝贵的依据。在中毒的诊断上，除了重视症状外，还创造性地应用了实际观察胃内容物的方法，以确定为何物中毒，这种方法至今仍为中毒诊断中的常用手段。书中还记载了不少当时群众在实践中总结出来的毒物分析方法，体现了我国古代毒物分析化学的初步尝试，是考查古代毒物分析方面的宝贵资料。

　　《诸病源候论》有一个明显的特点，就是一病一论的论述比前人增加了，而一证多病的论述减少了。这对深入研究不同疾病的病因、症状、诊断、鉴别等创造了有利的条件，促进了对各种疾病的深入观察和研究。巢元方等医学家通过自己的实践活动，补充并改正了不少前人在认识上的缺陷或错误。他们敢于突破前人的定论，创造新的见解，追求实事求是和认真观察总结的作风，值得我们学习。当然，由于时代和实践领域的限制，他们在认识上仍然承袭了前人不少的错误，甚至还未能在前人的基础上彻底打破鬼神作祟的观念。同时，该书篇章浩繁，内容庞杂，屡有重复，也是不足之处。

　　总之，《诸病源候论》是我国历史上内容最为丰富的探讨病因病机证候的一部专著，在人们认识疾病的长河中，在我国医学发展史上，对医学理论的进步，做出了出色的贡献，是继《内经》之后在医学基础理论上的一个新的创造性成就。列宁说："判断历史的功绩，不是根据历史活动家有没有提供现代所要求的东西，而是根据他们比他们的前辈提供了新的东西。"《诸病源候论》正是巢元方等利用前人的知识积累和成就，研究医学理论问题写成的，比他们的前辈提供了许多新的东西，值得我们进一步认真发掘、整理和研究。

　　《诸病源候论》对后世医学发展有相当大的影响。在唐代，《千金要方》（公元652年）等曾大量参考引用该书的有关资料和学术观点；王焘编撰《外台秘要》（公元752年）时，录以篇首的理论。日本丹波康赖撰《医心方》（公元984年）时曾以此书作为重要参考。在宋代，也曾为王怀隐等的《太平圣惠方》所大量引用，同时宋代的医学教育还用为教授学生的课本。明清以来，《诸病源候论》得到更多的刻印，流传也更广泛了。

第三节　政府颁布的第一部药典 ——《新修本草》

我国本草学发展到隋唐五代时期，开始逐步趋于成熟。这表现在：其一，本草学得到国家的重视，政府出面组织编撰、修订、颁行本草学著作，使之成为药典；其二，本草学知识领域更加扩大，开始出现一些分支性的专门著作。其中唐代苏敬等编撰的《新修本草》体现了这一时期本草学的主要成就。

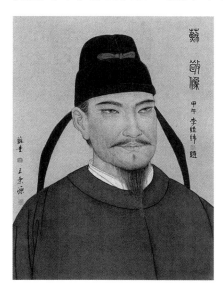

图 6-2　苏童、王栗源绘苏敬像

苏敬（约公元 599—674 年），宋（今湖北省境）人，后因避宋太祖赵匡胤家讳，被改名苏恭，为唐代重要勋官，曾任朝议郎行右监门府长史等官职。自从梁代陶弘景撰《本草经集注》之后，唐代药物学知识又有了新的积累。鉴于陶弘景《本草经集注》中的乖违及当时医家用药的纰紊，苏敬对本草学进行了初步的整理研究工作，并于公元657年上书唐高宗，请求政府修订本草。唐高宗李治采纳了苏敬的建议，征召当时的著名医药学家和科学家、艺术家等学者，以及行政官员20余人，由苏敬主持，共同进行这项工作。在修订工作中，采取了实事求是的科学态度，并注意实际的调查研究工作。一方面，提出"《本经》虽阙，有验必录，《别录》虽存，无稽必正"，不为前代本草著作、哪怕是经典性著作所束缚；另一方面，又强调"下询众议"，"定群言得失"，广泛地征求各方面的意见，注意吸收各方面的经验。其间，还下令全国郡县，征集地道药材，并要求按实物描绘成图，送至京城，以备修订参考。如此该书的编撰实际上动员了全国的人力、物力，经过两年紧张的整理研究，于公元659年编撰成《新修本草》一书（亦称

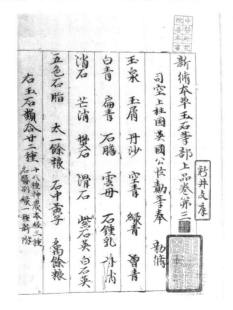

图6-3　《新修本草》书影

清代光绪己丑（1899年）德清傅氏影刻唐卷子本

《唐本草》），并由唐政府颁行全国。《新修本草》是我国医药发展
史上第一部药典，比过去认为是世界上第一部药典的《纽伦堡药
典》（公元 1542 年）要早八百多年。全书正文 20 卷，目录 1 卷；
《新修本草图》25 卷；《新修本草图经》（药图的说明文字）7 卷，
目录 1 卷，共 54 卷。

　　《新修本草》所载药物比《本草经集注》增加 114 种，使我
国本草学著作收载药物品种达 844 种（一说《新修本草》收载药
物为 850 种）。在 114 种新增加的药物中，有 37 种收入 1977 年
版《中华人民共和国药典》。《新修本草》的分类与《本草经集
注》基本一致，但将陶氏七类调整为玉石、草、木、禽兽、虫鱼、
果、菜、米谷及有名未用等九类。本书正文部分在《本草经集注》
的基础上，加以重新修订改编，校正了若干错误之处，并详述了
各药的性味、主治及用法。图谱部分则是根据广泛征集来自全国
各地所产地道药材所绘制的药物形态图。图经部分除了对图谱所
绘药物形态作了文字说明外，还有采集、炮制等方面内容。《新
修本草》还广泛收载了当时民间的用药经验，如用白锡、银箔、
水银合成牙科的填充剂等，还注意吸收国外传入的药物知识。

　　《新修本草》系统总结了唐以前的药物学成就，文图并茂，
内容丰富，具有较高的学术水平和科学价值。书中并保存了一些
古本草著作的原文。尤其在编撰过程中，从全国各地道药材产区
征集实物、药图，并于书中增附图谱、图经，实为我国本草学史
上的创举，对药物形态鉴别、药物真伪辨别及帮助学者认识药物
等，都产生了积极的影响。本书颁行后，很快流传全国，成为当
时对药物性味、主治、用法、炮制和产地等有规范性要求的依

据，对医生、药商有法律性约束的一部标准性的药物学著作。特别值得注意的是，当时的医科大学——唐太医署，亦立即采用它作为教材。这种注重吸收运用当代学术发展中的最新成果的开阔风度，今天对我们也仍不无启发，同时也证明该书在当时所具有的权威性。其后本书影响达三百余年。本书在国外也有较大影响，如颁行后不久即传到日本，对当时日本医学的发展也做出了贡献。公元701年，日本制定了医药律令《大宝律令·疾医令》，其中规定医学生的必修书中，就有《新修本草》，学生学习课时还必须达310天。日本律令《延喜式》亦载"凡医生皆读苏敬《新修本草》"，足见当时本书在日本医学界所受到的重视。

唐代孙思邈《千金翼方》（公元682年）保存了本书正文大部分内容。唐以后，本书正文多收录于《经史证类备急本草》等书中，本草图及图经部分则早已亡佚。《新修本草》现存三部残卷，从敦煌发掘出的两种残卷，为英、法等国掠去；另一种为日本仁和寺藏本（十三四世纪抄卷子本）的残卷，共10卷，又补辑1卷（人民卫生出版社有影印本）。现国内流传的有日本岗西为人和国内学者尚志钧先生的两种辑佚本。

第四节　孙思邈与临床百科全书《千金方》

孙思邈（公元581—682年），唐京兆华原（今陕西省耀州区孙家塬）人。他天资聪敏，治学精勤，善言老庄，喜好释典，通经史，知百家，是集佛、道、儒三教于一身的饱学之士。他自幼

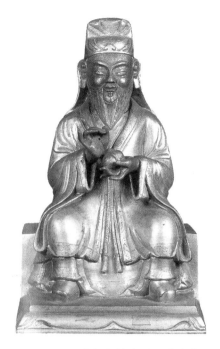

图 6-4　明代铜制鎏金孙思邈坐像

多病，为筹汤药之资几乎罄尽家产，生活显得极为困难，但他从
不为此而放松经史、医药知识的学习。二十岁时，他开始行医于
乡邻亲友之间，每得良效。自己多病的身体，也靠自行调治变得
强壮起来。从此他更加勤奋地钻研古代名医的著作，寻求民间的
治病经验，往往因为一个单方、一味药物、一种炮制方法等，不
远千里虚心向人请教。因此，他的医疗技术得到了不断的提高，
医名鹊起。唐太宗、唐高宗都曾征召并授以高官厚禄，他都一一
固辞。但当群众求以疗疾时，他却从未予以拒绝。他强调："若
有疾厄来求救者，不得问其贵贱贫富，长幼妍蚩，怨亲善友，华

夷愚智，普同一等，皆如至亲之想。亦不得瞻前顾后，自虑吉凶，护惜身命。见彼苦恼，若已有之，深心凄怆，勿避崄巇，昼夜寒暑，饥渴疲劳，一心赴救。"他还告诫医生到了病家，举止要检点，仪态要端庄，"纵绮罗满目，勿左右顾眄；丝竹凑耳，无得似有所娱；珍馐迭荐，食如无味，醽醁兼陈，看有若无"，"不得多语调笑，谈谑喧哗，道说是非，议论人物，炫耀声名，訾毁诸医，自矜己德。偶然治瘥一病，则昂头戴面而有自许之貌，谓天下无双，此医人之膏肓"。不论是在患者病家面前，还是在医界同道背后，孙思邈的态度都反映了他高尚的思想品德，这一直为后世历代医家所称道，时至今日，仍是我们进行医德教育时所不得不提出的楷模。

孙思邈结识的朋友很多，如擅长针灸的太医令谢季卿；以医方、针灸著名的甄氏兄弟甄权、甄立言；长于方药和养生的名士孟诜；通晓药性的韦慈藏；著名的历史学家魏徵；知名之士宋令文、卢照邻等都与思邈关系密切。他们之间的经常往来，相互研讨学问，也促进和丰富了孙思邈的知识领域和学术经验。

孙思邈鉴于古代诸家医方散乱浩博，求检至难，便博采群经，勤求古今，删裁繁复，以求简易，撰方一部，凡30卷，"以为人命至贵，有贵千金，一方济之，德崂于此"，故名曰《备急千金要方》。此书约成于公元652年，思邈当时年约七十岁。书成后，孙氏仍时时感其不足，继续努力，集三十年临床经验，又作《千金翼方》30卷以补《千金要方》之不足。两书輗軏相济、羽翼交飞，合而为我国唐代最有代表性的医药学著作。《千金方》篇卷浩大，内容详博，近代医史学者称之为我国历史上第一部临

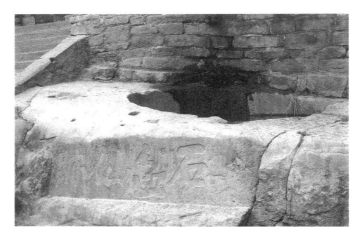

图 6-5　陕西耀州区药王山洗药池

床医学百科全书。宋代学者曾将其要编成《千金宝要》，并刻碑石以广为流传。

　　孙思邈一生从事临床实践达八十年之久，积累了丰富的医疗经验，取得了多方面的重要成就，为祖国医药学的发展做出了不可磨灭的贡献。

　　首先，孙思邈取得的医方、药物学方面的重大成就，在《千金方》中得到了突出的体现。《隋书·经籍志》记载医方书目虽有百余部，但能留存至唐代者已不多，至今尚存者更是屈指可数，其中载方最多者亦不过数百，而孙思邈收集整理的医方，在《千金要方》中有 4500 多个，在《千金翼方》中有 2000 多个，可谓集唐以前医方学之大成，给我们留下了一份极为丰富的医学遗产。虽然《千金方》没有注明引文的出处，但仍可看出其中除引用了张仲景、华佗、陈延之、支法存等二十余位著名医学家的医方外，还收集了流传在各族群众、文人学士中，以及外国传入的很多医方，如齐州荣姥方、蛮夷酒方、书生丁季回雄黄方、苍梧道士陈元膏等，可见孙氏读书之多、收集采访功夫之深了。孙思邈的故乡是"秦地无闲草"的药材产地，他的足迹遍及该地各大名山，在实地采集、观察和检用药物的过程中，积累了丰富的经验。除了注意总结药物的特殊疗效，他还非常重视药物的产地和采集季节。《千金方》中记载了133个州的519种地道药材，还在233种植物药后注明了应当何时采花、采茎、采叶，何时采根、采果。这些创造性、总结性的工作都为我国药物学的发展做出了贡献，所以后世称他为"药王"，并将他曾隐居的耀州区五台山改名为"药王山"，以示纪念。

孙思邈在继承前人成就的基础上，对杂病的认识、防治和护理也有不少创造性的贡献。如他正确地揭述了消渴（糖尿病）与疖痈（化脓性感染）的关系，指出预防糖尿病患者并发化脓性感染是一个重要问题，警告医生不得给已诊断为糖尿病的患者施行针灸治疗，提醒患糖尿病的人要时刻严防破皮成痈的危险，强调患者要随身携带防治痈肿的药物，以备急需。对于痢疾，他根据临床表现和大便形状，分为赤白痢、血痢、脓血痢、久痢、休息痢5种，基本上能对当今称之为细菌性痢疾与阿米巴痢疾的痢疾做出鉴别。他对麻风病的症状描述和分型以及预后的判断，也与今天的认识极其相近。另外他还明确指出，霍乱病的病因与饮食有关，并非什么鬼神作祟；骨关节结核（附骨疽）好发于较大关节，成人以髋、膝为多，小儿以脊柱为多；水肿病人要注意忌盐等。这些都反映了较高的学术水平。

孙思邈在总结其他医家经验的基础上，对一些营养缺乏性疾病已有较深刻的认识，并创造性运用了针对病因的特效药物。例如他认识到瘿病（地方性甲状腺肿）是一些山区居民因长期饮用水质不好的水而造成的，主张用动物甲状腺（如鹿靥、羊靥）和海产药物（如海带、海白菜）等进行治疗，这与今天用碘剂治疗地方性甲状腺肿的原则是完全一致的。又如，对维生素 A 缺乏所致的夜盲证（孙氏称雀目）的症状描述已十分详细，并强调用各种动物肝脏进行治疗。现在知道，肝脏中的维生素 A 含量是极为丰富的，用以治疗夜盲证，就是靠补充了患者所缺乏的维生素 A 而取得疗效的。另外，《千金方》中还论述了脚气病的病史，指出经常服用谷皮煎汤所煮的粥，便可防治，这也是以含有丰富 B 族维生素的物质治疗维生素 B_1 缺乏症的最早记载。当然，对于这些疾病的真正病因及其特效药物的药理作用，孙思邈还不可能有清楚而正确的认识，但对于这些事实的认定，必定是在大量实践活动的基础上，通过对丰富经验的全面总结和缜密思考才能完成的，这是我们中华民族可引以为豪的重要成就。

就针灸与药物治疗的关系而言，孙思邈很重视针灸与药物并用的综合治疗原则，指出"若针而不灸，灸而不针，皆非良医也；针灸不药，药不针灸，尤非良医也。……知针知药，固是良医。"也就是说，孙氏的良医标准必须是既精于针灸，也精于方药，这是很有道理的。他对辨证施治原则在针灸临床上的运用亦甚强调，说："或一病用数十穴，或数病共一穴，皆临时斟酌作法用之。"孙思邈在甄权针灸图的基础上创造性绘制了三幅大型彩色针灸经络俞穴挂图，三幅图分别将人体正、背、侧面的十二经脉和奇经八脉，用不同颜色绘出，创彩色针灸绘图之始，这对提高针灸教学质量、准确取穴定位等有着重要的作用。另外，疗效显著的"阿是穴"也是《千金方》中最先记载的。

　　孙思邈是一位精通诸科、技术全面的临床大家，尤为重视妇科和儿科。《千金方》中先论妇人、小儿，后论成人、老者，强调妇人和小儿患病不同于男子和成人的特殊性，主张妇产和小儿应独立设科。两部《千金方》中妇产科内容达 7 卷之多，对胎前、产后、月经不调、崩漏、带下等妇产科疾病的防治进行了系统的阐述，为宋代陈自明撰写《妇人良方大全》创造了良好的条件。孙思邈对胚胎发育过程和胎养、胎教等已有了深刻的认识，指出为使"所诞儿尽善尽美"，孕妇必须避诸禁忌，"弹琴瑟调心神，和性情节嗜欲"，在妊娠期的不同阶段，对孕妇活动量要有不同的限制，"妊娠三月居住单静"，五月之后则应由静转动，可从事一些轻体力劳动，并同时增加营养，使胎儿"添髓强骨，以定五脏"。他强调临产前后要使孕妇情绪安定，避免惊扰，接生人员切不可显出惊慌或面露愁容，以防导致难产或其他疾病。孙思邈对新生儿的处理也很科学：小儿初生，先以棉裹指，拭儿口中及舌上恶血；如新生儿窒息不啼，可"取儿脐带向身却捋之"，或以"葱白徐徐鞭之"；"断脐不当以刀子割之，须令隔单衣咬断"，断脐之后，当以柔软、方四寸新棉厚半寸护脐，并主张灸之、熨之。在一千多年以前能提出这种方法是十分可贵的，用火灸断脐伤面对预防婴儿破伤风蕴含科学道理。对新生儿的护理和婴幼儿的养育，孙思邈也都有专门的论述。他主张胎儿出生后首先要进行洗浴，以猪胆汁煎汤浴儿，以软布包儿，并强调："天和日暖无风之时，令母将儿于日中嬉戏。数见风日，则血凝气刚，肌肤牢密，堪耐风寒，不致疾病。若常藏帷帐之中，重衣温暖，犹阴地之草木，不见风日，软脆不堪当风寒也。"另外，对于婴幼儿乳母的选择，他提出了严格而科学要求："凡乳母者，……但取不狐臭、瘿、瘘、气嗽、疥、痴、白秃、瘰疬、唇裂、耳聋、臭鼻、癫痫，无此等疾病者。"孙氏著作中对婴幼儿的发育过程、哺乳和羊乳喂养卫生等的论述，都达到了很高的水平，其中不少方法和原则至今仍有现实意义。

从《千金方》的记载来看，孙思邈曾采用了一些当时非常先进的诊疗方法。如在诊断胸壁脓肿向里穿透胸膜造成开放性脓胸时，他用的是"验透膈法"，其方法是用竹内膜或薄纸封住患处，令病人作深呼吸，如纸不动则未透膜；如纸随呼吸而动则说明已穿透胸膜，造成脓胸。孙思邈还创造性运用葱叶作导尿管进行导尿，具体方法是：以葱叶除尖头，插入阴茎中三寸，微用口吹使葱叶张开，小便即可通畅。这种方法是很巧妙的，在后世许多医书中都有引述。

孙思邈在养生学方面的贡献也是非常卓著的，他把养生保健与老年病的防治密切结合起来，形成了一套富有唯物主义思想的养生长寿学说。他极力批判了服石以求长生不老的幻想，而又肯定人类可以延长自己的寿命到一百岁甚至两百岁的科学主张，这和现代关于人类寿命预测结果是基本一致的。他认为求得长寿的方法主要是食养食治、劳动锻炼和讲究个人卫生。他十分强调饮食疗法在延年益寿和老年病防治方面的重要意义，主张先用食疗，食疗不愈再用药物。注意按摩导引之术，提倡吐故纳新的"静功"和熊经鸱顾的"动功"相结合的锻炼方式，劝告老年人要从事一些不致疲劳的轻体力劳动。他还强调，人们不要随地吐痰，不要食用不熟、不净、有毒的食物，饮食不得过量，咀嚼要细、吞咽要缓，饭后要漱口、要散步，睡眠时不要张口、不要蒙头。他提出的这些细微、具体的要求，都是符合科学道理的。他以自己超乎常人的寿命，证明了他的养生理论不是妄说，而是真谛。

孙思邈对张仲景的《伤寒论》也有较深入的研究。他研究的方法是"方证同条，比类相附"，也就是说将《伤寒论》的所有条文，分别按方证归类。他强调："夫寻方之大意，不过三种：一则桂枝，二则麻黄，三则青龙。此之三方，凡疗伤寒，不出之也。其柴胡等诸方，皆是发汗吐下后不解之事，非是正对之法。"孙氏研究仲景伤寒论的学说和方法，后由成无己、方有执、喻嘉言发挥为"三纲鼎立"学说，在医学史上产生了深刻的影响。

由于历史时代的局限和宗教思想的影响，孙思邈在其著作中还收入了基本上属于鬼神迷信的"禁经"。另外，由于他采集诸家之说，兼收并蓄，以致前后矛盾，所引用的材料也大多不注出处，实乃美中不足。但孙思邈的一生绝不因此而减色，他对我国医学发展的贡献仍是非常突出的，他将永远受到人们的纪念和崇敬。正因为如此，在他的故乡——今陕西省铜川市耀州区，自宋以来几乎是年年有纪念会。那里历代碑石，传颂着他的功名和业绩，新中国成立后曾多次修葺。1982 年，正值孙思邈逝世 1400 周年之际，中华医学会特在此召开了纪念会，并举行了学术会议。

第五节 医学文献整理大师王焘

王焘（公元 670—755 年），唐代郿（今陕西省眉县）人。其曾祖王珪是唐太宗的宰相，祖父崇基以及父兄等人，也都是当时的官僚，他自己也掌管唐代国家图书馆——弘文馆二十余年，后因婚姻方面的缘故，被贬守房陵等地。王焘自幼体弱多病，故而

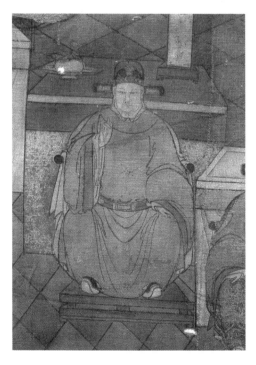

图 6-6　清代王焘画像

1975 年于王氏故里征得

对医学饶有兴趣，常喜欢与高明的医生探讨医学理论和治病技术，从中受到许多教益。王焘认识到，自扁鹊、华佗、张仲景以来，一直到唐代，医学虽有很快的发展，医方也大大丰富了，但是，医学家们对病因理论如何结合医方方面探讨不够，甚至矛盾的地方也很多，使后学者无所适从。为了改变这种情况，他在掌管弘文馆的二十余年时间中，充分利用了阅读方便的优越条件，刻苦学习，深入钻研了许多医药书籍，探索各家秘要。他一册一册地阅读，一条一条地鉴别摘录，抛弃众人的粗芜，采录群贤的精华。凡所取舍，都经过再三考虑斟酌；凡经采用者，都一一注明原书的书名和篇卷；若一方一论同见于多种医书，也都一一详列异同，有的还注明自己的校勘意见，态度十分严谨。这样孜孜不倦地阅读、鉴别、抄录，历经二十余年，积累了大量的宝贵资料。在他被迫离开弘文馆后，仍未改变自己整理医学文献的志向，他一边处理政务，一边坚持不懈地继续研究医书。经过十年的充实和整理，于公元752年（天宝十一年），王焘将自己收集摘录的大量资料分类编辑，整理成书，命名为《外台秘要》。这部40卷的医学巨著，是王焘几十年辛勤劳动的结晶，充分反映了他整理文献的出众才能。在中国历史上，王焘是整理医学文献详诠引书卷第的第一人，他不仅为后世提供了极其丰富的医学资料，还创立了整理文献的科学方法，为我们树立了光辉的典范，我们称其为医学文献整理大师，他是当之无愧的。

《外台秘要》是继孙思邈《千金方》之后，堪称《千金方》之俦的又一部唐代医方巨著。全书共40卷，分1104门，分门别类论述了临床各科疾病之病因病理和诊断治疗。其体例是，每门以巢元方的《诸病源候论》，或仲景学说，或其他论述疾病比较正确的理论冠其首，继则列举诸家之医方和方论，基本上改变了《诸病源候论》只论疾病因证而无方剂或其他方书虽有方剂而略于理论的缺点。全书很有条理，收载方论近万条，对唐以前的医学作了比较全面的整理和总结，有着深远的影响。

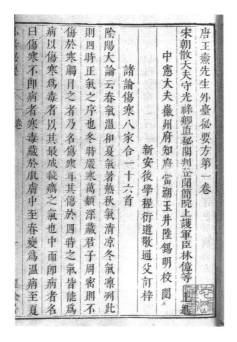

图 6-7 《外台秘要》书影
明代崇祯庚辰（1640 年）新安陈衍道刻本

《外台秘要》一书，为我们整理保存了大量的古代医学文献资料，是王焘一生中最杰出的贡献。该书共引用文献 69 家，2802 条，各条资料都详载出处，或一条资料出于数家也都一一注明，使我们可以借此窥见晋唐间许多已佚方书的基本内容，如早

第六章 隋唐五代医学之集大成

已散佚的陶弘景、范汪、陈延之、深师、崔氏、许仁则、张文仲等医家之方，尤多见于此书中。同时，许多古人的发明创造也在此书中得以保存、流传下来，如《近效方》和《古今录验》根据小便味甜诊断消渴（糖尿病）的科学方法，载于《外台秘要》卷11中；《肘后方》《千金方》《删繁方》等书记载的用竹片夹裹骨折部位的骨折固定法，王焘收载于《外台秘要》卷29中，而《删繁方》早已散佚，今本《肘后方》已无此项内容，《千金方》对这一方法也语焉不详，若不借助《外台秘要》，我们怎能知道早在公元三四世纪，我国医家就已经创造了相当正确的骨折治疗原则呢？另外，又如王焘引用《救急方》所叙述的肺结核发病经过和症状；《必效方》记载的采用白帛各书记日浸泡于24小时小便中，然后按日期先后排列，观察白帛黄染颜色深浅变化的情况，判断黄疸治疗效果和疾病的愈后，这种方法在当时是最先进的；《近效方》叙述了倒睫病理和用镊子拔除倒睫的手术要求。以下再举几例医疗技术成就，说明《外台秘要》的文献学和历史学价值。如深师疗误吞（鱼）钩方：《外台秘要》卷8记录用"虎珀珠，贯著钩绳，推令前入。卒无珠，坚物摩令滑，用之也"。王焘于此引文后注明出《深师方》卷22中。由此可知这一高明的医疗技术在公元5世纪时深师道人已用于临床抢救。又如套管灼法在口腔科治疗上的应用更为先进，《外台秘要》卷23引用《肘后方》的资料："肘后疗悬痈肿卒长数寸如指，随喉出入不得食方：开口捧头，以筋抑舌，及烧小铁，于管中灼之，令破，灼火毕，以盐随烙处涂之。"说明在公元3世纪，我国医学家已创造应用了这一精巧的医疗技术。再如王焘还引用了《养生论》的资料，

165

叙述了口腔科烧灼切开口腔脓肿、剔除齿垢和钳残齿根技术，也是唐以前我国口腔科技术已很进步的确证。他说："其齿断不触，自然脓血出……即须以针，针去恶血，便烧铁篦烙之，如此变即定。或附齿有黄色物，如烂骨状，名为石床。凡疗齿看有此物，先以钳刀去之，然后依方用药。其齿断内附着齿根者，形如鸡子膜，有如蝉翼著齿者，亦须细看之。不尔，其齿断永不附着齿根也。"另外，该书还记有牙齿蛀洞之填充技术及刷牙等，不但有填充剂之制备、刷牙粉之配制，还有最原始的刷牙工具的制作方法。《养生论》的牙粉处方是："升麻擦齿方：升麻、白芷、蒿本、细辛、沉香、寒水石，为散。"另一处方是："石膏、贝齿、麝香，尤妙。"刷牙的工具是："每天早晨杨柳枝咬头软，点取药（牙粉）揩齿，香而光洁。"今天看来，这种方法未免太原始了。但在一千五六百年前，中国人民已用此法保持口腔卫生确是一件很了不起的贡献。为什么评价王焘的事迹而引用这些非王焘之创造资料呢？这是因为，如果没有王焘的整理，这些宝贵内容就可能同《深师方》《养生论》等一样散佚无存。今天我们能知道其最早出现时期，正体现了《外台秘要》引书详注出处的重要意义和价值，同时也说明王焘忠实于前人的高贵品质和治学的严谨态度。

王焘在中医文献整理上的杰出贡献是不可磨灭的，但他毕竟不是专业医师，临床实践不足，所以少有独到之论述。由于他接受《内经》"针能杀生人，不能起死人"的观点，所以在《外台秘要》内只收灸法，不论针法，乃其一大缺陷。

第六节　藏医学集大成巨著《四部医典》

　　《四部医典》是宇妥·元丹贡布于公元 753 年撰写而成的藏医学巨著。

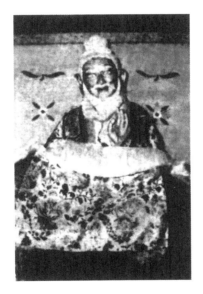

图 6-8　西藏藏医院宇妥·元丹贡布纪念塑像

　　藏医学是中国传统医学的一个重要组成部分。藏医学的理论体系大约形成于吐蕃时期，即公元 7—9 世纪。公元 629 年，囊日松赞的儿子松赞干布赞普，兼并各部落，统一了西藏高原，建立了奴隶制的吐蕃政权。此后，吐蕃开始和唐朝展开了激烈的斗争，公元 663 年，吐蕃灭吐谷浑，占有今青海地区，不久，又向西域和剑南地区扩张。安史之乱后，唐朝国力衰落，吐蕃不仅完全控制了西域，而且又夺走了河西和陇右地区。公元763年，吐蕃一度攻陷唐朝的京都长安。8世纪下半叶，吐蕃的国力达到了鼎盛阶段。吐蕃与唐朝虽然进行了长期的军事斗争，但友好往来一直是两方关系的主流。公元641年（贞观十五年），唐太宗答应吐蕃的请求，以宗室女文成公主嫁给松赞干布。公元710年（景龙四年），唐金成公主又出嫁吐蕃赞普弃隶缩赞。两位公主入藏时都带去了大量物品，其中包括医疗器械和医疗书籍。这些汉族医药知识被藏族医师接受后，对藏医学的形成和发展发挥了显著的影响和重大促进作用。藏族医师同入藏的汉族医师一道，将汉方医书译成藏文，并吸收藏族民间及来自印度等地的医学经验，先后编写成《医学大全》和《月王药诊》等书。由于《医学大全》已佚，《月王药诊》就成为我国现存最早的藏文医籍。该书论述了人体解剖生理、病原病理和各种疾病的诊治方法，并介绍了一些西藏特产药物，对西藏的多发病有详细的记载和描述。这部书反映了藏医学与汉医学的历史渊源关系，同时也反映了古代印度医学和佛教思想对藏医学的影响。

藏族医学家宇妥·元丹贡布（公元708—833年），是吐蕃的首席侍医，曾到过山西五台山和藏南、日喀则、康定等地考察医药，同时还亲自到过印度、尼泊尔、巴基斯坦等地行医，积累了丰富的实践经验，也收集了许多民间医药知识。他对这些知识和经验进行了全面的总结，又广泛吸取了《医学大全》《月王药诊》《黄色比吉经函》《紫色王室保健经函》等医药书籍的精华，经过20多年的辛勤劳动，终于编成举世闻名的藏医学经典著作《四部医典》，为藏医学体系的形成奠定了基础。所以，历代藏医对宇妥·元丹贡布都极为推崇，誉之为"医圣"。

《四部医典》由四部分组成：

第一部：《扎据》，即《总则本集》，为医学总论；

第二部：《协据》，即《论述本集》，讲述人体解剖、生理、病因病理，以及药物、器械、治则等；

第三部：《门阿据》，即《秘诀本集》，为临床各论，讲各科病症的表现、诊断和治疗；

第四部：《亲玛据》，即《后续本集》，补充叙述了脉诊、尿诊，介绍药物的炮制和用法。

《四部医典》以药王答疑形式，采取七言或九言的诗歌体而写成。全书共24万字，分156章，还有数以千计的各类小图构成的79幅色彩鲜艳、描绘细致的附图，这些图包括人体解剖胚胎图、动植矿药物图、医疗器械图和尿诊图、脉诊图及饮食卫生防病图，等等。该书对古代藏医理论和实践经验进行了全面系统的总结，反映出许多藏医学的独到之处。藏医解剖学水平较高的原因，可能在于藏族的天葬风俗为他们认识人体提供了条件。

《四部医典》问世后，作为藏医最重要的经典著作，一直指导着藏族医生的临床实践，对藏医学的发展产生了极大的影响。到西藏阿里政权时期，宇妥·萨玛元丹贡布（1126—1213年）对《四部医典》进行了认真的研究，根据《四部医典》成书后三百余年藏医学的新进展，以批注形式对原书进行了补充和修正，还编写了多部解释《四部医典》的新著作，与《四部医典》一并行世，为发展藏医学、丰富我国传统医学做出了贡献。现存的《四部医典》彩色插图，约绘于明末清初，更是我国的珍贵文物。

《四部医典》于公元 16—17 世纪传入蒙古地区，其后被译成蒙文，对蒙医体系的形成产生了较大影响。后来，又有俄、英、德、日文的摘译或节译在国外流传。20 世纪 70 年代末，在中国中医研究院中国医史文献研究所的支持下，李永年完成了该书的汉译本，由人民卫生出版社出版，为研究藏医学创造了更好的条件。

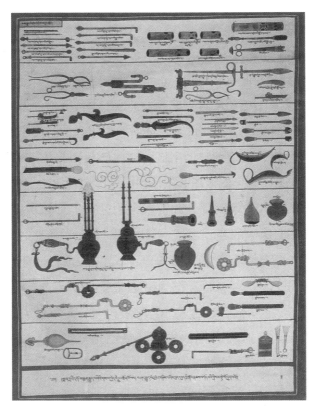

图 6-9　清代藏医医疗器械图

第七节　蔺道人与《理伤续断方》

隋唐时期我国骨伤科医疗技术的发展也很突出，既有非专业书籍的出色记载，也有专业著作的精辟论述。孙思邈并非专门骨伤科医师，但由其总结出的下颌骨脱臼整复手法，其方法步骤、操作要领等完全符合生理、解剖要求，与现代临床骨科医生所用的方法技术没有原则性差异。《酉阳杂俎》记载，荆州有一位外科医生曾为一小腿骨折的病人施行在全身麻醉下的手术切开复位。《诸病源候论》卷36，有一条专论"金疮伤筋断骨候"者，"若被疮截断，诸解身躯，肘中及腕膝髀，若踝际亦可连续，须急及

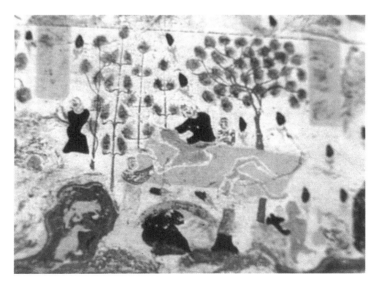

图 6-10　隋代莫高窟 302 窟《福田经变》正骨图

热，其血气未寒，碎骨便更缝连，其愈后直不屈伸，若碎骨不去，令人痛烦，脓血不绝。不绝者，不得安"。不但记载了四肢一般骨折的整复，而且论述了四肢复杂骨折的手术整复和剔除死骨的要求。"碎骨便更缝连"更是我国骨伤科学史上的关于碎骨缝合的最早记载，也是伟大的创造。该书还记载了战伤中箭镞金刀入骨的治疗原则，强调这类病例必须先去除箭镞，然后整复，若骨已破碎，在去除箭镞刀刃后，"仍应除碎骨尽"，并正确指出"不尔，疮永不合。纵合，常疼痛。若更犯触，损伤，便惊血沸溃，有死者"。这些论述可以肯定是在大量临床观察总结的基础上作出的，否则不可能有此科学的认识。

蔺道人，长安（今陕西西安）人，约生于公元790年，卒年可能是公元850年前后。他姓蔺，名失考，所以称道人，是因出家为僧，故以名之。蔺道人是一位很有学识的僧人，精于骨伤科学之理论和医疗技术。他一面修道，一面为贫病者、伤折患者诊病治伤。公元9世纪中，唐代统治日趋衰竭，而佛、道、释、景教等日益兴旺，国家经济越来越困难。当时有识之士屡次奏请皇帝废除宗教，改变"不务农桑，空谈彼岸"和"僧徒日广，佛寺日众"的状

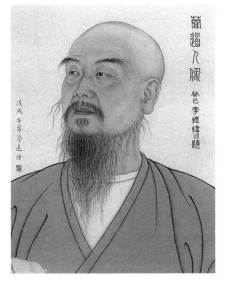

图 6-11　罗梦达绘蔺道人像

况。公元 845 年，皇帝颁布命令，令佛道僧尼 26 万余人还俗从事农桑生产，收回寺院上田数千万顷，还田于民。寺庙道观 4600 余所，或作驿站舍馆，或为救济贫病之所，其僧、道等所用的铜器则作为铸造钱币和兵器之原料。这个政策在当时应当说是有积极意义的，因为这对发展生产和减少非生产人员是很有好处的。但从其后果上考察，由于寺院破坏，僧道人员在寺院的医疗救治活动，也就中断而处于无人问津的境地。蔺道人正是在这个背景下，怀着悲观厌世的思想，离开了长安，到了江西宜春钟村，隐名埋术，过着隐居的生活。他盖茅屋，种田地，一次，经常帮助他耕耘的彭老头的儿子因上山砍柴折伤颈椎、肱骨，医多束手无策。在这种情况下，蔺道人才重抄旧业，用自己高明的整骨技术，为这位骨折十分严重的患者治愈了伤痛，避免了残废。从此，蔺氏的整骨特长名闻遐迩，求他治病疗伤的人日益众多，过着隐居生活的蔺道人，对此状况是十分不愿意的。因此，他将自己的医疗技术和整骨书籍毫无保留地传授给彭老头。他自己在神不知鬼不觉的情况下，离开彭老头，另寻一所能够静处的环境安度晚年去了。正因为如此，人们对蔺道人的传书《理伤续断方》改名为《仙授理伤续断秘方》。这位彭老头得到蔺道人传授，深得病家的信赖，名声很大。当时江西官员闻知此事之来龙去脉后，便派人四处寻找蔺道人，但蔺道人已无影无踪。所以，视蔺道人为仙的种种传说和故事就在人们中间传开了。

蔺道人实际上是一位杰出的整骨学家，是一位笃信佛教的科学家，他的人生观虽然是唯心的、悲观厌世的，但他在唐末政治混乱、经济不振和当局毁寺驱僧的过火做法下，对社会存在着很明显的不满情绪，在与友人对酒消愁的生活中，度过了他的晚年生活。他怀才不遇的思想也是十分浓厚的。不过，他总还是对群众有良知的，终于将自己的才学传授出来。

《理伤续断方》，在我国骨伤科学历史上占有十分重要的地位。该书第一次倡导和规定了骨折脱臼等损伤的治疗规程：即清洁伤口、检查诊断、牵引整复、复位敷药、夹板固定、复查换药、服药、再洗等。此外，他对一般骨折脱臼和复杂骨折等，均制定了比较准确的诊断、治疗，或手法整复固定，或手术整复固定的方法，形成了为后世可以遵循的规律。例如固定，强调用杉木皮作小夹板，每夹板之间隙均匀，环肢体一周，用绳子做上、中、下三部捆扎固定，不使已复位的折端移位。有些较容易移位的骨折，强调用三层杉木皮固定法。局部也强调固定，但对肢体则强调要做适当的早期运动。这里让我们引用蔺氏的一段话："凡夹缚（即固定）用杉木皮数片，周回紧夹缚，留开皆缝，加缚必三度，缚必要紧。"这是对一般性骨折固定的要求。对复杂骨折，除上述要求外，更强调"夏三两日，冬五三日解开"换药，"夹缚处用热药水泡洗"以促进伤口愈合，"洗时切不可惊动损处"。对骨关节的固定，要注意"时时运动，盖屈则伸，……或屈或伸，时时为之方可"。这些处理原则大大丰富和发展了我国骨关节损伤的治疗原则和技术，提高了治愈率，降低了并发症等。

《理伤续断方》的另一个重要贡献就是对复杂骨折的外科手术、手法整复原则和治疗技术的创造性成就。他已明确提出处理复杂骨折的三个原则，即对于粉碎骨折，只要体表没有穿破，或虽然穿破皮肉，但手法整复可以成功者，就应用手法复位，不用外科手术；第二个原则是粉碎骨折，无论是否穿破皮肉，用手法不能整复者，或断端骨尖穿破皮肉，虽经复位但仍有一二分露于体表者，就必须采用外科手术以利刃切除骨尖，使两断段恢复解剖位置。蔺氏强调：用快刀割，捺入骨，不要割肉，……所用刀，最要快，剃刀雕刀皆可；第三个原则是骨折严重，上述手法复位或切除骨尖均不能正确复位者，就应进行外科手术切开整复。治复杂骨折的三原则是大量经验的总结，是很符合实际的科学理论，至今仍有着指导意义，它同滥用外科手术是绝不相同的。我们还必须指出，蔺氏在处理外伤时除上述理论外，更强调要注意预防破伤风的发生，指出"不可见风着水，恐成破伤风"，都是十分正确的。

在关节脱臼的整复方面，《理伤续断方》也有许多出色的成果。例如肩关节脱臼的诊断和复位技术，可以说是出色的创造。蔺氏叙述说：凡肩胛骨脱臼，首先检查脱臼作出诊断，整复方法令病人侧身坐在有椅背的椅子上，患侧上肢与腋肋部椅背，在椅背上垫以衣被，一人将患者扶住，两人将患侧上肢外展牵引，然后将外展的上肢向下垂，再曲肘关节至胸前，以绷带悬吊于颈部。这种复位方法和步骤，完全符合生理解剖学要求，临床应用一千多年，虽有不断改进与提高，但其基本原理仍然是现代临床的指导思想。其他如股骨脱臼、尺骨脱臼等，也都有着较高的理论水平和整复技术要求。蔺氏手法整复或手术整复，都强调了麻醉药的应用，这也是一次很大的进步。从其所述的麻醉药处方看出，其麻醉效果也是可以肯定的。所以说蔺氏是我国骨伤科学较早的奠基人，他的学术思想和医疗技术成就一直对我国骨伤科学的发展有着比较大的影响。

第八节　法医学与《疑狱集》

中国法医学的诞生，与秦律的颁布有着密切的关系，《睡虎地秦墓竹简》之出土，给予这一观点以更有说服力的支持。可惜汉晋以来的历代法律均已失传，唯唐太宗于公元637年颁布的《唐律》乃完整存世。其后之历代律令基本上是以《唐律》为基础而发展的。我国法医学的发展与进步当然也就离不开《唐律》这个基础了。

《唐律》中有关法医之内容是很丰富的。例如检验制度的确立最早见于《唐律》："诸诈病及死、伤受使检验不实者，各依所欺减一等，若实病死及伤不以实验者，以故入人罪论。"就是说法医检验人员被指派去检验诈病、诈死、诈伤时，若检验不实，要受诈病者等应得刑罚的减一等处罚，如诈病者杖刑一百，检验不实者即杖九十；如果是实病、伤、死，检验者不以实验，则按故意把无罪者判为有罪，把轻罪判为重罪，给予处罚，也就是给人加上什么刑罚就反受什么刑罚。由此可知《唐律》的"法医"检验制度已相当健全了。其次，在损伤的法律定义与分类，损伤程度的判定与刑罚方面，都明确了量刑原则。譬如《唐律》明确规定"见血为伤"的损伤定义为历代法医所依循。在损伤分类方面，《唐律》分为三种，即手足伤，包括用头撞击之伤在内；二是他物，即指非手足和兵刃所伤者皆属此类；第三种伤就是兵刃伤，"刃谓金铁，无大小之分，堪以杀人者"皆是。

《唐律》根据损伤的程度及凶器性质用以作为刑罚之依据。例如：以手足伤人，出现有耳目出血，或内损吐血，或瘀血者杖八十，以他物伤人而致上述出血之一者则要杖一百。又如：兵刃砍射不着者杖一百，刃伤人使肋折者徒刑二年；刃杀人及故杀人者斩；以手足他物斗殴杀人者绞，等等，十分具体而明确。更可贵的是，唐代对伤后并不立即出现危险的内伤等已有了比较清楚的认识，所以，《唐律·斗讼·保辜》等已明确规定：在伤人后立即经官检验，根据伤情按法律规定立下辜限。以手足股伤人，辜限十日；以他物殴伤人，辜限二十日；以刃及烫火伤人（灼烂皮肤），辜限三十日；四肢骨折及关节脱白者，辜限五十日。这里所谓保即保养，辜即罪，保辜的含义就是保养好了可以减轻罪状。在保辜期内，可请医生给予调治，如果医治无效，在保辜期内死亡，伤人者仍按杀人者论罪。

医疗事故，也可以说是法医学的一个重要内容。《唐律》规定："诸医为人合药及题疏针刺，误不如本方，杀人者徒二年半。""其故不如本方杀伤人者，以故杀伤论，虽不伤人，杖六十，即卖药不如本方杀伤人者，亦如之。"不如本方，就是不符合今古药方及本草之规定。同时还规定：如果医师为了骗取财物，违反本方，为人诈疗疾病，则计其赃数，以盗论罪。此条是专为惩处那些不学无术的江湖骗子的。所有这些规定，在保护群众健康上应该说曾发挥了积极的作用，同时也说明，我国在一千三百多年前，已用法律处理医疗事故。

《唐律》中还有许多有关法医的规定，就不一一列举了，这里要强调的是在五代已经出现了我国最早的具有法医性质的专著，即《疑狱集》。该书记述的"张举烧猪"，是脍炙人口的故事："张举，吴人也，为句章县令，有妻杀夫，因放火烧舍，乃诈称火烧夫死，夫家疑之，诣官诉妻，妻拒而不承，举乃取猪二口，一杀之，一活之，乃积薪烧之，察杀者口中无灰，活者口中有灰，因验夫口中果无灰，以此鞠之，妻乃伏罪。"由此也可证明我国法医学远在唐以前，特别到了唐代已有了很科学的发展和进步。这种鉴别生前烧与死后烧的科学方法，不但在我们一千多年前的法医学史上是先进的，在人类历史上也是很先进的，时至今日这种鉴别方法仍为法医学鉴别生前伤与死后伤最基本的方法之一。

第九节　医学教育与医事管理制度

师徒传授是中医教育的传统方式，学校式的医学教育，在南朝刘宋时期方见端倪，《唐六典》说："宋元嘉二十年（公元 443 年），太医令秦承祖奏置医学以广教授。"北魏效仿南朝，设立了太医博士和太医助教之职。隋代于太医署中置太医博士、助教、按摩博士、咒禁博士各 2 人，分别教授医学、针灸和按摩，并立药园，置药园师等职。唐代医制，多与隋同，然其医学教育的规模已较隋代扩大，不再只限于宫廷，从文献记载看已经遍及全国，在各州都举办了约 10 至 30 名师生规模的医校，大大促进了中医学术的传播。

唐代太医署是中央举办的医科大学，隶属太常寺。太医署设太医令、太医丞各2人，负责总务；医监4人，医正8人领导业务；主药8人，药童24人，管理配制药物。全校师生员工共约340人。

当时的官方教育有国学、太学和太医署。国学和太学是培养官员的学府，只收皇家或贵族子弟及外国留学生。而太医署是培养医师的，学生虽也要求为官员子弟，但药园生并不受家庭出身方面的限制，也就是说，普通百姓的子弟只能从学习药物的种植、栽培、炮制、鉴别方面去寻找出路。太医署的教育制度与国学、太学同样健全，有一定的课程设置，各学科有不同的学习年限，对学生实行严格的考试制度。当时的医学教育，总的可分为医学和药学共5个系。医学4个系：医科、针科、按摩科（包括伤科）、咒禁科。其中医科系又分为5个专业：体疗（内科），学制7年；少小（小儿科），学制5年；疮肿（外科），学制5年；耳目口齿（五官科），学制4年；角法（拔火罐、外治法），学制3年。药学1个系，即药园。课程设置主要有《素问》《灵枢》《甲乙经》《脉经》《神农本草经》等，这些书籍所有专业都要学习，是必修课，修完之后，再分别学习自己的专业课。太医署对学生的考核是十分严格的，共分为四种：月考，由医学博士主持；季考，由太医令主持；年考，由太常寺派监考官；毕业考试，包括笔试和临床考试，如不及格，则不能毕业，可留级继续学习，如果留级两年仍不能毕业者，则予除名。毕业生依成绩优劣被授予医师、医正、医工、医人四种不同的职称，毕业后多分到尚医局，或留太医署，或到外地去工作。药学方面有药园，可以认为是药学系，每年经过考试从许多平民子弟中选取 20 名学生，在 300 亩土地上学习种植药物的方法及四气五味的药系理论，毕业后可分到尚药局，也可留在药园，或分到外地管理皇室所需药材之调配。

隋唐时代的太医署，既是国家举办的教育机构，又是保健医疗单位。

隋唐皇室的卫生保健工作，不由太常寺主管，而由殿中省主管。殿中省是负责皇室衣食住行的管理机构，下设六局，即尚药局、尚食局、尚医局、尚衣局、尚乘局等。其中尚医局、尚药局专司医药；尚食局管理饮食营养；尚乘局是管理车马交通的，因此其中还有许多兽医。

隋唐时代官方医生的来源有三：第一，太医署的毕业生；第二，由地方推荐，经过考试，成绩合格者，中央承认并录用为官方医生；第三，国家直接征聘各地民间名医。当时已设立了不同类型的医院，如专门收养麻风病人的疠人坊、疠所；主要医治贫民疾患的悲田院、病坊；专为有病囚犯设立的病囚院等。这些医院收容的患者，大都是一般的劳苦大众，负责掌管医院的人员多系僧尼或有威信的长老，病人的费用则从官方存款的利息及寺庙田产中取给。当时政府对传染病的预防工作也比较重视，除专设疠人坊、疠所隔离医治麻风病人之外，对传染病流行地区中央曾多次派遣医疗队赴现场进行医疗救助。公元 636 年，关内、河东疾病流行，唐太宗诏令医生携带药品前往救治。公元 912 年规定凡是传染病流行地区，都要派人选定良效医方，以告示的形式公布于交通要道，以方便患者取用。隋唐时期对普及推广医药知识比较重视而且富有成效，如公元 659 年颁布《新修本草》到各州；公元 713 年令诸州写《本草》《百一集验方》；公元 723 年颁行《广济方》；公元 746 年，令郡县选《广济方》之要者，录于大板以示坊村；公元 796 年颁布《广利方》586 首于民间等，都有效地促进了医药知识的普及和传播。另外，唐代公布的有关医药卫生的某些律令条文，也是很有进步意义的，如对囚犯有病、怀孕，牢房卫生，以医诈骗，出售假药，以及同姓结婚和离婚等问题的处理规定，都比较科学和符合人道主义。当时的城市卫生、污水处理、街道宅院绿化等，也都受到政府的重视，为美化环境、预防疾病发挥了一定的作用。

第十节　繁荣的国内外医药交流

一、国内医药学交流

隋唐时期，由于国家的统一、生产的发展、交通的发达，国内各民族、各地区之间的医药交流得到了空前发展，中华民族的传统医药学在此期开始并逐步形成着各富特点的中国民族医药学。

1.汉藏医学的交流

生活在我国西南、西北边疆的藏族同胞，在同疾病作斗争的过程中，创造了藏族医药学。藏族医药学有着古老的历史，据《藏医史》记载，公元 3 世纪处于氏族部落时期的藏族人民就有了医药活动，如用酥油止血，用青稞酒的酒糟治疗外伤等，还产生了"有毒便是药"的说法和"以毒攻毒"的医疗理论。隋唐时期，正值西藏的吐蕃时代，在松赞干布的统治下，吐蕃开始强盛起来。吐蕃与唐朝的关系，时而刀枪相见，时而友好和睦，汉藏两族的文化交流，也采取了和平和武装两种方式，进行得相当频繁。公元641年，文成公主入蕃和亲，带去了大量汉族的文化科学技术，其中包括了医药学。据《藏医史》记载：她带了医治404种病的医方100首；诊断学医书5种；有关医疗器械的医书6种；医学理论著作4种。这批医书带到拉萨以后，赞普请了莫德旺、汤国刚和一些藏医学家将这批医书译成藏文，名为《医学大全》。这是现知最早的汉族医学传入西藏的记载。

公元710年，金成公主入嫁吐蕃，因她年龄较小，所以送给她大批的丝绸、杂技诸工以及各种书籍。其中的许多医药学著作，由汉医马金达，藏医琼布孜孜、琼布通朱等人共同译成藏文，编著了《月王药诊》一书，全书载药300多种，其中一半是藏族地区的药物，其他多为内地的药物。书中记载了"动脉""不动脉""白脉"和"紫脉"，可能是人类对动脉、静脉最早的记载。书中对于脑髓进行了细致的描述，包括脑髓的大小、形状及各部位的互相重叠等等。另外还记载了导尿、灌肠、放腹水、放血、针拨白内障术以及和内地十分相近的治疗骨折的小夹板固定技术。在疾病认识方面也体现了西藏地区的特点，如雪盲、炭疽等。此书在藏族地区流传很广，其中的某些方面比当时的汉医还要先进。

公元8世纪，吐蕃还邀请了新疆哈密一带的医学家巴西拉哈，同藏医一起编写了《活体测量》《尸体图鉴》等书，并不断从印度、阿拉伯、尼泊尔请各国医生对藏医文献进行整理和著述。当时西藏地区的名医也是很多的，而且在吐蕃的重视下，西藏医学广泛吸收了各地医学的经验和成就，有了很大发展，可以说七八世纪是藏医学的盛世。公元753年，在藏族伟大医学家宇妥·元丹贡布的主持下，吸收了《医学大全》《月王药诊》等书的精华，并参考了我国各民族以及印度、阿拉伯医学的成就和经验，经过数十年的努力，写成了藏医学巨著《四部医典》。

我国汉族医学和藏族医学的交流源远流长。同时，印度医学在藏医学的发展中也曾产生过许多影响。但藏医学毕竟是藏医学，它既不是汉族医学，更不是印度医学，有人认为藏医学就是印度医学，这显然是十分错误的。

明、清以后，西藏医学的影响远远超出了藏族地区，它首先传到内蒙古，与当地的医学相结合，形成了蒙医学体系，《四部医典》对蒙医学的发展有着重要的影响。除此之外，辽宁、四川云南、青海、甘肃等地也受到藏医学的影响。

2.云、贵、川地区医学的进步

隋唐以前，云、贵、川地区的医药相当落后，有些地方甚至只知卜筮，不晓医药。隋唐时期由于交通的发达，西南和内地的交流增多，医药学也得到促进和发展。据《旧唐书》记载，当时中央派往该地区的官员对医药交流起了积极的作用，如益州（成都）大都督府官员高士廉用医药知识和教育手段改变了当地"杖头挂食，遥以哺之"的旧风俗习惯。忠州（今四川忠县）官员陆贽（被贬）虽然为了避谤誓不著书，但为了改变当地瘴疬流行给群众造成的巨大痛苦这一状况，于公元9世纪编撰了《陆氏集验方》50 卷，以示乡人。他们都对医学在西南地区的传播做出了贡献。当时云南地区的南昭政权，为了繁荣经济和科学文化，曾派遣子弟到成都等内地学习，也曾用武力掳掠八百里间的"百工"数万人，为自己发展纺织、使用医药服务。此外，这些少数民族地区也向中央政府贡献药材。

3. 回纥医学

我国北部从新疆、内蒙古到黑龙江，当时是游牧的回纥族居住的地区，与唐朝关系友好，并曾帮助唐王朝平定了安史之乱。回纥族强盛的时候，东起兴安岭，西到阿尔泰山，甚至到过中亚的费尔干纳盆地，即现在的乌兹别克斯坦东部。后来，这个民族分成三部：一部分西迁到吐鲁番盆地，一支到葱岭的西楚河畔，另一支到河西走廊。现在我国的维吾尔族可以说是这个民族的后代。当时的回纥族派人携硇砂、羚羊角等药物到长安赠送给唐王朝的统治者，或在市场上进行贸易。还曾"进梵僧名医"到京城，为统治者诊治疾病。

4. 契丹族医学

契丹族原为辽河上游游牧民族，与汉族、回纥族有着密切的关系。为了发展本民族的医疗事业，多仿汉族地区之设置，翻译并编撰医药书籍，重用内地和吐谷浑医学家为医官、侍医，并培养本民族医学家。如辽太祖长子耶律倍（公元 891—929 年），既通阴阳、音律，又精医药针灸之术，工辽、汉文字，从事辽汉医书之翻译。辽太宗耶律德光于公元 947 年在汴京称帝，将开封所藏明堂铜人、医官等分别送上京（内蒙古东北部）和黄龙府（内蒙古东部）以发展契丹族医药学。由于汉族医学对契丹族医学产生了巨大影响，原笃信巫术之旧风俗发生了彻底改变。女巫肖古以杀男子取胆合不老药之骗局终于为统治当局识破，由于杀人甚多，于公元957年落得被射杀的下场。这是契丹族医学发生根本性转变的一个历史原因。

二、中外医学交流

隋唐时期，由于生产发展、经济繁荣、国家统一，国内形势安定，人民生活水平提高，促进了国内外商业贸易的发展和科学文化的交流，长安成了中外文化经济交流的中心。英国李约瑟博士对此曾描述说："在以迎外和仇外两种态度反复交替为特色的中国（欧洲也如此）历史中，唐代确是任何外国人在首都都受到欢迎的一个时期，长安和巴格达一样，成为国际著名人物荟萃之地，阿拉伯人、叙利亚人和波斯人，从西方来到长安，同朝鲜人、日本人、中国人和印度支那的东京……"医药学正是科学技术交流的一个重要方面。在隋唐时期，医药之交流也比以往任何一个朝代更加繁荣，这些相互之间的交流，对丰富和发展中国医药学、保障人民健康发挥了积极作用，同时，对促进世界医学发展也做出了有益的贡献。

据《隋书》和新、旧《唐书》记载，与我国有过交往的国家和地区有93个之多。由于历史的变迁及其他种种因素，疆域也不断发生改变，头绪非常纷繁，我们只能就当时国名之属于现代的国家和民族地区为依据来讨论中外医学的交流问题。

1. 中日医药交流

中日两国之医药交流有着悠久的历史。远在公元前二三世纪，据说秦始皇为了寻求长生不老之术，即曾派徐福等渡海去日本学习考察。公元 562 年，吴人知聪携《明堂图》及各种医书164 卷到日本，这是中国医学传入日本之始，对中日医药的交流产生了极为深远的影响。

公元 608 年，日本推古天皇派遣药师惠日及倭汉直福因等来我国习医，在中国学习达 16 年之久才完成学业回国，开日本人出国留学之先例。惠日回国后在日本传播中国医学 7 年，又于公元 630 年和 654 年第二次、第三次来中国深造。由于留学生的不断返回，我国医学大量传入日本，日本的医学在中国医学学术思想和医事制度的影响下发生了深刻的变化。

据木宫泰彦《日中文化交流史》载，公元 7 至 9 世纪的二百多年间，日本共派遣唐使 19 次 38 船，计有 5000 人左右。这些遣唐使的任务，除了两国间政治和礼仪上的交往外，主要是进行佛教和科学文化方面的交流，医药交流是其中的一个重要方面。在这频繁的交流中，中国医药学越来越多地传入日本，中国的医事制度也为日本所效法。从公元 8 世纪初日本颁布的《大宝律令》来看，其中疾医令在中务省设正、佑、令使、侍医、药生等官职。官内省则设医师、医博士、医生；针师、针博士、针生；按摩师、按摩博士、按摩生；咒禁博士、咒禁生；药园士、药园生等职务。规定医生、针生分科习业，医生必修《甲乙经》《脉经》《小品方》《集验方》；针生则必修《素问》《针经》《明堂》《脉诀》《流注经》《偃侧图》《赤乌神针经》等。学习年限：体疗、产科、针科均为 7 年；创肿、少小为 5 年；五官科 4 年；按摩、咒禁 3 年。这些医事制度、医学分科、医学教育体制等，都具有明显的唐代中国医学的特点。

除了派遣留学生和使者前来中国学习和考察外，日本政府还邀请中国学者去日讲学和教授。公元 754 年，我国高僧鉴真应邀东渡，抵达日本。鉴真不仅精通佛学，于医学也很有研究，他在传律讲经的同时，还在日本传授了中国医药知识。鉴真擅长中药鉴别，据传《鉴上人秘方》一书即鉴真所传，其部分内容尚保存在《本草和名》《医心方》等书中。

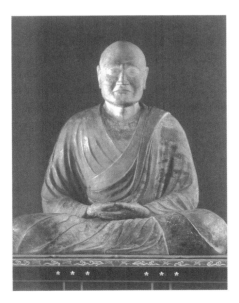

图 6-12　日本奈良唐招提寺鉴真塑像

中国医学传入日本后受到日本朝野的广泛重视，在日本民族中产生了许多以研究中国医学而著称的学者，他们撰写了不少研究中国医学的巨著。如公元 808 年，日本收集《素问》《针经》《脉经》《甲乙经》《小品方》《新修本草》等，编成《大同类聚方》100 卷（佚）；公元 982 年，日本著名医学家丹波康赖根据巢元方《诸病源候论》及晋唐间医学家之医论，写成《医心方》30 卷，不仅对日本医学的发展产生了深刻的影响，而且得到中国医学界近千年的推崇和赞赏，今天仍是继承、发扬中国医药学及研究隋唐时期中日两国医学及其交流的重要参考资料。

日本医学自公元 7 至 9 世纪大量吸收和学习中国医学的先进经验和管理制度后，逐渐发生了深刻的变化，形成了"汉方医学"体系，在明治维新时期引入西方医学之前，汉方医学一直居于日本医学的主导地位。

2. 中朝医药交流

中朝两国早在纪元前就有交往，隋唐时期交往更趋频繁，《唐会要》《唐语林》都有关于高丽、百济、新罗（为鼎足而立的朝鲜三古国）派子弟来中国求学的记载。日人木宫泰彦在《中日交通史年表》中称，唐时日本来中国学习者，多附新罗船以归，说明当时的中朝交流比中日交流当更为频繁，朝鲜不仅自己取学于中国，而且还是日本向中国学习的中转站。

在频繁的中朝交流中，中国医药学和医事制度渐被朝鲜人所接受。公元 693 年（唐嗣圣十年），新罗置医学博士 2 人，以中国医书《本草经》《甲乙经》《素问》《针经》《脉经》《明堂经》《难经》等为教材教授学生，显然是仿中国医学教育而行的。公元 769 年，唐政府颁行《广利方》后，朝鲜当局立即派使节向唐朝索求此书，从《刘梦得文集》得知，《广利方》颁行仅 7 年后，就被专使带回朝鲜了，由此可见朝鲜政府对吸收中国医学是十分重视的。

在中国医学传入朝鲜的同时，朝鲜医药知识也传入了中国。成书于唐显庆年间（公元 656—660 年）的医著《外台秘要》中已载有"高丽老师方"。据《唐会要》等文献记载，公元 714—749 年的三十余年间，随着中朝使节的频繁互访，朝鲜药材如人参、牛黄、昆布等不断输入中国，在《新修本草》《海药本草》等唐代本草学著作中也记载了朝鲜品种的白附子、延胡索等。

朝鲜引入中国医学后，还努力丰富和发展中国医学，千百年来虽已沧海桑田，但东医（朝鲜称中国医学为东医）之学却代相传授，蓬勃兴旺。朝鲜之业东医者，多有名家著称于世，如金礼蒙于公元 1445 年著《医方类聚》266 卷，许浚等于公元 1611 年著《东医宝鉴》23 卷，可谓最突出的医学代表家和医学代表作。他们不仅为朝鲜医学的发展，而且为中国医学和日本医学的发展做出了杰出的贡献。而正是隋唐时期中朝医药的频繁交流，为后来的朝鲜医学取得如此重大的成就奠定了基础。

3. 中越医药交流

越南古称交趾、安南。据越南史书记载，有位名叫崔伟的中国医生，早在公元前 257 年去越行医，并著有《公余集记》一书流传于越南，这是我国医学传入越南的嚆矢。汉武帝时传入越南的中国文化中，医药学内容占着重要地位，自汉代以来，越南医学中就有中国派与越南派并立。隋唐时期，中国医学传入越南者更多，《玉堂闲话》中有关于中国医生申光逊治愈越南人脑痛症的记载。

在中越相互交往中，越南医药也不断传入中国，据《唐会要》《唐六典》记载，越南曾多次向中国贡献驯象及沉香、琥珀、珍珠、槟榔、蛇胆等药材，《新修本草》《本草拾遗》等书中也收有不少越南药物，如白花、丁香、庵摩勒、毗黎勒、詹糖香、诃黎勒、苏方木、白茅香、榈木等。此外越南的成药也有传入，如《太平广记》引《宣室志》称："安南有玉龙膏，能化银液，唐韩约携以入中国。"因此在医药交流中，中越两国医学也是相互促进，共同发展的。

4. 中印医药交流

印度与中国的交往至迟在公元前 425—375 年间即已开始，自张骞通西域的汉代到隋唐时期，中印文化交流更为频繁，许多佛教僧侣往返于两国之间，对促进中印医药学的交流发挥了重要的作用。公元 629—654 年间，唐朝僧人玄奘去印度取经，曾著《大唐西域记》一书追述他所亲历或闻知的 130 多个城邦、地区、国家的地理交通、风土习俗、物产气候、政治文化等多方面的情况，内容十分丰富，其中对于印度饮食习惯、卫生习惯及医疗用药的记载，都对我国有所影响。历来僧侣多兼医术，所以中印僧人翻译的不少佛经中都含有医学内容。如唐义净于公元 671—695 年在印度学习佛学，他曾译《佛说疗痔病经》介绍了 "痔" 的分类，有风痔、热痔、三合痔、血痔、鼻内痔、齿痔、舌痔、眼痔、耳痔等；《曼殊宝利菩萨咒藏中一字咒王经》介绍了用咒语配合药物治疗内、外、妇、五官等科疾病。唐天竺三藏宝思惟静译《观世音菩萨如意摩尼陀罗经》、于阗三藏实叉难陀译《观世音菩萨秘密藏如意陀罗尼神咒经》等，也都有不少医药内容。可见，印度医学伴随佛教传入中国，是中印医学交流的一个重要途径。

中国除通过翻译佛经接受印度医学外，还对印度专门医书进行了翻译。《隋书》《唐书》中记载了汉译印度医籍共 11 种，即：

《龙树菩萨药方》4 卷；

《西域诸仙所说药方》23 卷；

《西域波罗仙人方》3 卷；

《婆罗门诸仙药方》20 卷；

《西域名医所集重方》4 卷；

《婆罗门药方》5 卷；

《耆婆所述仙人命论方》2 卷；

《龙树菩萨和香法》2 卷；

《龙树菩萨养性方》1 卷；

《干陀利治鬼方》10 卷；

《新录干陀利治鬼方》4 卷。

隋唐时期，尚有不少印度医生来华行医，其中以眼科医生为多。鉴真和尚就请印度医生治过眼病。刘禹锡曾作《赠眼医婆罗门僧诗》一首："三秋仿望远，终日位途穷；两目今先暗，中年已老翁；看朱渐成碧，羞日不尽风；师有金篦术，如何为发蒙。"这里所说的针拨白内障医师正是印度眼科医生。另从白居易"案上漫铺《龙树论》，盒中虚贮决明丸"的诗句来看，唐时已有自印度传入的《龙树论》，且流传很广。王焘《外台秘要》中也曾引用"天竺经论眼"，说明唐代已有印度眼科专著传入中国了。

隋唐时期，还有不少印度产药物，作为贡品传入中国。如贞观十六年（公元642年）献火珠及郁金香、菩提树、龙脑香等，开元十七年（公元729年）献"质汗等药"。印度的医方、医法、医学理论的传入也在唐代医书中有所反映，《千金方》就载有"耆婆万病丸""耆婆治恶病方""耆婆汤"等来自印度的医方10余首。此外，如天竺国按摩法、印度医学"四大说"，在《外台秘要》和《千金方》中也都有记载。可见印度医学对中国医学的发展曾经有过明显的影响。

另外，我国藏族医学也吸收了印度医学的内容。如藏医认为人体包括三大要素：龙、赤巴、培根，疾病也相应地分成龙、赤巴、培根三种类型，所谓龙即相当于气，赤巴相当于火，培根相当于水和土，显而易见，这与印度医学的"四大"学说是有渊源的。

隋唐时期的中印医学交流，虽然以印度医学影响中国医学为主要方面，但中国医学也曾随着僧侣往来传入印度。如唐僧义净曾在印度度过了二十多个春秋（公元671—695年），在此期间，他不仅用自己掌握的中国医药技术治愈了自己的疾病，而且还向印度介绍了中国医药学的丰富内容和医疗特点。从他的《南海寄归内法传》得知，他曾向印度人传授过中国本草学、针灸学、脉学等十分广泛的医药知识。另一方面，印度人对中国医学也非常重视，玄奘所住过的大寺院都对中国医药及其他科学技术进行过专门研究，中国医学对印度医学的影响也是可以想见的。

5. 中国与阿拉伯诸国的医药交流

中国与阿拉伯国家之间的医药交流较多。至迟在公元8世纪，中国炼丹术已传到阿拉伯各地，并经阿拉伯传到西方，对世界制药化学产生了积极的影响。中国的麻醉法也曾传入阿拉伯医学界。伊斯兰教创始人穆罕默德曾说过："要寻求学问，即使它远在中国。"可见阿拉伯世界对中国文化的向往。

另方面，我国也吸收了阿拉伯医药知识，自唐永徽年间（公元650—655年）以后，阿拉伯国家多次派使节来我国赠送药物，据统计，公元647—762年间，波斯派往中国的使节就有28次。《诸蕃志》记载，当时输入的药物有乳香、没药、血竭、木香等多种。来往经商的阿拉伯人还把胡芦巴和药方传入我国，一些阿拉伯药商也有来我国营业者。阿拉伯传入的医方和药物，也为我国医生所采用，丰富了我国医药学的内容。中国化了的波斯人及其后代在中阿医药交流上曾做出过巨大贡献。如李珣，据研究他是波斯商人李苏沙之子，以贩卖药物为生，李珣总结经验曾撰《海药本草》一书，对丰富中国本草学做出了重要贡献。

综上所述，隋唐时期随着交通的发达和经济贸易的发展，我国各地区之间及我国与其他国家之间的医药交流也空前地频繁起来。在这种交流过程中，各种医学不仅在医术和方药方面吸取他方之长，而且在理论上也发生了一定程度的渗透融合，在相互促进中得到了共同的发展。其中占领先地位的中国汉族医学对世界医学的发展做出了尤为突出的贡献。

第十一节　统治阶级对医学家的迫害

在封建社会，医生作为一个职业，在统治阶级看来，是没有社会地位的，或者仅视为小伎。因此，历史上迫害医学家的事件是层出不穷的，例如淳于意被诬告，华佗被杀害，等等。特别是为统治阶级服务的侍医、御医，更是随时都有危险的。如果被治疗的是皇上宠爱的公主、皇太子、皇后等，无论治疗有否失误，只要死亡或无效，医师就会遭到严重的迫害，轻则遭贬，重则杀身，甚则宗族枝蔓也要被捕治罪。统治阶级依仗权势，横加迫害，此风在唐末更甚。例如：公元816年（唐宪宗十一年），太上皇后死（唐顺宗之母），曾遗令："侍医无加罪。"为什么作此遗令？这是因为唐顺宗死时（公元805年）是迫害过侍医的。然而到公元868年，却又一次制造了杀医、罢相和株连九族三百多人的大冤案。唐懿宗的爱女同昌公主，因久病不能治愈，最终死亡。懿宗以医药不效的罪名，竟然下令要将翰林医官韩宗绍、康仲殷等杀害，更进而下令将两位医学家的宗族亲属三百多人尽捕下狱。宰相刘瞻视此不平之事，又上书皇帝说："公主本来就是久患危疾，医工无不尽其方术……自陛下雷霆一怒，朝野震惊，因平人而结冤，此皆陛下安不思危，忿不顾难者也。"皇帝竟然大怒，当即又将宰相罢免，并且牵连多人。这一迫害医学家的重大冤案，说明医学家遭迫害的严重性，同时也说明医学家处在完全不能自保和毫无申诉权利的低下地位。

第十二节　非医学书籍对外科手术的记载

中医外科学与外科手术，均有着比较悠久的历史，我们在前面已有叙述。但是自两晋隋唐以来，外科手术渐趋衰落。其原因可能是多方面的，比如中医内科治疗学的高度发展，使保守治疗优于外科手术；封建观念如人体发肤受之父母不能损伤之类；还有外科手术发展尚缺乏有效止血、麻醉及休克防治措施等，存在着难免的生命危险，以及病人不愿意承受手术之苦，等等。因此，文化修养高、理论知识强的医学家们很少操持外科业务，更不愿以外科手术为专长；而长于外科手术者，往往没有较高的社会地位，或缺乏文化知识无力记述自己手术经验于著作，或因守密不传而得不到传播，所以在医学书籍中很少有对外科手术的记载。特别是比较大些的手术记载，只能由知识阶层中珍视其成就者予以描述和记录。虽然这些记录多出自非医学家手笔，有着若干缺陷和不足，但其真实性是不容怀疑的。所描述的外科手术，虽不能说是普遍水平，但也足以证明当时当代外科学手术已达到的水平。

剖腹急救术。《新唐书》与《资治通鉴》均记录了安金藏剖腹以示其忠的事。唐长寿二年（公元 693 年），武则天怀疑皇嗣（睿宗）异谋，并处死与皇嗣接近之人数名。一日武后诏俊臣问状，左右畏惨楚，欲引服。太常工安金藏在此关键时刻挺身而出，大呼曰："公不信我言，请剖心以明皇嗣不反也。"引佩刀自剖腹中，肠出被地，眩而仆。武后闻之大惊，命高医纳肠，"褫桑敷续之，阅夕而苏"。这一故事反映出当时外科急救手术是相当高明的。

麻醉与胫骨骨折的手术治疗。《湖广通志》载有："张仕政，唐代荆州（今湖北松磁石首间）人，精外科，善治伤折，唐王潜在荆州，有军人损胫求治，仕政饮以药酒，破肉取碎骨一片，涂膏封之，数日如旧。"又如《资治通鉴》记有："显德三年（公元956年），太祖皇帝乘皮船入寿春濠中，城上发连弩射之，矢大如屋椽，牙将馆陶张琼，遂以身蔽之，矢中琼髀，死而复苏，镞著骨不可出，琼饮酒一大厄，令人破骨出之，流血数升，神色自若。"又如《旧五代史》中的"苌从简，陈州人也，世以屠羊为业，力敌数……中箭而镞入于骨，使医工出之，以刀凿骨，恐其痛也，良久未能摇动（箭镞）。从简瞋目谓曰：'何不沉凿？'洎出之。左右无不恻然，从简颜色自若，其勇壮者此类也"，如此等等，都说明隋唐五代时期对复杂骨折、严重外伤的手术治疗已达到比较高的水平，用药酒进行麻醉也已相当普遍，这些记述虽非医学文献，但却是对《理伤续断方》所示骨科水平的一个有力的补充和佐证。

肿瘤切除术。此期有关肿瘤切除手术有多种记载，现仅举目部肿瘤、额部肿瘤和背部肿瘤之切除手术为例加以说明。《太平广记》所记录的三种手术如下："金州防御使崔尧封，有亲外甥李言吉者，左目上脸忽痒，而生一小疮，渐长大如鸭卵，其根如弦，恒压其目不能开，尧封每患之，他日饮之酒，令大醉，遂剖去之，言吉不知觉也。"（出《闻奇录》）"处士蒯亮，言其所知，额角患瘤，医为割之，得一黑石棋子，巨斧击之，终不伤缺。"（出《稽神录》）"久视年中（公元700年），襄州（今湖北襄阳县）人杨玄亮，年二十余，于虔州汶山观傭力，昼梦见天尊云：我堂舍破坏，汝为我修造，遗汝能医一切病，寤而说之，试疗无不愈者。赣县里正，背有肿，大如拳，亮以刀割之，数日平复。"（出

《朝野金载》）这些例证，有的带些神话传说色彩，有的在疗程上似有夸大之词，但肿瘤的外科切除手术和麻醉术的运用，说明当时医疗技术达到了较高的水平。

义眼镶嵌手术。《吴越备史》记载："唐立武选，以击毬较其能否，置铁钩于毬杖以相击，周宝尝与此选，为铁钩所摘一目，睛失，宝取睛吞之，复击毬，获头筹，遂授泾原敕，赐木睛以代之，一日晨起漱，木睛坠水，弃之。（注）木睛莫知何木，置眼中无所碍，视之如真睛矣。"又如《太平御览》记载："唐崔龈失一目，以珠代之，施肩吾嘲之曰：二十九人及第，五十七眼看花。"此二例虽然都不是专门描述镶嵌义眼的文献，但却生动地反映出我国在唐代的义眼镶嵌手术已相当高明，其义眼材料有木制、珠制者，甚至有真假难辨者，确实很了不起。没有精巧的外科手术作为基础这是很难想象的。

鼻息肉摘除手术。《太平广记》记载："永贞年（公元805年），东市百姓王布，知书……有女年十四五，艳丽聪悟，鼻两孔各垂息肉，如皂荚子，其根细如麻绳，长寸许，触之痛入心髓，其父破钱数百万治之，不差。忽一日，……僧乃取药，色正白，吹其鼻中，少顷摘去之，出少黄水，都无所苦。"（出《酉阳杂俎》）此例虽然不是什么大手术，但黏膜麻醉术之有效应用，手术技巧之熟练，都是令人钦佩的。在其原文中虽然杂以神话故事，但这并不妨碍我们对真实史实的了解。

在结束本章的叙述前，我觉得有必要交代几例体育锻炼的史实，这是很有意义的。

拔河比赛：其实拔河比赛作为一种游戏和体育锻炼运动远比

唐代为早。《旧唐书·中宗纪》载有景龙四年（公元 710 年），"庚戌令中书门下供奉官五品以上，文武三品以上，并诸学士等自芳林门入集于梨园越场，分朋拔河，帝与皇后、公主亲往观之"。《说郛》一书记有唐代封演《封氏见闻录》中论述了拔河史，他说："拔河古谓之牵钩，襄汉风俗常以正月望日为之，相传楚将伐吴以为教战，梁简文临雍部禁之而不能绝，古用篾缆，今民则以大麻绳长四五十丈，两头分系小索数百条，挂于前分二朋，两钩齐挽，当大绳之中立大旗为界，震鼓叫噪，使相牵引，以却者为输，名曰拔河。"

划船比赛：在《新唐书》卷 8 记述了敬宗宝历元年（公元 825 年）五月，敬宗曾观看划船比赛，所谓"观竞渡于鱼藻宫"。由此可知，至晚在公元 9 世纪初之前，我国的最高统治集团在皇宫已进行过划船比赛，这个运动对锻炼体格是很有益的活动。

第七章　医药学全面大发展

（公元 960—1279 年）

　　公元 960 年，赵匡胤建立了宋王朝，虽未能完全统一中国，但在发展经济和科学技术方面，取得了不断进步。公元 1126 年，建立金朝的女真族南下，迫使宋王朝迁都今杭州，形成以江淮为界的对峙局面。南宋政权偏安，在经济和科学文化上虽然也有不断发展，但终因战争不断，全国的社会稳定和经济发展受到了许多影响。另一方面，我国一些少数民族，如契丹、女真、党项、吐蕃、白族等在与宋王朝的关系上比较活跃，战争的和非战争的交往也很频繁，科学技术和医药卫生得到了很多交流的机会，内地的医药卫生对这些民族的影响也日益扩大。

　　两宋时期（公元 960—1279 年），由于社会比较稳定，宋王朝比较重视医药学，加之经济发展较快，科学技术进步较快，医药学得到了全面的发展，成为中国医学发展史上一个快速发展的时期。这一时期中国医药学的发展呈现了不少的特点，例如宋王朝的多位皇帝对发展医药学的关心和重视。在他们的关怀和支持下，由政府发布命令，征召全国著名学者和医学专家，征集医药文献，不断修订补充"国家药典"，开办"校正医书局"，对古典医学著作进行校勘整理；实施国家药材专卖，管理药材行业；编撰大型医方专著；改革医学教育制度，提高医学人才培养水平，

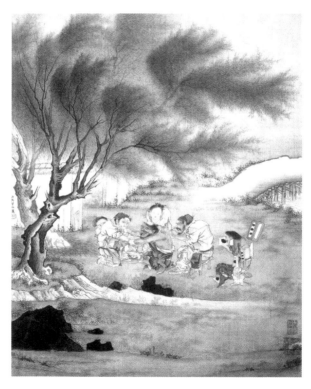

图 7-1　民间医生手术图

宋代李唐绘　吴官本摹

等等。在上述种种进步措施的促进下，医学发展成绩显著。与此同时，民间医学家在这样的良好条件下，也多能勤奋钻研，临床医学各科专著纷纷出现，共同形成了两宋医学的繁荣局面。

第一节　王安石变法与医学教育改革

王安石是我国公元 11 世纪的一位改革家。北宋中期，政府机构臃肿，军队员额不断增加，官吏俸禄及军费开支极为庞大，国家入不抵出，财政十分困难。统治者为了解决这些问题，不论民众的承受能力如何，不断增加赋税，人民负担日益加重，使阶级矛盾不断激化，终于迫使农民起义此起彼伏，加之辽与西夏等政权的不断骚扰，威胁着宋王朝的安全，造成北宋王朝严重的政府危机。在这样的背景下，公元 1067 年，宋神宗即位后，为了富国强兵，缓和日益尖锐的阶级矛盾和民族冲突，决心任用王安石，实行变法。在王安石的变法中，改革教育制度是其变法的重要内容之一，医学的教育改革则是其总体教育改革的组成部分。

北宋教育承袭旧制，中央设有国子监和太学，分别招收七品以上官吏的子弟及八品以下官吏和平民子弟入学。宋代以来多以诗文辞赋取士，官吏大多无能。在这种情况下，王安石决定改革上述教育和取士制度，以造就有真才实学的官吏人才。他决定增加太学学员名额，并于公元 1071 年（熙宁四年）创立了"三舍升试法"，颁布命令，增加教育经费。从此，在太学置 80 斋，每

斋容 30 人，共分为 3 个班级，即"三舍"。低年级为外舍，2000
人；中年级为内舍，300 人；高年级为上舍，100 人。外舍生凡
经过月考、年考，择优升为内舍学员；内舍学员考试及格者，则
可升入上舍；上舍学员的学习成绩优秀者可以直接升任文官，成
绩中等者可免礼部试（省试），直接应殿试，成绩如果较差者还
可以免去地方考试等。"熙宁三舍法"是我国教育史上著名的学制，
不久这种三舍教学法即推广到医学教育。

　　宋初，虽在太常寺下设有太医局，但尚未创设正式的学校。
庆历时（公元 1041—1048 年）学校教育开始萌芽，当时医学仍
属太常寺管理。王安石实行变法后，于公元 1076 年下诏，太医
局不再隶属于太常寺，另设提举（相当于校长）1 名，判局 2 名（相
当副校长），按规定必须由医学家充任。此时的太医局实际上已
是一个独立的高等医学院校，进行独立的医学教育。医学的三舍
法教育制度，学员名额定为 300 人，外舍为 200 人，内舍为 60 人，
上舍为 40 人。在学习专业设置方面，分为方脉科，包括内、妇、
儿科；针科即针灸科；疡科，包括有外科、伤科等，共三种。各
专业的学生必须精通若干相关的学科，要求各专业都要有较广博
的知识基础。所以，名义上只分有 3 个专业，但实际上却包括了
9 科或 13 科的内容，每科都设有教授 1 人，选翰林医官以下或上
等学员，或当代著名医学家充任教员。其分科、课程设置、学生
数虽不断有些调整，但大体上如下表所示：

表 7-1　宋代太医局医学教育

分　科	学　科	人数	共同必修课	分科专业课
方脉科	大方脉	120	《素问》 《难经》 《诸病源候论》 《补助本草》 《千金要方》	《脉经》 《伤寒论》
	小方脉	20		
	风　科	80		
	产　科	10		
针　科	针灸科	10		《针灸甲乙经》 《龙木论》
	口齿咽喉科	10		
	眼　科	20		
疡　科	疮肿兼折伤	20		《针灸甲乙经》 《千金翼方》
	金疮兼书禁	10		

　　医学三舍教育法的医学生考试完全仿照太学办法，每月一次私考，每年一次公考，其考试的成绩评定分为优、平、否三等，间年考试一次，成绩优、平者，外舍补升内舍，内舍补升上舍。此外，还根据品行和医疗技术水平，将上舍生分为三等，二优为上，一优一平为中，二平或一优一否为下。对医学生的教育，三舍法不但强调理论学习，而且很重视实践医术能力的培养。在学习过程中，令学生轮流为太学、律学、武学的学生及各营将士诊疗疾病，用以培养提高学生的实际工作能力，使其医疗技术水平得到不断的提高。另外，要对其治疗经过和效果要作详细真实的记录，年终根据其疗效之高下分为三等，即十全为上，十失一为中，十失二为下，并按其优秀情况给予适当的奖励。如果 10 个病人只治愈了 5 位，那么按规定是要开除学籍的。对学生的考查和评议有严明的管理制度，标志着我国医学教育的进步。

在宋代的医学教育中，除中央设置的太医局外，于公元1061年在各地方州郡也仿照太医局的制度开办了地方医学校，虽然设置规模均较小，但都设有医学博士进行医学教授。到公元1104年，各地方州郡医学校普遍建立，由官员之精通医术者兼任医学教师。公元1115年也按规定实行分斋教育，三舍教育法在地方医校也得到了贯彻执行。

王安石变法虽然由于官僚间的争斗而失败了，但他先进的教育思想所指导的三舍教育法并没有随着变法的失败而被废除，因为此法对改进医学教育特别是提高医学生实际才干的培养确是很有作用的。直到宋徽宗年间，医学教育在形式上仍然是按三舍法进行的。当时的医学教育是要造就为统治阶级保健服务的高明医师，三舍法基本上达到了培养目的。到了宋代末年，统治者害怕这种制度出现的学潮倾向，便将医学三舍法废除了。

第二节　政府创设校正医书局

四大发明之一的印刷术，虽然在唐代已发明并用于佛经佛像的印刷传播，但医学书籍仍然只能靠学者们传抄手写。到了宋代，由于印刷术的改进和造纸术的进步，给医药学书籍的大量印刷创造了良好的条件。在这种背景下，加上最高统治当局从全国征集到大批医药古典书籍，其中不少由于千百年辗转传抄，以及战火、虫蛀、脱简等，许多古典医籍已散乱不全了，迫切需要进行一次系统的校勘和整理。因此，宋政府采取了许多积极措施，使这一重要事业得以顺利进行，并取得了十分显著的成就。例如：开宝四年（公元 971 年），皇帝发布"访医术优长者诏"以集中著名医学家；太平兴国六年（公元 981 年）发布"访求医书诏"，大量"购求医书"，并明确规定凡献书在 200 卷以上者，均给奖励；公元 1026 年，宋政府又下令全国再次征集医药书籍，并令医学家、目录学家于国家图书馆内予以整理。《宋史·艺文志》等所收载的医药卫生保健书目达 590 部、3327 卷之多。这些措施使国家收藏在多年战乱之后，又达到了更加丰富的水平。为了能使如此众多的医药书籍更多地为宋代的医药卫生事业服务，他们召集知名医学家在全面整理编目的基础上，于公元 1057 年由政府正式下令在京城设立了"校正医书局"，这是我国医学发展史上的创举。并将一批颇有校雠专长和精于医学的专家调集"校正医书局"，这些专家有：

掌禹锡，字唐卿，今河南郾城人，地理学家，兼通医药学，尤精本草，以校正补注本草而名著于世。

林亿，北宋著名医学家，校正医书局的主力之一，为 10 部古典医书的校正做出了重要贡献，尤以校正《素问》一书为最，采数十家之长，端本寻支，溯流讨源，改错凡 6000 余字，增注计 2000 余条，使《素问》原貌基本重显于世，为千余年来读者所使用。

高保衡，宋神宗时（公元 1068—1085 年）的国子监博士，精通医学理论，深明方药知识，在校正《素问》《脉经》等理论典籍中颇多贡献。

孙奇、孙兆，今河南孟州人，著名医学家尚药奉御孙用和之长子、次子。奇、兆继承家学，通经学，精医方，以医闻名，皆登进士第，孙兆曾做过尚药奉御丞。二人对《素问》《伤寒论》等研究尤精。

秦宗古、朱有章、钱象先、范镇等，也都曾在"校正医书局"任职，做出了他们的成绩。

"校正医书局"先后经过 10 个寒暑，在以上名家的辛勤劳动下，终于完成了《素问》《伤寒论》《金匮要略》《金匮玉函经》《针灸甲乙经》《脉经》《诸病源候论》《备急千金要方》《千金翼方》《外台秘要》等 10 部宋以前最富有代表性的医学巨著的系统校正和印行。这是一项非常重大的贡献，对我国医学发展的继往开来发挥了重大的作用。近千年来，特别是今天，我们学习中医、研究中医，没有不以这 10 部医书为重要参考者。因此，正确评价"校正医书局"，给予应有的历史地位，这是完全应当的。一段时间曾因有统治者支持而不作实事求是的评价是很不客观的。

林亿等人在其所校正医书的序文中，指出宋仁宗、宋英宗等对"校正医书局"的成立，曾有过多次过问并提出具体要求，采取了积极措施，除前已述及者外，还有"嘉祐中（公元 1057年），仁宗念圣祖之遗事"，"国家诏儒臣校正医书，令取《素问》《九墟》《灵枢》《太素》《千金方》《千金翼》《外台秘要》诸家善书校对"。林亿所强调者，也正说明当时的统治者对校正医书确曾是积极支持和十分重视的。联系征集和校正医书之前前后后，我们应当给予宋太祖、宋仁宗等皇帝在发展医药学方面的作用以积极的评价。

第三节　整理刻印医方巨著

晋唐时期，为医学家和病人提供疾病治疗方法的处方用药一类的集子大量出现，其中颇多个人之心得体会。《千金方》与《外台秘要》是其诸家医方之集大成者，所收各家医方数以千计。到了宋代，大型方书之编纂工作，已非个人力所能及，政府比较重视和支持，并以官办的形式，组织学有专长的名家编纂整理。编纂整理出《太平圣惠方》《和济局方》《圣济总录》等鸿篇巨制，反映了宋代在医方整理和研究方面的巨大成就。

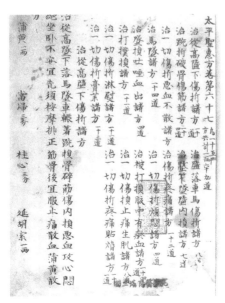

图 7-2　《太平圣惠方》书影

日本公元 1514 年抄本

《太平圣惠方》：是宋王朝组织编纂的第一部大型方书。据《宋史》记载，宋太宗赵炅（匡义），素喜医术，曾收藏经过应用有效的医方1000余首，于公元982年（太平兴国七年），下诏翰林医官院（类似现代的医学科学院）向全国征集有效医疗处方，又得到各医学家应用之效验方或家传效验方10000余首，遂命尚药奉御王怀隐等编《太平圣惠方》。王怀隐，今河南商丘人，精医药，曾为道士，于公元976年奉诏还俗，充任尚药奉御，为皇室服务，后晋升为翰林医官使。公元978年奉命与翰林医官院副使王祐、郑奇和医官陈昭遇等共同编纂此书。淳化三年（992年）编成《太平圣惠方》100卷，宋太宗御制序文，并经政府刻本刊行。此书分为1670门，收载医方多达16834首，内容颇为丰富。每一门类，均以《诸病源候论》的病因、病理和证候等医学理论为纲，其后附录所汇集的有效方药，是一部理论联系实际，具有理、法、方、药完整体系的医方著作，很有临床实用价值，影响极大。公元1046年，由何希彭选其精要，辑成《圣惠选方》，作为学习医学的教材应用了数百年。

《和剂局方》：是宋代由政府创办的专营药物买卖的"和剂局"（原名卖药所）配制成药的处方集。和剂局成立之初，所用方剂"或取于鬻药之家，或得于陈献之士，未曾考订，不无舛讹"。甚至药味脱漏、分两差错者时有所闻。宋王朝得知此情之后，便下诏书，遴选医家，进行刊正。在太医令裴宗元和提辖措置药局陈师文、陈承等人的主持下，校正、编撰《和剂局方》。裴宗元，原为江浙一带名医，公元1107—1110年间，任奉议郎、太医令兼措置药局检阅方书等职。陈师文，今浙江临安人，曾任尚书库部郎中、提辖措置药局等职。陈承，今安徽贵池人，曾任将士郎措置药局检阅方书等职。《和剂局方》在他们一年多时间的订正下完成，共 5 卷，收载医方 297 首，成为和剂局制剂的规范。其后，该方书经过多次增补，内容日益丰富，公元 1151 年，又经许洪校订，改名为《太平惠民和剂局方》，颁行全国，是我国也是世界上最早的国家药局的成药处方集之一。该书由 5 卷增至 10 卷，载方达 788 首，每方之后，除药物组成及主治病症外，还对药物之炮制和药剂配制方法作了详细说明，在推广成药方面具有

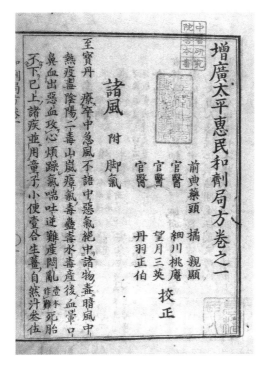

图 7-3　《太平惠民和剂局方》书影

日本享保十五年（公元 1730 年）橘亲显等校刻本

重要意义。该书所收载的方剂多为丸、散剂型，便于保存以备随时取用，很受群众欢迎，所以影响极大，甚至有"病者持之以立命，世人习之以成俗"的高度评价。长期的实践证明，《和剂局方》中的许多方剂都是确有实效的，所以至今仍为临床医学家所常用。但也不能否认，该书也确实收录了一些药味庞杂的方剂，对疗效的记述也有过于夸张的缺点，加之用药存在着偏于温燥的倾向，因此用者若不详辨疾病之证候，一味生搬硬套，则流弊难免。元代朱丹溪撰《局方发挥》给予批评，使之能更好地为人们按具体病症检方应用。

《圣济总录》：是宋代最大的一部方书。宋徽宗时，由统治者组织医学家广泛征集历代方书和民间有效方药，于公元1111年开始，历时7年编成，全书共200卷，分为60门，载方约20000首，对前代方书几乎囊括无遗。该书每门之下分列若干证，每证之首，先论病因病理，次述治法方药，综括内、外、妇、儿、五官、针灸、正骨等13科，内容极为丰富。

《圣济总录》是一部医方全书，故对宋代盛行的医学理论——运气学说，也作了系统的论述，体现了官方对该学术思想的重视和推崇。这里我们引用宋徽宗御制序的一段话，可知其对医药之修养和对五行六气学说的重视，他说："生者，天地之大德；疾者，有生之大患；方术者，治疾之大法。""朕悯大道之郁滞，流俗之积习，斯民之沉痼，庸医之妄作，学非精博，识非悟解。五行之数，六气之化，莫索其隐，莫拟其远，曰寒曰热，寒热之相搏，差之毫厘，失以千里。""朕作总录，于以急世用，而救民疾，亦斯道之荃蹄云耳。……御五行之数，运六气之化，以相天地，以

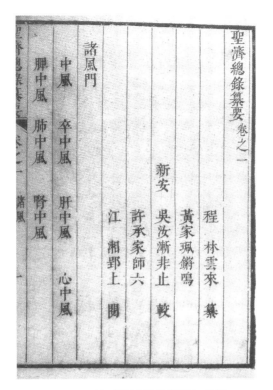

图 7-4　清《圣济总录纂要》书影

清代康熙辛酉年（公元 1681 年）广陵黄绮堂刻本

育万物，至于反营魂而起当生者，岂细事哉，盖有来者焉。"《圣济总录》编成后或未及印行，京城开封已陷落金人，其书版也被金人运走，至金代大定年间（公元 1161—1189 年）始刊行于世。因此，南宋医学家的著作中没有能引用该书之内容者。其后，元大德（公元 1297—1307 年）再印，该书才逐渐在全国流传。

第四节　创办专营药物的官药局

王安石变法期间，在医学上采取的重要措施，除了实行"医学三舍法"以改革医学教育外，其次就是太医局卖药所的成立，这是中国药学史上的一件大事。

当时由于药商操纵药材，药品缺乏，成药规格也不统一。再者，药商只顾追求盈利，不管病人安危，以次充好，以假乱真的现象相当严重。实行变法后，按"市易法"规定，药品贸易由政府控制，国家专卖，禁止商人投机。并采取切实措施，于熙宁九年（公元 1076 年）在开封设立太医局卖药所（又称熟药所），后来各地增设，到 1103 年已有 5 所。另外还设"修合药所"即炮制作坊 2 处，专门负责药物之炮炙与加工，药物先经此所加工再由卖药所出卖。后来"卖药所"改称"医药惠民局"，"修合药所"改称"医药和剂惠民局"。公元 1130 年，南宋也设"和剂局"，又十二年后改称"太平惠民局"。不久，淮东、淮西、襄阳、四川、陕西等地均仿此成立了"惠民药局"。

官方药局的设立，促进了宋代医药事业的发展，药局所卖的熟药，比生药更便于医生和病人使用，是中国药学史上的一大进步。药局方书《和剂局方》的编纂和刊行，为推广成药普及发挥了重要作用。另外，药局制定的若干制度如轮流值班制度、药品检验制度、施药济贫赈灾制度等，在历史上也都有着一定的进步意义。

官药局成立之初，通过对药品贸易的垄断，纠正了药商投机造成的某些弊病，但随着宋政府的日益腐败，官药局也逐渐变质，他们亏减药料，以假代真，其唯利是图之严重，甚至为过去药商所不及，一些贪官污吏还私囤成药，投机发财，从而"惠民局"变成"惠官局"，"和剂局"变成"和吏局"了。

第五节　解剖人体和绘制解剖图

我国解剖学起源较早，《内经》中对人体内脏特别是消化管道的大小、形状、重量和容量等已有了比较正确的记述。《汉书·王莽传》中记载了一项明确以发展医学为目的的人体解剖活动："莽诛翟义之徒，使太医尚方与巧屠共刳剥之，度量五脏，以竹签导其脉，知所终始，云可以治病。"这次解剖不仅度量了脏腑的大小，还注意探查了血管的走行方向，这比欧洲以动物为解剖对象进行此项研究显然要准确得多。

宋代人体解剖学有了进一步的发展，其主要标志是出现了两种解剖图谱，即吴简的《欧希范五脏图》和杨介的《存真图》。

《欧希范五脏图》已佚，其全貌不得而知。不过从僧幻云《史记标注》所引《存真图》中杨介的追述，尚可了解该图的梗概："杨介曰：宜（州）贼欧希范被刑时，州吏吴简令画工就图之以记，详得其证。吴简云：凡二日剖欧希范等五十有六腹，皆详视之。喉中有窍三，一食、一水、一气，互令人吹之，各不相戾。肺之下，则有心、肝、胆、脾；胃之下，有小肠；小肠下，有大肠。小肠皆莹洁无物，大肠则为滓秽。大肠之傍则有膀胱。若心，有大者、小者、方者、长者、斜者、直者、有窍者、无窍者，了无相类。唯希范之心则红而硾，如所绘焉。肝则有独片者，有二片者，有三片者。肾则有一在肝之右微下，一在脾之左微上。脾则有在心之左。至若蒙干多病嗽，则肺胆俱黑。欧诠少得目疾，肝有白点，此又别内外之应。其中黄漫者，脂也。"欧希范，广西宜州人，本为书生，通晓文字，桀黠多智，曾任推官，庆历间（公元1041—1048年），因参加叛军，被官兵诱杀。杨介后此50余年，绘《存真图》时，当见过《欧希范五脏图》，其所引吴简的话，也许是吴简在《五脏图》中所说。从吴简的叙述看，当时对于脏腑的位置及其比邻关系都有了基本正确的认识，最可贵的是记载了"蒙干多病嗽，则肺且胆黑。欧诠少得目疾，肝有白点"，这显然是我国早期的病理解剖学的萌芽了。虽然病嗽与肺胆变黑，目疾与肝生白点未必直接相关，但这种探索"内外之应"的思考方法却很有进步的意义。

杨介，字吉老，泗州人，以医术名四方，他所校订的《存真图》也已佚。僧幻云《史记标注》引《存真图》云："杨介曰：……崇宁（公元1102—1106年）中，泗贼于市，郡守李夷行遣医并画工往观，决膜摘膏，曲折图之，得尽纤悉。介取而校之，其自咽喉而下，心肺肝脾胆胃之系属小肠，大肠腰肾膀胱之营叠其中，经络联附，水谷泌别，精血运输，源委流达，悉如古书，无少异者。"这段话中，对于脏腑的解剖位置未予详细具体的说明，因而不能清楚地反映《存真图》的解剖学水平，但该图绘于《欧希范五脏图》之后五十余年，参照《欧希范五脏图》的可能性是很明显的，所以较前当有进一步的发展。赵希弁评价说："比《欧

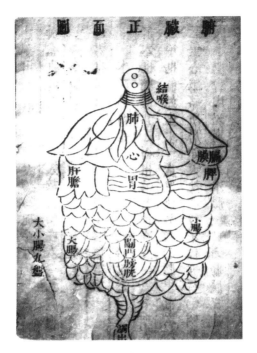

图 7-5 "腑脏正面图"

明代学者抄绘摹写本

希范五脏图》过之远矣，实有益于医家。"此言大抵可信。

　　宋代的两部解剖绘图都没有流传下来，其部分内容却保留在后世的其他医书之中。例如元代孙焕在公元 1273 年重刊《玄门脉内照图》时，对《存真图》的图谱部分进行了转述；另外，朱肱的《内外二景图》、高武的《针灸聚英》、杨继洲的《针灸大成》等，都曾引用了《存真图》的资料。这说明杨介的《存真图》对后世医学家曾有过较明显的影响。元明时期医学书籍中的脏腑经络图、明堂图等，是我们了解宋代两部人体解剖图绘制水平的一个很有价值的参考。

第六节　国家修订和颁布药典

我国第一部由国家颁布的药典——《新修本草》，颁行于公元659年，它在唐代及宋初曾被作为用药依据而广泛使用。但是由于三百多年的传抄，其内容多有错漏。加之以后在药物知识方面又积累了更丰富的经验，经过医学家的实践，有的被扩大其治疗作用，有的则被否定，所有这些都急待新的整理和修订，以适应宋代对药典的要求。

开宝六年(公元973年)，宋太祖诏刘翰、马志、翟煦、张素、吴复珪、王光祐、陈昭遇等详定《新修本草》，编成《开宝新详定本草》20 卷，书成后又经李昉、王祐、扈蒙等勘定，由国子监印行。在《开宝新详定本草》刊行后不久，宋王朝又命李昉等重加校订，增加新药，并改进药物分类方法，书成后定名为《开宝重定本草》，简称《开宝本草》，21 卷，共收药983 种，较《唐本草》增加新药 139 种。

中国本草学家治学严谨，历来十分重视药物之出处，尊重前一代学者的贡献和业绩。如《本草经集注》之编纂，作者为了区别其内容的不同出处，将《神农本草经》之内容用朱砂抄写成红的颜色，《名医别录》的内容则抄写为墨色。《开宝重订本草》编成后已有刊印条件，故将《神农本草经》的内容刻为阴字，呈白色字；将《名医别录》的内容刻为阳字，呈黑色字；其他所引《新修本草》的内容，则注"唐附"以区别之；宋代修订所加内容，则注"今附"字样以为区别。凡对其内容之谬误而辨之者，署名"今注"；凡对其内容之文意而述之者，则注明"今按"等等。

刘翰等在修订《唐本草》、编纂《开宝本草》的过程中，除上述严格要求外，对其内容谬误之处进行辨析改正方面取得明显的成绩。例如翰林学士中书舍人李昉的序文所举："乃命尽考传误，刊为定本。类例非允，从而革焉。至如笔头灰，兔毫也，而在草部，今移附兔头骨之下；半天河、地浆，皆水也，亦在草部，今移附土石类之间；败鼓皮，移附于兽名；胡桐泪，改从于木类；紫矿，亦木也，自玉石品而取焉；伏翼，实禽也，由虫鱼部而移焉；橘柚，附于果实；食盐，附于光盐；生姜、干姜，同归一类……去非取是，特立新条。"在修订过程中，除了参考《本草经集注》《新修本草》《本草拾遗》《本草音义》等之外，更为可贵的是他们还"下采众议"，也就是征求了当代名医名家的意见，以提高该书的学术价值。书成后由政府"广颁天下，传而行焉"。由此可知，《开宝重订本草》是一部药典著作。修订药典是一件非常重要的工作，它要求修订者要有很高的学术素养，宋代所选的修订者是非常严格的，其学术水平和地位也都是很高的。例如：

刘翰（公元919—990年），沧州临津（今河北临津）人，世代医学家出身。后周显德初（公元954年）以高明的医术和因献《经用方书》等医药书籍而被授予翰林医官。宋太祖灭后周，命刘翰为从行医家，并任命为朝散大夫等职，公元963年，皇帝令太常寺考试翰林医官的医学水平，以刘翰为优，被淘汰者达26人，后又诏诸州访医术优良者充任。由于刘翰与马志为宋太宗诊病有功升任尚药奉御，并领衔修订本草。由于修订本草有功，于太平兴国四年（公元 979 年）任命为当时的医学最高学府——翰林医官院使，相当于院长。

马志，初为道士，精通医学，为人治病有显效，闻名遐迩，曾被诏与刘翰为宋太宗诊治疾病，并参与《开宝新详定本草》的编撰，其新增药物百余种，均经马志一一评加注解，升任御医。

陈昭遇，南海（今海南）人，世代名医，以精究医术治病多验，于公元 968 年被推荐为医官。后参与《开宝新详定本草》之编撰，公元 978 年又与翰林医官使王怀隐、副使王祐等编修《太平圣惠方》。

李昉（公元 925—996 年），字明远，今河北饶阳人，五代时为集贤殿修撰，后周时任翰林学士，宋代文学家。曾参加编撰《旧五代史》，主编《太平御览》《太平广记》《文苑英华》等，对保存古代文献做出了重要贡献。在修订本草方面，他领衔在刘翰《开宝新详定本草》的基础上，校勘成为《开宝重定本草》。

宋代药典的修订是在皇帝的经常性关注下进行的。因此，每过若干年后即组织医药学家等进行新的修订和补充，除对上述《开宝本草》修订外，公元 1057 年，宋仁宗诏令掌禹锡、林亿、张洞、苏颂及医官院医官秦宗古、朱有章等增修《开宝重定本草》。这次增修是以《开宝本草》为基础，附以《蜀本草》《本草拾遗》《日华子本草》《药性论》等各家之说，并选收经史子集及其他有关医药书籍之药物内容，于公元 1060 年编成《嘉祐补注神农本草》（简称《嘉祐本草》），21 卷，于次年刊行，共收载药物 1082 种。该书收罗广博，资料丰富，勘修得当，条理清楚。刊行后，于公元 1062 年和公元 1092 年又两次修订，使其内容更趋完善。虽然原书已佚，但其内容在《证类本草》和其他本草书中尚可窥见其大概。

我国第一部刻版印刷的药物图谱——《本草图经》，是公元1058年由宋王朝组织全国力量，经过3年的努力编纂完成的。官方发布命令，要求各州、郡全面搜集其所产植物、动物、矿物等道地药材，制成标本，并绘成药图，各植物药要注明开花、结实、采收季节及功用等，呈送京都；进口药材则命令关税机关和商人辨清来源，选送样品1~2枚或1~2两到京，以供制图之用。这是我国历史上规模最大的一次药物普查，也是世界药学史上的一大壮举。如此丰富的标本、绘图和文字资料送京后，由苏颂等加以编辑整理成《本草图经》，21卷，药物插图933幅，与《嘉祐本草》同时流传于医药学界。我国明代伟大的药物学家李时珍对该书有着较高的评价："考证详明，颇有发挥。"李时珍还指出该书之不足是"图与说异，两不相应，或有图无说，或有物无图，或说是图非"。这些批评反映了宋王朝令各地所送资料之中缺乏严谨精神和整理中的混乱，是切中要害的。

唐慎微的《经史证类备急本草》，是一部内容丰富的个人著作。他的治学态度和科学成就对后世是颇多启发的。唐慎微（公元1056—1093年），字审元，原籍四川崇庆，后迁居成都，世医家庭出身，一生热心于收集流传于民间的医药经验，并为此谢绝为官的邀请，只在群众中行医诊病。他为了广泛征集群众中的用药经验和医方知识，在为病人诊治疾病时认真负责，不论贵贱，不避寒暑雨雪，有请者必往，不向病人索取诊金，只求病人及其亲朋好友提供效方为酬。如此，便与一般劳苦群众建立了良好的关系，也与知识分子阶层形成十分密切的关系，他们在阅读经史子集中所遇医方效药都愿意抄录奉送唐氏。时间久了，唐慎微从老百姓、知识分子及一些官员中得到了无数写满用药经验的纸条，一时分类贴满了书房卧室的墙壁。通过积累和研究，于公元1082年编成《经史证类备急本草》32卷，收药1558种，新增药物达476种，更附医方3000余首。明代伟大药物学家李时珍曾予高度评价："使诸家本草及各药、单方，垂之千古不致沦没者，皆其功也。"英国的中国科学技术史专家李约瑟博士认为："《证类本草》比15世纪和16世纪早期欧洲的植物学著作高明得多。"这些评价确是比较中肯的。

公元1108年，宋徽宗大观二年，命医官艾晟修订本草，艾晟在《经史证类备急本草》的基础上，又将陈承的《重广补注神农本草图经》中的有关内容，作为"别说"附入，改名为《大观经史证类备急本草》（简称《大观本草》），由政府颁行全国。《大观本草》颁行后不久，政府又命医官曹孝忠等，在《大观本草》的基础上进行修订，凡60余万言，撰成《重修政和经史证类备用本草》30卷，收药达1746种，于公元1116年（政和六年）颁行全国。又如公元1159年（绍兴二十九年），皇帝诏令医官王继先重修校定《政和本草》，"考名方三百余首，证舛错八千余字"，撰成《绍兴校定经史证类备急本草》（简称《绍兴本草》）32卷，等等，可见唐慎微影响之大了。

在两百多年的时间里，宋王朝先后9次组织专家修订和颁行国家药典性本草专著，实为历代统治者所少见，也为政府政策之能促进医药卫生发展以有力的证据。宋代医药学的蓬勃发展，与此自然不无关系。

第七节　针灸发展与铸造针灸铜人

北宋初，除皇甫谧的《针灸甲乙经》一书外，还有《黄帝明堂偃侧人形图》等一类针灸明堂书流传于世。但是，由于年代久远，其中图形描绘及文字叙述都有不少的错误和欠缺之处，正所谓"去圣寝远，其学难精，虽列在经诀，绘之图素，而粉墨易糅，豕亥多讹"，"平民受弊而莫赎，庸医承误而不思"。为了改变上述在针灸学上的混乱状况，宋政府"命百工以修政令，敕太医以谨方技"。有见于针灸之法，人命所系，日用尤急，所以要求首先纠正针灸书中之舛谬，以便针灸医家有所遵循。宋仁宗赵祯于天圣初年（公元 1023 年）诏令翰林医官院医官、尚药奉御王惟一，考次针灸之法，铸造针灸铜人，作为针灸之准则。

王惟一（约公元 987—1067 年），又名惟德，宋代著名针灸学家，曾任医学研究机构翰林医官院医官、为王室服务的殿中省尚药奉御等医药要职，他对古医书中之有关针灸理论、技术、明堂图经等有着深入的研究。因此，在他奉宋仁宗诏书之后，又进一步对腧穴位置、经络走行、

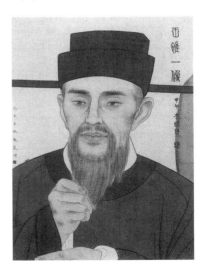

图 7-6　张艳丽绘王惟一像

针灸主治等方面进行了更深入的研究，系统总结了历代医学家对针灸穴位、主治等方面的丰富经验，删节迷信之说，增加古今治验，撰成《铜人腧穴针灸图经》3卷。于公元1026年呈宋仁宗，次年由翰林医官院刻印刊行。宋仁宗看后认为"经书训诂虽精，而学者执之多失"，指出"传心岂如会目，著辞不若案行"，于是"复令创铸铜人为式，内分脏腑，旁注溪谷，井荥所会，孔穴所安，窍而达中，刻题于侧，使观者烂然而有第，疑者涣然而冰释"。王惟一在此要求下，又设计铸造针灸铜人两具，这两具铜人，大小与人体相当，于公元1027年铸成，由翰林医官院上于宋仁宗，赵祯诏令一置翰林医官院，一置大相国寺仁济殿中。

中国历史上铸造铜人虽然早已有之，但在普及和推广针灸医学并使之经络穴位规范化方面，铸造针灸腧穴经络铜人确以宋代王惟一的创造为最早。王惟一设计铸造的针灸铜人，根据文献记载，体同成年男性，躯体外壳可以拆卸，胸腹腔能够打开，腔内五脏六腑可见，而且位置、形态、大小比例也较正常；体表则精刻人体14条经络循行路线，各条经络之上的穴位悉备并注明穴位名称，尺寸比例正确，各与体腔相通。针灸铜人是我国针灸医学教学最早而且是最珍贵的教学模型。根据文献记载：考试时，体表涂蜡，覆盖穴位、经络，诸孔穴因此而被黄腊所堵塞，再向体腔内注入水银（一说注入水），令考生针刺，若取穴刺之有误，则针不能入；如果取穴正确无误，则针从孔穴刺入体腔内，水或水银即可从拔针后的针眼中射出。设计之精巧科学，实属罕见。有了这样高级的教具，无疑大大方便了针灸教学，从而对统一穴位和促进针灸学术发展发挥了巨大的作用。

　　两具针灸铜人铸成后，颇得国人重视，早在公元 12 世纪中叶，宋金战争宋人失利，在宋金议和时，金人即以索取针灸铜人作为一项议和的条件。可见金统治阶级是如何看重针灸铜人的。元代至元年间（公元 1264—1294 年），由于元朝定都北京，将宋针灸铜人从河南开封移至北京。由于宋铜人已经历两百多个寒暑，其形象已经模糊，穴名或已不清，并有缺损者，至公元 1265 年，为了修复针灸铜人，曾请尼泊尔匠人阿尼哥对针灸铜人进行修整。经过修复后，其形象"关鬲经脉皆备，金工叹为至巧"，说明这位尼泊尔工匠的技术也是很高明的。经此修复的宋针灸铜人，又经近两百年至明代正统八年（公元 1443 年），明英宗朱祁镇见铜人之孔穴经络已锈蚀难辨，曾组织金工范铜仿作，"加精致焉，建诸医官，式广教诏"。从此之后，就难以寻找有关宋代针灸铜人的文献记录了。明代高武，字梅孤，今浙江鄞州区人，著名针灸学家，于公元 16 世纪中叶著有《针灸节要》、《针灸聚英》（又名《针灸聚英发挥》）等书。同时，铸造男、女、儿童针灸铜人各一具，作为定穴学习针灸的标准。此后，针灸铜人的铸造便由官府逐渐向民间发展，铜人也日益增多。日本皇宫博物馆和俄罗斯圣彼得堡博物馆各收藏一具中国针灸铜人，有学者认为即宋代针灸铜人，但也有人考察后认为，确是中国铸造的但并非宋针灸铜人。20 世纪 70 年代，中国中医研究院中国医史文献研究所与原南京医学院，曾考证历史资料，用电解铜复原宋针灸铜人，现收藏该研究所中国医史博物馆。另有开封市也复原了针灸铜人，拟归复原之大相国寺供游人参观。

　　王惟一《新铸铜人腧穴针灸图经》共记载腧穴 657 个，其中青灵、厥阴俞、膏肓俞、灵台、阳关等穴，是王惟一总结宋代针灸学家常用孔穴而新增加的，因为这些穴位在《针灸甲乙经》一书中尚未收载。关于穴位的排列方法，王惟一兼采《针灸甲乙经》和《千金方》之长，除四肢仍按十二经次序排列外，其余穴位则是将人体分为偃、伏、侧、正四个面进行叙述；头、面、肩部及侧颈项、侧腋、侧肋等部则按部位论述。这样的叙述易使人了解古代经络系统，便于学习记诵和临床取穴，很是实用。书成后即由翰林医官院刊刻印行，由政府颁赐予各州。同时，除铸造铜人外，还将《新铸铜人腧穴针灸图经》的经络腧穴图刻于石碑，立于大相国寺仁济殿作为法定标准教具，以免传抄之误。20世纪60年代，北京出土的针灸腧穴经络图残碑，按其图形内容很似宋代之石刻。该碑或为元代与铜人同时运至北京者。

以上我们仅就皇帝和政府设立医药卫生机构，在发展医药卫生上的诸种富有成效的做法，作了一些简要的论述，足以说明宋代官府是很重视医学发展的。所有这些措施和成绩，确实也对我国医学的发展做出了显著的贡献，这是个人之力所难以实现的，是政策促进医学发展的一个有说服力的证据。当然，宋代绝非只有官府对发展医学的贡献，两宋也有许许多多个体医学家以自己的学识和实践对医学的发展做出了可贵的贡献。

第八节　妇产科学的发展

宋代妇产科学有了长足的发展，伴随着妇产科理论研究和临证经验的积累，产生了像陈自明的《妇人大全良方》和杨子建的《十产论》这样在中国妇产科学史上影响很大的妇科专书和产科专书。

陈自明（约公元 1190—1270 年），字良甫，今江西抚州人，世医家庭出身，博学有识，曾任建康府（今南京）明道书院医学教授，精通妇科。由于宋代太医局创设产科而缺少专著，他系统总结前人经验和理论成就，结合家传和自己的临证经验，于公元 1237 年编成我国现存最早的一部妇产科专书《妇人大全良方》。

《妇人大全良方》，由于刻刊较多，书名也较混乱，如《妇人良方》《妇人良方大全》《妇人

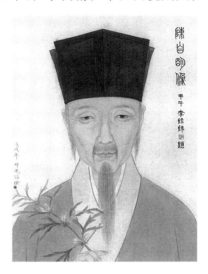

图 7-7　邓先仙绘陈自明像

良方集要》等，全书 24 卷。陈自明参考宋以前妇科文献 30 余种，采摭诸家之善摘而用之，并附以家传之经验，分为调经、众疾、求嗣、胎教、候胎、妊娠、坐月、产难、产后等门，每门之下又分若干病证，每病证之后列举方药，计 200 余论，分述各种疾病病因、证候、治法与方药，内容多切于临床实用。

《妇人良方》一书中之调经、众疾、求嗣等门属妇科，主要论述了月经的生理、病理等。例如对月经不调、闭经、月水不断、暴崩、崩中带下、痛经等，均有比较详细的论述。在治疗上很重视调经，他认为"经脉不调，众疾生焉"。因此，他提出温

经、通经、调和荣卫和滋养血脉等法。在求嗣门中，论述了受孕的时间问题，认为月经净后 1 至 6 天容易怀胎，过 6 天后则不易成胎。这只是经验之谈，与现代医学关于排卵期的认识不相一致，至于其立论依据，则有待于进一步探讨。

该书之胎教、候胎、妊娠、坐月、产难、产后诸门则为产科内容。在产科的论述中，陈自明提出：若月经三月不行者，就应当考虑妊娠的可能；为了确定是否妊娠，他使用艾汤调川芎末内服以验胎动的妊娠诊断方法是比较科学的。在胎教门中，他认为父母对子女的教育，不是开始于学龄时期，也不是始于婴幼儿时期，而是应当从母体妊娠之日起，就应当注意教育，所以他命名为胎教。他强调母亲在怀孕期间，应当注意调摄精神情志，注意饮食劳逸，认为这些都会对胎儿有所影响。因此，他列举了妊娠禁忌药物，对于可能会产生吐、泻作用的牛膝、三棱、干漆、大戟、黎芦、巴豆等都提出应予禁服，陈氏更明确强调孕妇应禁酒等。所有这些都是出于对胎儿正常发育的保护。因为，这些药物对子宫平滑肌是有兴奋作用的，其毒性也可能对胎儿发育造成影响，甚至引起畸形。我国胎教学说的发展，不但强调妊娠期的饮食营养、起居劳逸，更有意义的是强调母亲情志愉快，不要暴怒、癫狂等，还要听喜爱的音乐，看有兴趣的戏曲，虽然还不能说明如此确能培养出未来子女对琴棋书画的兴趣和天分，但对胎儿的正常发育必定是有益而无害的。

我们还要指出，陈自明作为一位妇幼保健学者，他承继了我国提倡晚婚以强壮民族素质的传统主张，正如他所强调："男虽十六而精通，必三十而娶，女虽十四而天癸（月经）至，必二十而嫁。皆欲阴阳完实，然后交而受孕，孕而育，育而子坚壮强寿。"陈氏上述论述是十分科学的，这对我们现代人仍有着可贵的指导意义。

令人钦佩者，除上述陈氏之远见卓识外，他所论述的"世无难治之病，有不善治之医；药无难代之品，有不善代之人"，颇富哲理。

杨子建，早于陈自明一百余年，他的《十产论》约成书于公元 1098 年，是一部产科学专门著作。所谓十产，是杨氏经验总结的 10 种正常和异常的胎儿分娩式，即正产，指正常分娩；伤产，指未足月产或催产过早者；冻产；热产；横产，指肩先露；倒产，指足先露；偏产，指额先露；坐产，指臀先露；碍产，指脐带攀肩；盘肠产，指子宫脱垂。杨氏的概括是相当全面的，他几乎对各种难产情形都涉及了。杨子建《十产论》中详述了各种难产的诊断要点和助产方法，尤其是他所描述的转胎手法，是产科学史上异常胎位转位术的最早记载。例如肩先露的横产转位手法，他叙述说："凡推儿之法，先推儿身令直上，渐渐通以中指，摩其肩，推其上而正，渐渐引指攀其耳而正之。俟其身正，门路皆顺，煎催生药一盏，令产母服后，方可使产母用力，令儿下生，此名横产。"又如："碍产者，言儿身已顺，门路已正，儿头已露，因儿转身，脐带拌其身，以致不能生。"很明显，杨氏所叙述者是脐带攀肩不能生下的难产。那么，作为产科之助产人员如何排除这一难产呢？杨子建也作了很具体的论述，他说："令产母仰卧，产婆（助产士）轻手推儿向上，以中指按儿肩，脱脐带，仍令儿身正顺，产母努力，儿即生。"以上所举两例难产之排除方法，与现代方法一致。陈自明撰《妇人大全良方》中之难产门，其内容基本上引自杨子建撰的《十产论》，可见其影响是很大的。现代产科学传入我国后，不分科学与否，一概排除了我国世世代代流传下来的助产技术，视之为落后，不知其中尚有许许多多并不为现代产科学所能替代的科学内容。正确的方法，应该在深入研究和对比中予以选择。

第九节　小儿科学的进步

我国医学的小儿科，向以颅囟、少小名之，其专著应该说早已有之，如《颅囟经》等，但失之过简或不存于世。唐代孙思邈十分重视妇幼之独立成科，也积累了非常丰富的资料，但只详列于《千金要方》与《千金翼方》之卷首，未能以专著面世。直至宋代，小儿科专家——钱乙，撰《小儿药证直诀》一书，使我国儿科学的进步达到了新的高度，该书是我国现存第一部内容丰富的儿科专著。

钱乙（公元 1032—1113 年），字仲阳，今山东郓城县人。父颖善医，然嗜酒喜游，东游海上不返。当钱乙只 3 岁时，母死，由姑母收养，并教导其继承医业。钱擅长儿科医疗，名著于时，由于治愈长公主女疾，授翰林医学。后皇子病瘛疭，钱乙为进黄土汤而治愈，宋神宗询问其治疗医理后很高兴，钱乙升任太医丞，由是公卿宗戚家延请者无虚日。其治病有用药者，有不用药者，判断预后之吉凶，颇多所言。钱乙治学有"三要"：一要多向名师名家请教，二要广泛阅读医书专著，三要推陈出新。此三者当是钱氏在小儿科学方面取得成功的关键所在。

《小儿药证直诀》一书，共3卷，是由钱氏的学生阎孝忠，根据老师40年积累的临床经验和理论知识，加以整理总结而成的。上卷论脉证治法，中卷叙尝所治病，下卷为诸方，阎孝忠辑成之年为公元1119年。

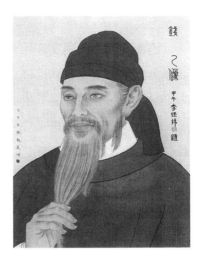

图7-8　张艳丽绘钱乙像

钱乙论述小儿科学十分重视小儿的生理、病理特点，他着重指出小儿处于发育生长阶段，"五脏六腑，成而未全，全而未壮"，由此决定了婴幼儿童的病理特点为"易虚易实，易寒易热"。他考虑到存在于小儿的这些生理、病理特点，所以在治疗原则上主张应以"柔润"为法则，反对"痛击"病邪和大下、蛮补之剂。对于一些必须应用下剂的病证，他也强调在下后必须用和胃之剂加以调理。他的这些论述和所制定的原则，在指导小儿科疾病的治疗上是十分重要的，也为历代小儿科医家所遵循。

钱乙治学思想如《宋史·钱乙传》所述，"为方不名一师，于书无不阙，不靳守古法"。他既尊重前人经验，又不墨守成方，根据自己的临证经验，大胆创制新方，并善于化裁古方。他自创或化裁的许多方剂，如异功散、六味地黄丸、升麻葛根汤、导赤散等，至今仍广泛应用于儿科临床。并且，一些方剂不唯儿科，也成为其他科的常用方。

钱乙分列五脏虚实证候及治则处方，并在临证时常以五脏病变作为施治的依据，从而确立了以五脏为纲的辨证论治方法，并为以后的脏腑辨证奠定了基础。

在诊断上，钱乙进一步发展了儿科望诊的方法，根据实践经验归纳总结出了"面上证""目内证"，运用面部望诊和目内望诊方法，观察不同疾病在面部和眼睛上的不同变化，以弥补问诊和切脉难以获得的症候。此对指导小儿科临床是很有帮助的。

在儿科常见传染病——麻疹、水痘与天花的鉴别诊断上，钱乙也有超出前人的见解。隋唐以前，有关这三种传染病的鉴别诊断是很含混不清的。至宋有关痘疹方面的书比较多起来。钱乙在他的书中对这三种传染病的鉴别也有所论述。如他讲到麻疹患儿的典型症状："面燥腮赤，目胞亦赤，呵欠烦闷，乍凉乍热，咳嗽喷嚏，手足梢冷，夜卧惊悸，多睡，并疮疹者，此天行之病也。惟用温凉药物治之，不可妄下及妄攻发，受风冷。"可见钱乙已注意到麻疹与感受时邪有关，并比较正确地阐述了诊治法则。另外，对麻疹、天花与水痘三者在形态的鉴别上，钱乙也有所述及："五脏各有一证，肝脏水疱，青色面小；肺脏脓疱，色白而大……脾脏疹小而次癥，故色赤而黄小也。"这里分别提到天花的脓疱、水痘的水疱与麻疹的疹子。但在病因上，虽认识到与时行有关，却同时又认为系胎毒所致，可见在病因上的认识是比较笼统模糊的。

宋以前，惊、痫不分。至钱乙始创惊风病名，使与痫症区别开来，并将惊风分为急惊风与慢惊风，指出急惊多实，慢惊多虚，故治疗上"急惊宜服凉泻之药，慢惊宜用温补之方"。

书中钱乙还对许多儿科常见疾病进行了论述。由于钱乙在小儿科方面的贡献，后世尊他为我国儿科的奠基人。

董汲，字及之，东平（今山东东平）人，北宋医家。撰有《小儿斑疹备急方论》《脚气治法总要》《旅舍备急方》。他擅长治疗小儿科疾病，于痘疹尤精，与钱乙齐名。

公元 1092 年冬，山东东平县天花流行，当时已为名医的董汲用白虎汤治疗获效。次年撰《小儿斑疹备急方论》，对麻疹与天花已有初步鉴别能力，始将麻、痘分别论述："其腑热者即为疹，盖热浅也，其脏热者即为泡。"将麻疹称为麸疹，以其疹愈时皮屑如糠麸脱落而名之。

董汲治疗斑疹，善用寒凉药物，反对滥用温热之剂："大率世俗医者，斑疹欲出，多以热药发之，遂使胃中热极，其初作时，即斑疹见于皮下，其已出者，变黑色而倒陷，既见不快，犹用热药，重蒸其疾，斑疹得热，则出愈难，转生热证，大小便不通，更以巴豆取积药下之，则使儿脏腑内虚，热又不除，邪气益深，……遂使百年之寿，一旦为俗医所误也，可不痛哉！"对此、董汲阐述他的治疗原则："其证候未全或未明者，可与升麻散解之；其已明者，即可用大黄、青黛等凉药下之，次即与白虎汤……大率疹泡未出即可下，已出即不可下，出足即宜利大小便……"他所述的治疗方法对当时及后世均有一定影响。《小儿斑疹备急方论》一书可称为论述小儿痘疹证治的第一部专著。

在此，我们还应提一下滑寿的《麻疹全书》所论："舌生白珠，累累如栗，甚则上颚牙龈，满口遍生。"医史界曾有人以此认为滑寿是最早描述麻疹颊黏膜斑的医学家，并建议 Koplik（科普利克）氏斑应改名为滑寿 Koplik（科普利克）氏斑，以尊重滑氏之贡献和发现。

第十节　疾病诊断水平提高

中医诊断历来将望诊、闻诊、问诊、切诊（合称四诊）所得资料，通过其所属虚、实、寒、热、表、里、阴、阳之八纲辨证，或属脏、腑、经、络之脏腑经络辨证，或属气分、血分、营分、卫分之卫气营血辨证，或属太阳、少阳、阳明、太阴、少阴、厥阴之六经辨证，或属上焦、中焦、下焦之三焦辨证等等，判断疾病的部位和性质。所有这些诊断的基本方法都是以四诊为基础的。随着时代的发展，四诊的内容在不断丰富和进步，也就是说四诊的范围在扩大，逐渐向客观化发展。例如宋以前已有王叔和之《脉经》等著述许多种，但诊断方法的客观指标和数据仍然是很不具体的。所以，王叔和这样的切脉诊断专家，仍然感到切脉时有一种"心中了了，指下难明"的感受。到了宋代，疾病诊断在宋以前的基础上有了明显的进步。例如切脉诊断，公元1241年，施发在前人的成就基础上，撰写了一部诊断专书《察病指南》，3卷。

施发（公元1190—?年），字政卿，今浙江温州人，青年时攻读医学并举子业，年长，放弃科举，专心致力于医学研究，尤以研讨疾病之诊断理论和技术为更勤。同时，批评一些医学家将中医学理论简单化的倾向。

　　《察病指南》是一部以脉诊为特点的诊断学专书，为切脉诊断学专著附图说明的最早文献。该书取《内经》《难经》《甲乙经》及有关脉学专著、诊法文献等，参互考证，以求其明白易晓，切于实用者，分门别类，编纂而成。关于脉象的叙述，沿用了"七表八里九道"二十四脉分类法，并绘制脉图以帮助读者理解和掌握。其次，则列有审诸病生死脉法。除脉诊外，对听声、察色、考味等各种诊法，也进行了比较深入的论述。尤其可贵的是，该书所绘制的33种脉象图，以图示脉，使切脉诊断带有主

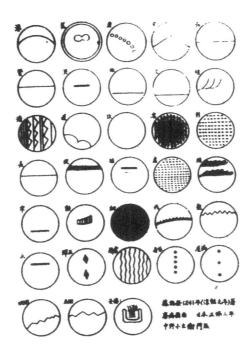

图 7-9　施发《察病指南》脉象图

观意念色彩的方法开始有了客观化依据，这是切脉诊断为学者易于掌握、辨别、运用的一大进步。施发的脉象图，是以圆圈表示脉管，在脉管内以各种象形图案表现各种不同脉的质和形状。例如浮脉，以脉管内有物飘浮于上来表现；与浮脉对应之沉脉，则以脉管内有物沉降于底的形状表现之；又如滑脉，历代脉学著作都形容为"如盘走珠"，也就是切脉时，病人脉象给医师指下的感觉，就像盘内走珠一样的，施发在绘制该脉图象时，绘为一串以圆圈排列的图形；而相对的涩脉，则绘为一列直线加锯齿的图形。施发所绘脉图 33 幅，虽然还比较粗糙，但较之没有这种图形，学习者只能依靠文字形容的那种"心中了了，指下难明"来，确是一次飞跃，一次很有进步意义的创造。它使脉诊这门学问，第一次有了比较客观的依据可以遵循。无论初学或在临床切诊时都可以按图所示之形状进行体会和鉴别，对做出正确判断是很有参考价值的。

当然，施发所绘脉象图远非客观描记，而是比较主观的想象，但这一尝试无疑是很有意义的。众所周知，在施发描绘脉搏图形之后 600 年，才有法国人马瑞于公元 1860 年首次制成脉搏描记器，实现了脉象描记图形的客观化，这是一次很大的飞跃，较施发的脉图是一次质的飞跃，但也进一步证明施发所创造的事业有着更为可靠的历史价值，证明他的学术思想和设计在历史上曾经是十分先进的。我们不能不指出，现代最先进的脉搏描记仪器，还很难甚至不能对中医学的切脉作出科学的鉴定和论断。

关于舌诊，也是中医学特殊诊断方法的一个重要方面。这种诊断技术和理论，到了宋代，可以说也有一个飞跃的发展和进步。这就是可能出现于宋代末年的绘有舌苔图的诊断专书《敖氏伤寒金镜录》。

《敖氏伤寒金镜录》，现行本其作者署名杜本，而杜本生于南宋末之公元 1277 年，杜本写序时说："《敖氏伤寒金镜录》今以十二舌明著，犹恐未尽诸证，复作二十四图并方治列左……时至正元年（公元 1341 年）。"薛己也曾指出："旧有《敖氏金镜录》一篇，专以舌色视病，既图其状，复著其情，而后别其方药，开卷昭然，一览具在。"卢复作序时写道："敖氏不知何许人，有舌法十二首，以验伤寒表里，杜清碧又增定焉，薛己再加润色，流行于世。"从这些论述不难看出，在杜本之前确已有了舌苔图谱《敖氏伤寒金镜录》，而且绘有 12 幅舌图。杜本是在《敖氏伤寒金镜录》的基础上"复作二十四图"，使之舌苔图增至 36 幅，为今天我们所能见到的《杜氏伤寒金镜录》。

杜本（公元 1276—1350 年），字清碧，一字伯原，人称清虚先生，今江西清江县人。博学善文，兼通医学，尤精望舌色舌苔之诊断技术。曾任翰林学士，兼国史院编修官，以病力辞。

该书所绘之舌图共 36 幅，其中 24 幅为舌苔图，4 幅为舌质图，8 幅兼论舌苔与舌质。其中标明的舌质颜色有淡、红、青等 3 种，苔色有白、黄、灰、黑 4 种；论舌面变化有红刺、红星、裂纹等；论舌质有干、滑、涩、刺、偏、全、隔膜等描述。每图之下，都有文字说明，结合脉证、病因、病机确定治疗原则和方法，判断疗效和预后。该书是我国现存第一部文图并收的验舌诊断专书。该书的增补、刊行，为中医诊断的客观标准化做出了较大的贡献。

第十一节　宋慈与法医学的发展

　　我国最早有关法医方面的著作是五代时期和凝与和㠓父子合著的《疑狱集》。至宋，又有佚名的《内恕录》、郑克的《折狱龟鉴》、桂万荣的《棠阴比事》等，但这些书多为各种类型的案例记载，尚不能说是法医检验专著。堪称我国，并且也是世界上第一部系统的法医专著，当推宋代宋慈所著之《洗冤集录》。

　　宋慈（公元 1186—1249 年），字惠父，福建建阳人，出身进士，曾四任法官。在他管刑狱期间，非常重视检验工作，积累了丰富的经验。《洗冤集录》即他为提高检验水平，避免断案之失误，总结自己的经验，并求教于医师、前辈，及"博采近世所传诸书，自《内恕录》以下凡数家会而粹之，厘而正之，增以己见，总为一编"而成的。他认为，同行倘能按此办事，则能"洗冤泽物，当与起死回生同一功用矣"（《洗冤集录·序》）。

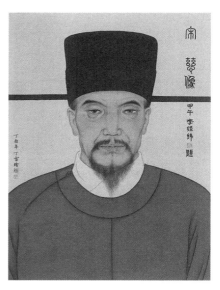

图 7-10　丁雷绘宋慈像

　　《洗冤集录》刊行于公元 1247 年。我国现存的最早本子为元代刊本，分为 5 卷，现藏于北京大学图书馆。

该书内容广泛。涉及人体解剖，检验官如何正确对待检验，检验疑难要案的方法对策，初检、复检，妇、儿尸体的检验，伤亡原因的鉴别，等等。

宋慈在尸体检验方面强调，法医需尽快带领仵作（具体施行检验的人）赶赴现场。检验时，不能为避尸气而高坐远离，燃香熏隔，更不能任听仵作喝报，要亲自检验。宋慈详述了自杀与他杀、生前伤与死后伤的鉴别方法，以及雷击、中毒、溺死、自缢死等的特征。论述的尸斑、尸僵、腐败等现象与现代科学相符。

书中的许多内容符合现代科学原理。如在验骨伤时，若表面无损伤痕迹的，可"用糟醋泼罨尸首，于露天以新油绢或明油雨伞覆欲见处，迎日隔伞看，痕即见"（《洗冤集录·验尸》）。这是利用油绢或明油雨伞吸收部分影响观察的光线，从而易于查到伤处。这与现代法医学上用紫外线检验骨伤一样，都是应用的光学原理，只不过前者是不自觉的，方法比较原始。

此外，书中还提到了用糟（酒糟）、醋等泼罨尸首及伤痕处，这种方法也和现代法医学用酸沉淀以保护伤口，防止外界细菌感染，减轻伤口炎症及固定伤口的原理也是一样的。

又如滴血验亲法，自秦汉以来就有关于这方面的记载。《洗冤集录》也收载了该法。认为子女的血如滴在父母的骸骨上，则血入骨，若非亲生者则不入。这说明古代已意识到父母血型与子女血型存在关系。所以说，这是后世血清检验法的原始记录，它较欧美各国的有关这方面的记载要早许多。所以，现代一些法医学家仍认为"滴血法"是现代亲权鉴定血清学的先声。

最后，宋慈还论述了解毒与急救的方法。在缢死急救法中介绍了类似现代的人工呼吸法，是比较科学的。

总之，《洗冤集录》一书和现代法医学相比较，不仅论述所及范围、项目基本一致，且包括了现代法医检验所需的基础知识。它涉及生理、解剖、病理、药理、毒理、骨科、外科、检验学等多方面的知识，不仅是当时法医成就的总结，而且也从一个侧面反映了古代医学发展水平。该书刊行后，引起了很大重视，迅即成为当时和后来审案官员的必备书。元、明、清的许多法医著作很大程度上都是在《洗冤集录》的基础上发展而成的。《洗冤集录》一书不仅在国内，而且在国外得到了广泛重视，曾被译成荷兰文、法文、朝鲜文、日文、英文、德文、俄文等多国文字而流传于国外。国外最早的法医专著为意大利人菲德里（Fedeli）于公元1602年所著的《法医学专书》4卷。该书较《洗冤集录》要晚三百五十余年。西方在十六七世纪以前，办案也基本上以《洗冤集录》为依据。

但《洗冤集录》中也存在着一些错误认识。如认为"人有三百六十五节，按一年三百六十五日"。又如"若真自缢，开掘所缢脚下穴三尺以来，究得火炭方是"等，更是荒诞可笑。

第十二节　科学家沈括与医学

沈括（公元1031—1095年），字存中，今浙江杭州人，北宋著名科学家。仁宗嘉祐时进士，神宗时参加王安石变法，晚年举生平见闻撰《梦溪笔谈》，其所记之《奉元历》与今阳历相似。他创"隙积术""会圆术"发展了我国数学；他发现了地磁偏角的存在，比欧洲早四百多年；他记述毕昇发明活字印刷，首先提出石油名称，最早描述生物化石，等等。所有这些对我国自然科学、应用技术等的发展做出了重要贡献。特别值得重视的是他精究药物和收集有效医疗方法。

沈括在医药学上的贡献，除在《梦溪笔谈》中有所体现外，还可从《苏沈良方》一书中得到启示，因为在该书中包括了沈括所收集到的大量有效医方。用现代语言来讲，沈括的治学是很有群众观点的，他并不迷信古人，曾强调指出："技巧器械，大小尺寸，黑黄苍赤，岂能尽出于圣人。百工、群有司、市井、田野之人，莫不予焉。"他是这样讲的，也是这样躬身实践的，特别在医药知识方面尤其如此。所以人们赞扬他"凡所至之处，莫不询究，或医师、或里巷、或小人，以至士大夫之家，山林隐者，无不求访，及一药一术，皆至诚恳切而得之"。

例如，秋石的制备。秋石是一种尿甾体性激素。沈括在论述秋石的制备法时，分为阳炼和阴炼两种。其阳炼法成功地运用了皂苷沉淀甾体的特异反应，从而勾画出20世纪优秀甾体化学家在20到30年代才取得的成就。英国以研究中国科学技术史而著称的生物化学家——李约瑟博士，及随后的日本关西大学教授宫下三郎，都以其卓越的研究论文确认沈括所记载的秋石制备法，是世界制药化学史上的光辉业绩。

沈括很注意有效方药的收集整理，但从不简单收集，而是强调实效。因此，他对前人著作的评价也能一分为二。他评述说：

"世之为方者，称其治效，尝喜过实，《千金》《肘后》之类，犹多溢言，使人不复敢信。"的确，古代医方书籍是存在着比较明显的有方必录的缺陷，夸大失实之处不少，但能像沈括这样直言不讳予以评述者太少了，由此也可看出沈括的求实和对前代医学家一分为二的客观态度。现今，对待中医学仍然存在着要么全盘否定，要么全盘肯定的现象。两种态度都是很有害的。

第十三节　藏医学的发展

藏医学是我国少数民族医学发展历史最悠久、内容最丰富的一种医学。西藏的古格王国，在时间上约与两宋时期相当。公元1038年，阿里古格王国智光派人聘请孟加拉高僧阿狄夏·迪巴卡拉到阿里，这位高僧精通医学，编译《头伤固定治疗》《补精壮阳甘露秘方》等。西藏医学家洛杰·仁钦桑布又将天竺医学经典《八支药方》等译成藏文在西藏流传。

随着四王系割据形势的稳定，在教派之中，宁玛派重掘伏藏，从而有许多医学著作在各地出土，例如《医药甘露宝瓶》在今达旺地区被掘出，《救命甘露》在今隆子地区被掘出。尤其重要的是公元1012年（北宋大中祥符五年），德敦·查巴旺西在今山南桑耶地区桑耶寺乌兹经堂的瓶形殿柱内发掘出宇妥·元丹贡布手写的《四部医典》，并专心致力于该书的研究和传播。在他逝世前，再传多敦·贡觉杰布和宇妥·萨玛元丹贡布。

宇妥·萨玛元丹贡布（公元1126—1213年），后藏尼昂堆古希热人，自幼跟父亲学医，后又拜师多人，并到印度、尼泊尔、斯里兰卡等国求学，后又到江孜地区学习内地传入西藏的医书等。医术高明，撰有《脉诊指要》《医疗实践简论》《三部卷轴医经》等著作。当他得到宇妥·元丹贡布的手书《四部医典》后视若珍宝，一面进行认真的学习和研究，加以批注；一面根据《四部医典》成书后三百多年藏医学的发展和实践经验的积累，对《四部医典》作了新的补充和修改。与此同时，他还编写了多部关于《四部医典》注释的著作。据统计，流传至今有关注释《四部医典》的著作共有 18 部，其中半数都出自宇妥·萨玛元丹贡布。此外，他的医学著作还有《五行调和论》《妇人医方十四种》《本草大全》等十余种。宇妥·萨玛元丹贡布不但是一位杰出的医学家、药学家，还是一位画家，他所绘制的《脏腑解剖图》和教学用的接骨图画，在藏医学的发展中也发挥了重要的作用。因此，清初著名藏医学家第悉·桑结嘉措（公元 1653—？年）在全面研究了宇妥·萨玛元丹贡布的生平和著作后评价说，宇妥·萨玛元丹贡布编写的医书，犹如黑暗中的明灯，照亮了藏医学发展的道路，并誉他为"凡间的药王"。

在两宋时期，除藏医学得到很大的发展外，其他少数民族医学发展缓慢，我们将纳入下章予以简要叙述。

第八章 辽金元民族医学
交流与学派争鸣

（公元 907—1368 年）

　　从唐末五代十国到元代统一的三百多年间，华北、东北、西北、西南和北部边疆同时或先后存在着各少数民族统治阶级建立的政权。如：西州回鹘（今维吾尔族），以高昌（今新疆吐鲁番）为中心，自公元 10 世纪到公元 1209 年活跃了两百余年；西部和西南部的吐蕃政权（今西藏、青海、甘肃等地）、白族大理政权（今云南），自公元 937 年到公元 1254 年活跃了三百余年；同时，北部由契丹族建立的辽（公元 907—1125 年），活跃了两百余年；党项族建立的西夏（公元 1032—1227 年），活跃了近两百年；女真族建立的金（公元 1115—1234 年），活跃了一百余年。最后由蒙古族统治阶级统一中国，建立了元朝（公元 1206—1368 年）。因此，在元代大统一之前，政权基本上分立，其间的战争兼并与友好交往交替轮换进行，促进了医药卫生的交流。例如：战争的掳掠是十分凶残的，但在客观或主观要求上交流了医药卫生知识和技术。这一段由于战争掠夺和作为议和条件，高明医药学家，著名医药书籍，先进的教学模具——针灸腧穴铜人等，成为边远少数民族同中原政府作战的目标之一。这种战争应该反对，但在促进国内医学交流和为边远地区带来先进医药卫生保健知识和技术方面，从血泪中显现出若干积极因素。必须指出：这些少数民族的统治阶级在初建政权时都是各民族内部的贵族势力，在他们建立和巩固政权的过程中，总是伴随着对内对外的残酷镇压、杀戮和掠夺，造成过严重的灾难和祸害；但当他们进驻或入主中原之后，在先进的汉族文化、医学科学的影响下，自觉不自觉地总是要接受中原文化和医药卫生习俗的影响，从而促进各少数民族奴隶制度的逐渐解体。在这些不断的交往中，契丹、回鹘、吐蕃、党项羌、女真和蒙古族等人民，都在同汉族人民的相处中产生了互相学习、互相支援、友好交往的密切关系，并建立了密切的在经济、文化和科学技术、医药卫生方面的联系。在这些密切的相互交往、联系和影响中，汉医药得到了丰富和充实，各少数民族医药则得到了提高和发展。在这一历史时期，各族人民的辛勤劳动和创造发明，共同成就了中华医学。

第一节　契丹族医学

契丹族是我国北方古老民族之一，在唐以前生活于辽水流域，"其疾病，则无医药，尚巫祝，病则由巫杀猪狗以禳之"，或有疾时求治于其他民族之医学家。公元907年，耶律阿保机（辽太祖）称帝建立辽，在扩张势力、大举征服的战斗中，从吐谷浑得医人之子直鲁古，直鲁古后为辽代名医，又如所得汉人韩匡嗣，也以医术名于辽。至辽太宗耶律德光继续南掠中原，攻占后晋都城汴京（今河南开封），掠夺医官、方伎、百工及图书、铜人、明堂、石经等，"尽载府库之实以行"，分别送往上京（今内蒙古东北部）和黄龙府（今内蒙古东部）。辽统治者对医生比较重视，如直鲁古、韩匡嗣由于"善医，直长乐宫，皇后视之犹子"，邓延贞"治详稳萧留宁疾验，赠其父母官以奖之"。公元10世纪至11世纪初，辽在文化上引进汉文化，初创契丹文字。他们为了改变契丹族医人"鲜知切脉审药"之事，由耶律庶成把汉族医学书籍翻译成契丹文，"自是，人皆通习，虽诸部族，亦知医事"。当时契丹人如饥似渴地攻研汉族医药书籍，如东丹王耶律倍"市书至数万卷，藏于医巫间山绝顶之望海堂"，"其异书、医经，皆中原所无者"，足见其藏书之多和版本之珍了。在辽宋结为友好的一百余年里，宋辽之间的药物互市十分繁荣，辽与西夏、吐蕃、回鹘的交往也很频繁，药材之馈赠、易货的品种也越来越多。辽与女真的药物交易也很活跃，其中尤以"成形人参不定数"，可知东北人参已成为契丹、女真贸易的热门货。上述情况基本上反映了辽王朝建立前契丹族医药从信巫到朝医药学方向发展的强大趋势。

随着辽政权的稳定，至太宗时采用"因俗而治"的统治办法，加之汉臣之被任用，便将中原汉族的制度等带到契丹，从此公卿百官皆仿效中原，尤以南府为最。即使在北府的官制中也有"汤药小底、尚饮小底、盥漱小底、尚膳小底"之设立，甚至也设有"太医局"，如"太康四年……有疾，上命乘传赴阙，遣太医视之"；"疾甚，遣太医视之"；又如直鲁古任太医等，都能说明北府已设有太医制度。在南府，由于接近宋的统治区，其仿效唐、宋制度更为明显。如所设之三省、六部，以及台、院、寺、监、诸卫、东宫等机构。在医药学方面，辽世宗天禄四年（公元950年），设翰林医院，翰林医官多人掌供奉医药及承诏治疗众疾。这一设置在唐末可算创设，可见辽统治者为了完善自己的医药管理和发展其医药学所作的努力是十分积极的。在翰林医院充任翰林医官者，除契丹贵族医学家耶律庶成外，有不少人都是汉族医学家，如李痖、李爽、陈秘等十余人。辽道宗时（公元1055—1100年），为了加强药材之管理，在内侍省设立内库、汤药局，各选精通药材和汤药的医药学家充任提点一职。内库是专门为皇室贮藏管理贵重药材的，由《辽史·萧兀纳传》记载萧兀纳被诬借内库犀角而罢官一事，即知其内库乃管理药材的重地。至于汤药局，则是管理用药之机构，其多由汉人充任都提点勾当之职，如汉人王继恩、赵安仁等。

契丹族统治阶级为了发展自己的医药学，加强自己的医学家队伍，曾采用了求医、进医、习医三种措施，如公元937年（天显十二年）11月"遣使求医于晋"，晋于12月即派医赴辽；公元1001年（统和十九年）1月，"回鹘进梵僧名医"，充分说明回鹘与契丹之间的医药交流关系也是十分密切的。契丹族医学在与汉族、维吾尔族等医学交流中得到较快的提高。医药学水平的提高，使契丹人对巫医的信仰日趋动摇，到公元10世纪中叶，便对巫医的欺诈杀人活动采取了断然的措施。例如公元955年，由于巫医猖獗，女巫肖古，妄称取男子胆合药可以延年，"不数年杀人甚多"，"后悟其诈"，便下令射杀。

还需指出，契丹族在摆脱巫医的统治后，不但积极引进和向邻近各民族学习医药，甚至掠夺医生和医药文献、针灸铜人、石经等，更有一个显著的特点，就是统治阶级内部也很重视钻研。例如：辽太祖之长子耶律倍（公元891—929年）"通阴阳，知音律，精医药砭焫之术，工辽汉文字"，可惜由于其弟耶律德光继承辽太祖皇位迫之，他载书浮海追唐，唐明宗赐姓李名慕华。耶律倍的儿子兀欲，"善丹青，尤精饮药"，"也喜工画，颇知书"。耶律倍的族弟名叫迭里特，"尤神于医，视人疾，若隔纱睹物，莫不悉见"，一次辽太祖耶律阿保机患心痛，经迭里特针灸治愈。又如辽景宗（公元969—982年）耶律贤也以高明之针灸技术而闻名，《契丹国志》记述他"好音律，喜医术，伶伦针灸之辈，授以节钺，使相传者三十余人"，由此可知，耶律贤不但自己喜好医药针灸，而且重视和培养针灸医生，以针灸医师为朋友，重用针灸医师，授予针灸医师以较高的地位和权力等。"景宗因风疾，多不视朝"，也可能是他酷爱针灸医学的原因。

契丹医学还有一个特点，就是尸体处理技术十分先进，这里仅摘几段文字以知其大概。《虏廷事实》："契丹富贵人家，人有亡者，以刀破腹，取其肠胃，涤之，置以香药、盐、矾、五彩缝之。又以尖笔筒于皮肤，沥其膏血且尽，用金银为面具，锦彩络其手足。"为了说明其确实性，这里可用辽太宗耶律德光死后的尸体处理为例。公元947年，耶律德光攻占开封，并大批掳掠，北归途中，不幸患疾不愈，终于死在途中，《资治通鉴》记有"国人剖其腹，实盐数斗，载之北去"。为了证明其防腐败的实际效果，这里可用1981年10月于内蒙古察右前旗豪欠营六号辽墓出土的女尸为例，女尸出土时，深棕色皮肉完好尚有弹性，发型完整，从胃之检验，含砷量大大超过正常人体。以上种种，足证契丹族人所掌握的尸体防腐技术已是很高超的，其来源尚待考察。

第二节　回鹘族医学

我国维吾尔族医学的发展是一个曲折多变的过程。例如，回鹘最初信仰萨满教，后定摩尼教为国教，西迁后又改信佛教；公元10世纪后叶，伊斯兰教传入西域，信仰摩尼教、佛教的西州回鹘人又逐渐转信伊斯兰教；从公元11世纪开始，西迁的回鹘人便逐渐废弃古回鹘文而改用阿拉伯字母，公元13世纪初，回鹘人除个别地区外大都成为伊斯兰教化了。以上虽是讲的宗教信仰，但其与文化、科学技术、医药卫生之关系是至为密切的。因此，回鹘族医学也经历了一个很复杂的变迁过程，其内容除了本民族的医药特点外，很可能是包含有汉族医学、吐蕃医学、阿拉伯医学及吐谷浑、契丹医学在内的一种混合体。

从上述变迁看，回鹘文医学文献应该是研究回鹘医学在元代及其以前发展水平的重要依据。20世纪20年代，德国吐鲁番考古队发现了一些回鹘文医学文献，共有201行，记载了腹痛、催产或堕胎、眼痛、狐臭、夜盲、尿闭、腹绞痛、牙痛、白癜风、失明、头屑、疯、盯眝、气促、死胎、狂犬咬伤、月经过多、疮疖、虫蛀牙、多尿症、疣、毒疮、咯血、目浑浊无光、月经迟至、疟疾、难产、乳汁缺少、口眼歪斜、鼻衄、尿血、鼻息肉、感冒、目烂、癣等近40种病症，共59个医方，所用药物颇多动物药，如公山羊肉、狗奶、山羊胆、猪胆、兔胆、羊肺、黑山羊肝、乳牛角、绵羊角、黑牛粪、石鸡胆、骆驼尿、鹿角、田鼠胆汁、死母猫脂肪、骆驼肺、雪鸡脑髓、麝香、鸡胆汁、鸡蛋、骆驼肉、人小便、熊筋、狼胆汁、奶油、狼骨、狼舌、奶酪、牛胆汁、兔脑髓、燕子肉、骆驼粪、牛尿、狼粪、蛇皮、蜂蜜、狗毛、兔毛、海狸香、刺猬皮、蛇头、鱼胆等40余种，其中尤以各类动物的胆汁用得最多。尤其令人吃惊的是用人胆等治疗眼疾，这就使人想到契丹女巫肖古用男子胆合长寿药的勾当。这个医学文献中用植物药等不到30种，矿物药只有8种，其他为酒类、醋类等，共计作为药用者近百种。

这里举一二例，如治狂犬咬伤者有处方多种，有服用雪鸡脑髓者，有用狼骨及舌晾干为末外敷者；又如"治眼痛用人胆、猪胆、山羊胆、兔胆四者之一，与榆树皮同烧，取其灰和水，敷眼即愈"；又如治疯人"可将鹿角碾碎，掺入水中喝，可愈"。

从这一医学文献由回鹘文书写，又从其论病、论证、论药、论方和用药特点等来分析，反映了西州回鹘时期医疗卫生的实际水平，反映了回鹘族医学家诊治疾病的水平和特点。在哈拉汗王朝时期，维吾尔族医学家喀什噶里（？—公元 1083 年），从阿什（今克孜勒苏州）的麦钦德村萨吉尔学堂毕业，经过长期医疗实践，积累了丰富的经验，如用茴香治疗白癜风，用洋茴香、阿育魏等治疗弱视，用人参治疗阳痿等，对维吾尔族医学的发展有着较大的影响，著有《医疗法规解释》等。著名维吾尔族医学家伊本·艾比孜克里亚是他的学生，在其编纂的《突厥语大词典》中，反映了对麻风、天花、白内障、赤痢、妊娠斑等疾病，以及许许多多维吾尔族医家常用药的正确认识。他的另一部著作《福乐智慧》则热情颂扬了医学家们对人类的贡献。

到元代，统治阶级由于民族、宗教等原因，对维吾尔族医学和传入的阿拉伯医学都比较重视。维吾尔族医学的发展除其民族固有特点外，更多地吸收了阿拉伯医学，或称之为回回医学内容，维吾尔族更多信奉伊斯兰教，医学发展也日益受到这一趋势的影响。

从唐宋至金元，在西域和回鹘政权时期，时而中央统辖，其医药卫生管理即按中央之政令进行，中原医学往往占据重要地位，吐鲁番发现的大批汉族医药书籍残卷，例如《张文仲疗风方》《神农本草经》《耆婆五脏论》等，并有丸、散、汤剂之残方出土，都是内地医生、医学影响吐鲁番的重要证据。汉族医学与回鹘族医学互相交流影响的证据之一是，翻译家安藏将汉族医学经典著作《难经》和《本草》等译成为回鹘文。

西州回鹘与中原地区保持着比较密切的关系，他们通过朝贡或榷场（政府专卖市场）互市，把常用药物乳香、玛瑙、琥珀、硇砂等大量出售给宋、辽、金人，在辽上京甚至专门设立了"回鹘营"，作为商人的聚居地，用以换取回鹘所需要的物品。

在中央政令不能到达时，他们则按其宗教信仰的习惯管理医药卫生。

第三节　藏族医学

继宇妥·元丹贡布《四部医典》及宇妥·萨玛元丹贡布《四部医典》注释发挥本之后，吐蕃医学的发展基本上是沿着《四部医典》的理论方法和医疗诊断、治疗技术前进的。《四部医典》在藏医学中的地位，很似《黄帝内经》在汉族医学中的地位。

元世祖忽必烈册封萨迦教主八思巴（公元1235—1280年）为"大宝法王"，统辖西藏13万户，西藏重新统一。政治上的统一，带来了经济上的发展和医药学的进步，元世祖忽必烈亲自接见并表彰了祥迈·嘎布等五名藏医学家，这对藏医学的发展和提高藏医学家的社会地位，都有着很大的影响。与此同时，著名药学家嘎玛巴·仁琼多吉（著作《药物总汇》）、昌狄·班旦措吉（著作《四部医典解难》《解剖明灯》《药物蓝图》《辉煌医史》等）为藏医学的丰富发展做出了重要贡献。

公元1300至1400年间，藏医学以先北后南的形势发展，形成两大学派。北方学派以强巴·南杰查桑为代表，主要总结了北方高原地区多风寒等病的治疗经验，对艾灸、放血、穿刺治疗具有独到的心得，治病多用温热药。编撰了《四部医典·总则本》的注释著作《甘露流水》，以及《四部医典·后续本》的注释著作《所需所得》，有着较广泛的影响。另外，他的学生米聂玛·通瓦顿旦编写了许多医书，发挥了强巴·南杰查桑的学术思想。南方学派以舒卡·年姆多杰为代表，因其地处南部河谷而温热病较多，擅长使用清解药物治疗传染性疾病，其医学著作也是在《四部医典》的理论基础上写成的，如舒卡·年姆多杰的《藏箱之四部医典》以及注解《细经函》。南方学派的另一位代表，舒卡·罗珠吉布为寻找宇妥·萨玛元丹贡布的原著，到娘麦（今日喀则白纳县）地区进行查访，终于找到了宇妥·萨玛元丹贡布曾经亲自翻阅过的《四部医典》。他根据南方的气候、地理条件和所发温热病的特点，进行了比较深入的研究，经过四年多的努力，终于编写成著名的《祖先口述》一书。

吐蕃医学发展到元代，由于西藏南北各自所处地理和气候条件之显著不同，常见病、多发病也多有所差异，藏医学家在制定治疗方案和用药处方上也形成了明显的不同学派。虽然他们的理论依据都是《四部医典》，但在具体运用和注释上各有差别和特点，他们不但在学理和治疗思想上形成了不同的学派和风格，而且所绘制的《四部医典》彩色挂图，在风格上也各有不同。

第四节　女真族医学

女真族的先世是靺鞨，先后隶于渤海政权和辽政权。公元 10 世纪前后，女真族还过着夏则出随水草以居，冬则入居地穴之中的游牧、采集生活。公元 1113 年，阿骨打继任完颜部首领，"力农积谷，练兵牧马"，在同辽的战争中获胜，于公元 1115 年称帝，建国号曰"金"。

在建立金政权之前，古靺鞨族尚处于原始社会，他们信奉萨满教，虽然也有用药的记载，但其医疗基本上是靠祷术，即"头戴尖冠，着长裙，腰系铜铃，击鼓跳舞，口喃喃辞"，祀先祖祷神灵，以求愈疾免灾的。公元 698 年，靺鞨族在白山黑水之间建立了渤海政权，"数遣诸生谐京师太学，习识古今制度"，与唐建立了良好的关系，经济、文化得到不断发展。从此，渤海国政权的医事制度多仿唐制，唐时的医药知识已为渤海政权和靺鞨族人民所掌握和运用，这从其药物贸易的繁盛即可推知。例如："渤海所产诸药""大兴十三年（公元 750 年），黑水部遣使贡于唐……（有）牛黄、头发、人参"，"贡茯苓、茯神、细辛"，其他还有白蜜、麝香、蜡等。为渤海自用之药"品类至繁，有南有北，无者，东丹之所易，皆其国之所无者也"，这里的东丹，是指辽政权而言，可见有些药物贸易也有通过辽而得到者。此外，从《新唐书》记载看，渤海设有翰林医官、太常博士、弘文馆博士等官职，可知唐代创设之翰林医官制度已被引进，也可推知靺鞨族医学在与唐朝之交往中已有了很大的进步。

公元 925 年辽灭渤海政权，靺鞨族处于奴隶地位，靺鞨族后代女真族首领于公元 1115 年打败了辽的统治，建国号曰"金"，占领了大片契丹族、汉族聚居地区，其医药卫生更进一步大量吸收契丹族医药学和汉族医药学知识和管理制度，特别是先后破辽、灭北宋之后，几乎是完全接受了中原的医药学。

公元 1126 年，金攻陷京都开封，宋王朝南迁，史称南宋，北宋从此灭亡，中国半壁山河由女真族统治。他们为了巩固自己的统治，采取了许多与高丽、辽、夏、回鹘、宋加强友好关系的活动，并调和民族矛盾，任用各族官员，尤其是引进汉族文化和官员，乃至渐渐汉化。例如公元 1138 年，金熙宗完颜亶，诏以经义、辞赋取士；以韩昉为翰林学士；诏百官诰命，女真、契丹、汉人各用本字。次年，又确定"百官朝参，初用汉服"。完颜亶亲自用功阅读《贞观政要》，学习唐太宗的统治艺术，并与韩昉进行讨论，如"朕每阅贞观政要，见其君臣议论，大可规法"，韩昉曰："其书虽简，足以为法。""上称善"，"上亲祭孔子庙"，并于 1151 年置国子监等。可见其建立"金"之后，除了继续以征战为其目标外，逐渐加速了引进汉文化的封建制度和意识形态。

在医药管理制度方面，约于 1138 年即以宋之医事制度为鉴改进了女真族的医事制度，例如完颜亶颁布的制度，改太医官六品而上止七阶，为从四品而下立为十五阶，其"从四品：上曰保宜大夫，中曰保康大夫，下曰保平大夫。正五品：上曰保颐大夫，中曰保安大夫，下曰保顺大夫。……正九品：上曰医效郎，下曰医候郎。从九品：上曰医痊郎，下曰医愈郎"。其御药院等也都逐渐改为汉制。金之医师选举，按规定"凡医学十科，大兴府学生三十人，余京府二十人，散府节镇十六人，防卸州十人，每月试疑难，以所对优劣惩劝，三年一次，试诸太医，虽不系学生，亦听补"。从金代统治者所设医官名目之多和录用"虽不系学生，亦听补"，可见其在建国之初曾大量吸收医药学家，用以改变其医药比较落后的状况。此时，医师的地位可从官品、俸给、信任等方面看出已有所提高。例如公元 1151 年，"诏朝官称疾不治事者，尚书省令监察御史与太医同诊视，无实者坐之"。这件事虽然未必能真实解决大臣们的是否确有疾病的问题，但却说明金统治者已从信巫术而完全转到相信医学上来了，医师的地位确也得到提高。海陵王完颜亮于公元 1153 年因其母"大氏有疾，诏以钱十数万贯求方药"，说明了对医学的信任。但医学在当时远非万能，当公元 1158 年爱子矧思阿不病死，凶残的完颜亮竟将太医副使谢友正、医者安宗义，及其乳母等统统杀死。公元 1160 年，"太医使祁宰上疏谏伐宋"，"海陵怒，命戮于市"，他们对医师又时而视若仇敌，随意杀害。与此形成对比的是公元 1221 年，宣宗完颜珣，对医生的过错反而持有较客观容忍的态度："太医侯济、张子英，治皇孙疾，用药瞑眩，皇孙不能任，遂不疗，罪当死。上曰：济等所犯，诚当死，然在诸叔及弟兄之子，便不应准法行之，以朕孙故杀人，所不忍也"，"命杖七十除名"。

女真族统治者与高丽、西夏保持着较友好的关系，其医药方面的关系也较密切。《金史·高丽传》："初有医者善治疾，本高丽人，不知其始自何来，亦不知姓名……穆宗时戚属有疾。穆宗谓医者曰：汝能使此人病愈，则吾遣人送汝归汝乡国"，"其人疾果愈，穆宗乃以初约归之"。又如《金史·西夏传》："大定八年正旦，遣奏告使殿前太尉芭里昌祖等，以仁孝（西夏仁宗赵仁孝）章乞良医为得敬治疾。诏保全郎（从六品医官）王师道银牌往焉，诏师道曰：如病势不可疗，则勿治；如可治，期一月归。得敬疾有瘳。"上述二例，一为高丽医生为女真族统治者治疗得愈之故事，一为女真族遣医为西夏统治者治疗疾病得愈之故事，充分说明此时在北方各民族之间的医学交流还是比较正常的。

第五节　党项医学

党项族，公元 1038—1227 年于今宁夏银川之东南建立大夏政权。宋代称之为西夏，盛时曾统辖今宁夏、陕北、甘肃西北、青海东北，以及内蒙古部分地区，其居民有党项、汉、藏、回鹘等，与宋、辽、金多次战争、修好、曾与辽、金先后成为与宋代鼎峙之政权。在其统治区，西夏文、汉文并用，其政治、医药卫生制度多仿宋制，并与辽、金多有交流。西夏文现已不用，考古学时有西夏文献发现，如《治疗恶疮要经》，以及 1972 年在甘肃武威发现的《西夏文伤寒病方》等，是研究西夏时期医药学的珍贵资料。

西夏医学除了所固有的各北方民族的医药卫生特点外，如契丹、回鹘、女真之医药卫生，从其有关文献可知，与汉族医药学有着十分密切的关系，特别是较晚期更为明显。例如，人体解剖部位名、生理现象名词、病证名、治疗方法等，大都与中医学相似。从约成书于公元 12 世纪中叶的西夏文字典《文海》有关内容中可知其大概，该字典共收字词 2577 个，有关医药卫生字词约 150 个。这些字词涉及人体解剖部位者 40 多条；涉及生理现象者 20 多条；涉及病因病理比较简单，只有凝血、脉阻、染、传等，但从此也可看出西夏医学比较重视血脉不通及疾病的传染，这或许是其重用放血疗法的理论依据；涉及内科杂病的有懈、胀、胀满、满溢、噎、噎逆、噎呛、晕、痉挛、口吃、瞋、呻吟、佝吟、佝偻、疾、病患、常病等近 20 种；涉及外科疾病者有疮蛆、疮痕、疮、疤、疹痘、脓、肿、肿疮、癞疥、癞、疝气、驼背、跛、遗尿等；涉及五官科疾病者有眼屎、耳塞、耳聋、齁、鼻息肉、疮及喉胀等；另外还有关于产科的小产、晚产子、产、生等；涉及治疗方法也较简单，如扎针、热烫、灸、烤晒、刺咽等数种。从这些资料来看，无论病证或治疗技术都比较简单，说明其医药卫生状况处于较低的水平。当然，依据一部字典来判断其医学水平是欠妥的，因为字典只能反映出很一般的医学理论和治疗技术水平，不可能对医学的真正水平作出全面的介绍。但由于文献和历史记述的缺无，这个估计虽然比其实际水平为低，但可能是最可靠的。

此外，西夏医学也接受了印度医学的影响，因为在西夏文字典有关病因的解释上强调了"四大不和"，这一理论是直接接受印度医学理论的，或者是来自汉族医学、吐蕃医学的间接影响已不可知。

西夏医学的扎针并不是或不完全是针刺疗法，其主要内容是指放血疗法。如《文海》关于扎针的释文是"病患处，铁针穿刺使出血之谓"。

西夏医学的管理制度也多仿宋制，与其他北方民族政权制度相似。

第六节　回回医学

唐末五代时，我国与古波斯 – 阿拉伯一带之药物交流仍较频繁。波斯人李珣，正是几代都以药物交流而长期居留中国首都长安的阿拉伯后裔，李珣及其弟妹 5 人是在唐末战乱中流落四川的。李珣的《海药本草》就现知者收药 124 种，大多数来自波斯等地及南海诸地区。虽然我们还不能把李珣父子的海药与回回医学等同，但海药之中确有不少来自波斯和阿拉伯，是回回医学根基的一部分。回回在我国人的概念中，由于时间不同而所指也有差异。就民族而言，在宋人有指回鹘者，在元代已较确切，是指伊斯兰教和信仰伊斯兰教的人，明清主要指回族。因此，我们所说的回回医学是指伴随伊斯兰教的传入而在中国传播和发展的阿拉伯医学。为此，我们必须介绍一个很有影响的人，这就是来自西域弗林的爱薛（公元 1226—1308 年）。爱薛通西域诸部语，工星历、医药。初事定宗（公元 1246—1250 年），直言敢谏。公元 1263 年，元世祖忽必烈"命掌西域星历、医药二司事"；公元 1273 年，"改回回爱薛所立京师医药院名广惠司"。由这两条史料可以看出，爱薛是回回，他所掌的星历、医药二司，或由他所立的京师医药院，或为二而一，是广惠司产生的基础，其性质为回回医药已很清楚。《元史·百官志》明确记有："广惠司秩正三品，掌修制御用回回药物及和剂，以疗诸宿卫士及在京孤寒者。"可见爱薛的官职是很高的。广惠司的医官和其他人员多则十余人。该书还记有"大都（北京）上都（多伦）回回药物院二，秩从五品，掌回回药事，至元二十九年（公元 1292 年）始置。至治二年（公元 1322 年）拨隶广惠司"。这说明回回医学在当时曾受到广泛的重视，单广惠司的设立已不能满足需要，所以在 30 年后又在大都和上都各设一回回药物院，以满足社会各阶层希望得到回回医学治疗的愿望。回回药物院归广惠司领导，回回药物院定置达鲁花赤 1 员及大使、副使共 4 员。

回回药物院为什么能在中国得到发展，这与蒙古族统治阶层中越来越多的波斯籍官兵有着密切的关系。公元 1253—1259 年，蒙古族军队占领"波斯"一带后，在城防军中有许多阿拉伯卫士，他们惯于接受阿拉伯医疗方法，同时，一些阿拉伯医生也到中国内地行医，这样回回医学便在中国得到了不断的发展。有广惠司，有回回药物院等医疗保健机构的设立和发展，必然会有回回医药著作和医疗技术、药物大量由西域传到内地。《回回药方》达 36 卷之巨，是其代表之一，这部书虽然现在只残存 4 卷，但给我们了解回回医学提供了珍贵的资料。学者们对该书做了较多的研究。虽然有认为该书是元代阿拉伯医家之遗著，有认为由阿拉伯文译成者，但比较正确的一种看法，是以阿拉伯医学为主，同时包含着中医药内容的著作，是一部中外医学科学交流的产物，是一部回回医学传入后在蒙古和元代百余年同汉族医学、蒙医学、维吾尔医学逐渐汇合而有着明显的阿拉伯医学特点的一部医学著作。该书比较系统地反映了我国回回医学的概况。关于成书年代和作者，有认为是元代的阿拉伯医学家，有认为是元代的回回人医学家，成书在公元 1292—1330 年间；有认为是公元 1368—1403 年间，一位久居北京一带熟知阿拉伯医学又了解中医药学知识的人写成的。将上述看法结合起来，联系到该书能见的内容，现存的《回回药方》的成书年代可能是元末明初。但必须指出：回回药物院一定会有处方集，如宋和剂药局有《和剂局方》一样。如果《回回药方》是回回药物院的处方集，则其成书年代理应向前推出一百年。当然早期的《回回药方》可能不与现存的《回回药方》一致，因为《回回药方》在北京等回回药物院近百年的发展中必然会吸收中医学等的内容。

　　《回回药方》残卷所反映的骨伤科治疗技术是相当高的。现以颅脑外伤之处理为例，该书有这样一段记述了"颅脑骨粉碎骨折剔除法"：先令病人剃去发，于外伤之伤纹处，或横或直作十字切开，刀口较损伤要大些，以便死骨之剔除；在手术进行时，扶病人令坐或卧位，以有利于手术进行之姿势为好；用棉花塞耳，以免闻凿锯骨声而惊惧；若颅骨厚，可按颅骨之厚度限制钻头进骨之分寸，排钻数孔，以防伤损脑膜和脑组织，然后用锯锯开，用镊子、钳子，清除碎骨并屑。关于手术时机之掌握还指出：脑膜无挤沓，碎骨未签入脑膜，可不急于手术；但若挤沓或签入脑膜者，必生肿、筋缩，或中风不省人事等，宜立即手术以剔除碎骨等。所有这些描述，生动地反映了元代回回医在颅脑外科手术方面已达到了很高的水平。从文字和学理看，这些记述与阿拉伯医学有着密切的关系。可惜的是，回回医不知何故未能在我国得到应有的发展。

第七节　蒙古族医学

公元 10 世纪末，蒙古族逐渐强大，公元 13 世纪初由成吉思汗统一了大漠南北，并于公元 1206 年在斡难河畔建立了蒙古帝国，推动了蒙古社会的发展。随着国内各兄弟民族之间医药卫生学的交流，处于萌芽时期的蒙医药学也进入到一个新的发展时期，蒙医临床医疗经验有了进一步的丰富和发展，并不断得到总结和提高，从而产生了初步的医学理论，逐渐形成了富有蒙古族和蒙古草原疾病特点的蒙医药学。

蒙医学在初级阶段以正骨、灸疗、刺血治疗、外伤治疗、食饮治疗、马奶酒疗法及动物药疗法等医疗技术为主，经验丰富，但理论缺无。同时，此期的蒙医学尚未与巫医巫术决裂，在人群中，甚至在最高统治阶层，巫术和祈祷在人们的意识和日常生活中仍然占着重要的地位。例如，"太宗（公元 1229—1245 年）不豫暴瘤，六月疾甚，师巫言：'全国山川神以我杀戮过多为祟，非牺牲所能禳，惟子弟可以代之'，拖雷乃祷于天，请以身代，取衅祓之水而自饮焉，数日太宗疾果瘳"。如此求病愈者在大臣及皇族之中屡见不鲜。以下我们先介绍一些蒙医治疗外伤、骨伤以及由此引起的休克抢救技术，这些疗法有着十分显著的民族和地方特色。

有这样一个故事，公元 1262 年，蒙古军匣剌在作战中，"矢镞中左肩不得出，钦察惜其骁勇，取死囚二人，刲其肩，视骨节浅深，知可出，即为凿其创，拔镞出之，匣刺神色不为动"（《元史》）。这种实验研究性的手术确是很不人道的，但为了搞清局部解剖，探索剔除矢镞的可靠方法和技术，这说明蒙医学的外科手术已有了很明显的进步。

蒙古医士急救外伤休克的技术也是很高明的。这里仅据《元史》的 3 个病例加以说明。"布智儿从征回回千罗斯等国，每临敌必力战，尝身中数矢，太祖亲视之，令人拔其矢，流血闷仆几绝（外伤流血过多引起的休克）。太祖（公元 1162—1227 年）命取一牛，剖其腹，纳布智儿于牛腹，浸热血中，移时遂苏"（《新元史·布智儿传》）。又如"进攻沙洋新城，炮伤左胁，破其外堡"（以上见《新元史》），"复中炮，坠城下，矢贯于胸，气垂绝，伯颜（公元 1237—1295 年）命剖水牛腹，纳其中，良久乃苏"（《元史·李庭传》）。在《元史·谢仲温传》也有关于抢救外伤休克的记述："从攻西京，睦欢力战先登，连中三矢，仆城下，太宗（公元 1186—1241 年）见而怜之，命军校拔其矢，缚牛剖其腹，裸而纳诸牛腹中，良久乃苏。"以上 3 个病例，都是对因为外伤、筋伤等所造成的休克进行急救的如实记录，而且都是使用剖牛腹将休克患者纳入牛腹的方法。这种方法很有一些科学道理。因为，在战场上，将休克患者立即放入温度适宜的牛腹内避免了寒冷和过多移动患者可能造成的刺激，对复苏是非常有利的。令人感兴趣的是，这种急救技术在当时蒙古族可能已是相当普及的急救常识。这 3 例患者的抢救，一例是在元太祖成吉思汗的建议下采取的急救方法；一例是在元太宗窝阔台的建议下采取的急救措施；一例是在元代著名大将伯颜的建议下采取的急救技术。虽然各出不同时期、不同人、不同地点和患者，但其方法和内容几乎完全相同，这足以说明战场中休克的急救方法和技术，已为最高统治阶级所普遍掌握了，其普及的程度已可想而知。这种方法，从文献记录看，在蒙医学史上至少应用了四五百年之久。

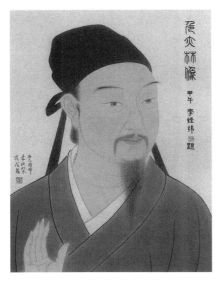

图 8-1　李欣绘危亦林像

蒙医学中除上述之外伤急救外，正骨技术也是比较先进的。一般认为《回回药方》中之正骨、骨外伤手术等，危亦林《世医得效方》中的正骨，脱臼之治疗原则等，李仲南《永类钤方》中的骨伤科处理措施等，都或多或少吸收和总结了蒙古族正骨医士的经验和技术。

随着蒙古族医学与内地和藏族医学的交流，蒙古族医学家也越来越多地攻研汉族医学与藏族医学，他们的著作虽以汉族医学或以藏族医学为其基本内容，但同时也反映出浓厚的蒙古族医学的特点。例如：忽公泰，字吉甫，元翰林学士，著有《金兰循经取穴图解》一书，该书绘有脏腑前后图，手足三阴、三阳图，以及十四经络流注等，各为注释，并附图，对当代针灸学家及后世针灸学家有过不少的影响，忽思慧著《饮膳正要》3 卷，从该书的进书序可知，作者还有常普兰溪，其内容包括有蒙古、

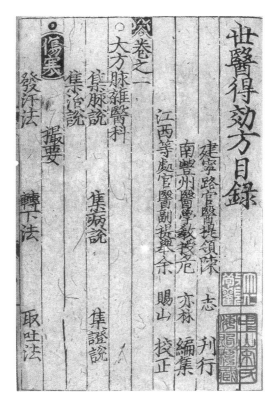

图 8-2 《世医得效方》书影

至元三年（公元 1337 年）陈志刊本

汉、回、藏等各民族人民常用食物和食谱。该书分为养生避忌、
妊娠食忌、乳母食忌、饮酒避忌、聚珍异馔、五味偏走、食疗诸
病、服药食忌、食物利害、食物相反、食物中毒等专门章节，而
且还插入很多精美的图画。细读之，如马思哥油（白酥油）、西蕃
茶（酥油茶）、回回豆子（豌豆）、阿拉吉酒、塔剌不花、阿八儿忽
鱼、哈昔泥等，明显地反映出该书与蒙、藏族之饮食营养有着很
密切的关系。沙图穆苏，一作萨德弥实，曾撰有《瑞竹堂经验方》

15 卷，从辑佚本可知其内容丰富，而且也很富有北方各民族的用药特点。

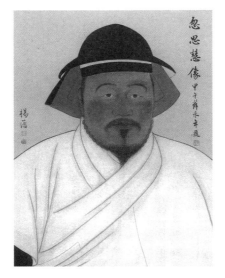

图 8-3　杨藩绘忽思慧像

　　蒙古族，或其他少数民族在元代任职回回药物院、广惠司、太医院、御药局、官医提举司者也很多，有些知其精于医学，有些则不得而知。例如：田阔阔为尚药奉御，齐揖为太医，野里牙为太医院使，答里麻授御药院达鲁花赤。又如刘哈喇八都鲁，"河东人，世业医，至元八年（公元 1271 年）世祖驻跸北海，以近臣言得召见，……初赐名哈喇斡脱克赤，擢太医院管勾"。该人以弓法和为王妃疗疾得愈，升长史。

　　元统一全国后，在医疗卫生管理上采取了较宋代更为完善的机构和管理制度，这是适应各民族和内外医学交流需要而诞生的，此刻已不能称之为蒙古族医药卫生了，这个道理是很容易明了的。

第八节　金元时期的医学争鸣

唐宋之前，医学领域虽然也有在认识上和学术理论上的不同见解，但基本不存在学术派别和学派争鸣。自宋以来，封建统治阶级加强中央集权制，并在意识形态领域大兴融合儒、道、佛于一炉的"理学"，借以从思想意识上巩固其统治。于是，理论研究之风日盛，这种风气也逐渐影响到中医学界；加之，金元时期继宋、辽以及各民族医药学的交流融合，战争频繁导致疾疫流行向医药学提出了许许多多新课题，促进了医学家们从各个不同侧面探索人体奥秘和疾病防治问题。同时，在"不为良相，但为良医"思潮影响下，更多知识分子或自觉改儒学医，或有因仕途不通而从事医学研究者。他们由于观察问题的角度不同，或由于地域、气候、岁时、民族、习俗之差异，或因疾疫病种等因素，在医学、药学理论上提出了种种学说，对前人的医学理论给予了不少的评论，创造性倡导各自的学术思想和理论，并总结出各自理论实践的经验和病案，这些竞相阐述各自心得体会的学风，即金、元时期颇具特色的医学学派争鸣。

还有一个因素，就是宋朝统治下，由于印刷术的进步，宋政府所颁行的《太平圣惠方》和《圣济总录》等在国内医学发展上产生了广泛的影响，特别是《太平惠民和剂局方》颁行之后，在医界和非医学界逐渐形成了按证索方、不求病因病机的不良风气，医学家们多忽视医学理论研究，使疾病防治水平日益下降，按证索方造成的不良影响日益明显。基于这种原因，许多进步医学家开始重视理论研究，批评这种错误倾向，反对拘泥于"局方"的风气，主张临床治病必须对具体疾病的具体病因、病理进行分析研究，因此在当时医学界出现了空前活跃的学术争鸣。这种学术、学派之间的争鸣论辩，促进了中医学的发展，丰富了中医学理论宝库，从而也提高了疾病防治能力，在推动中医学的进步上起到了积极的作用。

当然，我们也必须看到，由于历史的局限，这些学术思想难免瑕瑜互见。我们必须给予历史唯物的评价，既不可全盘肯定，更不能全盘否定。

《四库全书提要·医家类》有这样一段比较确切的评论："儒之门户分于宋，医之门户分于金元，"正确地反映了医学学派争鸣的历史实际。金元医学学派争鸣中最具有代表性者，有刘完素、张子和、李东垣、朱丹溪，世人称之为"金元四大家"。金元四大家的学术思想影响很大，现仅就其代表人物和金、元、明三代之有关名医学术思想渊源列表如下，从表中所示即可知其重要的历史地位。

一、张元素倡"古方今病，不相能也"的学说

张元素，字洁古，金易州（今河北易县）人。曾举经义进士，后因犯讳下第，始攻读医学，时年已近三十岁。由于他刻苦钻研，学验俱丰，著有《医学启源》《珍珠囊》《脏腑标本药式》等书。

据兰泉老人张吉甫《医学启源·序》可知：张元素以医名于

表 8-1　金、元、明名医学术思想渊源

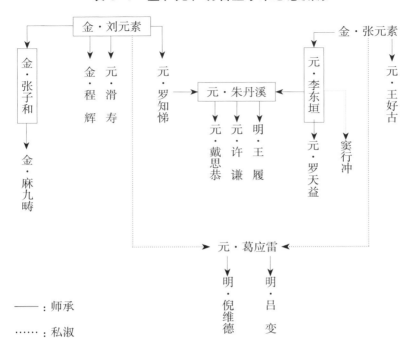

——：师承

……：私淑

时者，实始于治愈当代著名医学家刘完素的伤寒病。张元素与刘
完素同时代而学医较晚，因此医名不如刘氏。一天，当时已成名
医的刘完素因患伤寒，自疗八日不解，其门人请来张元素为刘完
素诊治，起初，刘氏轻视张氏为后学，面壁不顾。然当张元素陈
述其病因、病机及用药之误后，刘完素始知张氏医理胜过自己，
并服用了张元素为自己所处之方药，一剂而愈。从此，张元素的
医名大振。

　　张元素的学术思想以《内经》为据，吸收了钱乙、刘完素的
学术理论和经验，重视脏腑辨证，以脏腑虚实论病机辨证。

张元素治病不用古方，自为家法。他批评当时中医界流行的泥守古方、不知变通的风气，提出"运气不齐，古今异轨，古方今病，不相能也"的见解。主张方药的应用要根据气候的变化和患者的体质情况等而随时变动。他本人即以善制新方和化裁古方而闻名。此举在当时那种只知一味按证索方，奉古方为金科玉律，不敢越雷池一步的守旧风气中，不啻吹入一席清新的春风，给学术界带来一股生气。

在治法上，张元素偏重于温补。对下法的运用极为慎重。其弟子李东垣传其学，受其脏腑辨证和治重温补的影响，又结合自己的临证经验提出"内伤脾胃，百病由生"的论点，重视调理脾胃而自成一派。因张元素为易水人，故世称此派为易水学派。

张氏在遣方用药上，重视药物气味，制方以药物气味与病机相协调为准则。他又创立了药物的归经理论，认为使药物各归其经，则力专而用宏，给全方的治疗效用起向导作用。

二、刘完素倡传染病重用寒凉的学说

刘完素（公元 1120—1200 年），字守真，金河间（今河北省河间）人，故后又称之为刘河间。

刘完素幼时家贫无力付资，数次延医不至，致其母终因失去治疗机会而病故。自此，刘完素立志学医，深研医理，勤于实践，医学上造诣颇深。其主要著作有《素问玄机原病式》《素问宣明论方》《素问病机气宜保命集》等。

刘完素的学术思想源于《内经》，但又不搞泥于《内经》。他指出："法之与术，悉出《内经》。""若专执旧本，以谓往古圣贤之书，而不可改易者，信则信矣，终未免泥于一隅。"（《素问玄机原病式》）他在钻研《内经》的基础上，理论联系实际又发展了《内经》的学说。

刘完素生活的时代，战争连年，群众流离失所、饥寒交迫，蔓延流行的传染病严重威胁着人们的身体健康。而当时医家不求医理，只知一味泥古，重用温燥药物，造成诸多弊端。对此，刘完素提出了尖锐批评，批评当代医家"多赖祖名，倚约旧方，耻问不学，特无更新，纵闻善说，反怒为非"。他强调："病机者，寒、暑、燥、湿、风、金、木、水、火、土，万物悉自此而生矣。故谨察病机之本，得治之要者，乃能愈疾。"（《素问病机气宜保命集》）他本人即以此为指导思想，在伤寒病的病机和治疗方剂方面做出了超出前人的贡献。

他认为，伤寒同疫疠的传染性有相似之处，"多染亲属，尤戚、侍奉之人"，说明他对接触传染已有了较正确的认识。他强调"六经传变，自浅至深，皆是热证，非有阴寒之病"，"古圣训阴阳为表里，惟仲景深得其旨，厥后朱肱奉议作《活人书》，尚失仲景本意，将阴阳释作寒热，此差之毫厘，失之千里"。这是他治疗伤寒病的理论基础，据此理论，结合自己的临证经验，按照伤寒在表、在里的不同证候，创制了许多新的方剂，如益元散、凉膈散、双解散、防风通圣散、黄连解毒汤等。在当时习用温药治伤寒的风气下，刘完素敢于从客观实际出发，提出不同的见解，独树一帜，实属难能可贵。他的学术思想由少数派到多数派——不断地为较多的医家所接受，为各流派学者所继承发展。

他创制的方剂至今仍在临床上广泛应用。后世温病学派的诞生和发展也是受了刘完素学术思想的启发的。从这里可以看出刘完素的贡献。

但是，历代对刘完素的评价都有很大片面性。明代张景岳批评刘完素"不辨虚实，不察盛衰，悉以实火言病"。甚至说"医道之坏，莫此为甚"。近人也因袭旧说，认为刘完素主张"六气皆从火化"，"用药悉取寒凉"。这些看法，因为没有对刘完素的学术思想作全面研究，都有以偏概全之嫌。刘完素在论述自己治疗原则时强调："大凡治病必求所在，病在上者治其上，病在下者治其下。中、外、脏、腑、经、络皆然；病气热则除其热，寒则退其寒，六气同法；泻实补虚，除邪养正，平则守常，医之道也，岂可病已热而反用热药，复言养水而胜心火者？可谓道在迩而求诸远，事在易而求诸难，深可戒哉！"《素问玄机原病式》由此就更加不难看出上述指责和评价的失实了。

刘完素在治疗伤寒病上多用寒凉药物，是辨证结果使然，实践已证明其正确性。而在内伤杂病中，刘完素事实上是常用温热药物的。例如《宣明论方》有方剂 350 余首，"寒热并用者约占66%，偏于温热的占 21%，偏于寒凉的，只占 13%"（《刘河间学说管窥》，《上海中医杂志》，1963 年第 2 期）。如在治疗疟疾的方剂中，6 个自制方，全是大温的方剂。

总之，刘完素学术思想源于《内经》而又不拘于《内经》，学习《伤寒论》而不照搬伤寒之法；在治疗上善用寒凉而并不离开辨证论治。他在用寒凉药物治疗传染病方面的贡献是尤为世人所称道的。

三、张从正倡汗吐下法攻治以驱邪的学说

张从正（公元1156—1228年），字子和，号戴人，睢州考城（今河南兰考县）人。著有《儒门事亲》，但该书不完全是张本人的著作，有别人整理的内容。

张从正的主要学术思想用他自己的话来概括，即"养生当论食补，治病当论药攻"（《儒门事亲·推原补法利害非轻说》）。"夫病之一物，非人身素有之也，或自外而入，或由内而生，皆邪气也。邪气加诸身，速攻之可也。""先论攻其邪，邪去而元气自复也。"（《儒门事亲·汗吐下之法该尽治病诠》），可见，他在疾病的治疗上，是很强调汗、吐、下三法以攻治之，论补法则主要强调食补。

综观张子和的攻下三法，并非简单局限于发汗、涌吐、泻下三方面，实际包含的内容是非常广泛的。在汗法的应用上，凡能解毒者，皆为汗法，计有灸法、蒸法、熏法、渫法、洗法、熨法、烙法、针刺法、砭射法、导引法、按摩法等；吐法，凡上行者皆为吐法，计有引涎法、漉涎法、嚏气法、追泪法等；下法，凡下行者皆为下法，计有催生法、下乳法、磨积法、逐水法、破经法、泄气法等。

后人据此称张子和为"攻下派"。但我们首先应正确了解张子和攻下法的具体含义。

张子和在三法的运用方法及注意事项上也有较详细的阐述。如在汗法上讲究辛温与辛凉法的适应证。吐法则强调剂量需由小渐大，中病即止，不可过剂。并谈到对吐不能止的情况处理，以

及吐法的禁忌证。下法方面也注意到非实证者，不能妄攻。在有些疾病的治疗上，张子和还酌情将三法有机地结合运用。凡此种种，说明张子和通过大量的临床实践，已能熟练、灵活运用汗、吐、下三法了。

张子和在临床治疗技术上也很有特色。如他使用铍针治疗内外科疾患。过去，铍针多用于外科引流排脓、消瘀散结。张子和超出了前人的应用范围，在外科上，用以治舌肿、喉闭、背疽、痤疖、赤瘤、丹毒等证；内科上，用以治风搐、雷头风、肾风面黑等。

另有一案，也可以体现张子和在医疗技术设计上的成就。"一小儿误吞一钱在咽中不下，诸医皆不能取，亦不能下，乃命戴人。戴人熟思之，忽得一策，以净白表纸令卷实如箸，以刀纵横乱割其端作鬅鬙（发乱貌）之状，又别取一箸缚针钩于其端，令不可脱。先下咽中轻提轻抑，一探之，觉钩入钱窍，然后以纸卷纳之咽中与钩尖相抵，觉钩尖入纸卷之端，不碍肌肉，提之而出。"（见《儒门事亲》卷 7）张子和设计的这种钩取咽中异物的器械是很巧妙的，这种套管式结构在急救时，可使钩藏于外管之内，使钩可以钩入钱窍而不会损伤食管及咽壁。在公元 13 世纪初发明的这种用于急救的医疗器械，可以说在构造的设想上已具备了现在食管镜的雏形了。

四、朱丹溪倡滋养重补虚的学说

朱震亨（公元 1281—1358 年），字彦修，元金华（今浙江义乌）

人。他出生的地方赤岸有一条溪流名叫"丹溪"，故人亦尊其为"丹溪翁"。其著作有《格致余论》《局方发挥》《本草衍义补遗》，尚有经后人整理而成的如《金匮钩玄》《丹溪心法》《丹溪治法心要》等。还有后人假托丹溪的著作，如《脉因证治》《丹溪手镜》等。

朱丹溪三十岁时读过《内经》，三年似有所得，曾治愈其母之脾痛病，后从理学家许文懿学习。因其师病久治不愈，于四十岁左右始拜刘完素弟子罗知悌为师。罗知悌传完素之学，又旁通张子和、李东垣之说。朱丹溪尽得其传，学成后治愈了其师十几年之风疾。

朱丹溪在刘河间与李东垣学说的影响下，又根据自己理论研究及临证实践的经验，提出自己的学术思想。他认为《内经》中虽已提出阴不足阳有余的理论，但张李诸家未能为之表彰，这也是造成局方香燥药物广泛流行的原因。

朱氏的学术见解主要见于其著作《格致余论》，即"阳常有余，阴常不足"及"相火论"。

他将人体与自然界天地日月相对照，提出天大地小，故阳多阴少，日常圆月常亏，故倡"阳常有余，阴常不足"之学说。

基于上述理论，朱丹溪在疾病的治疗上多主张滋阴降火。并针对时人沿袭宋代《和剂局方》，滥用辛温香燥药物的旧习，特作《局方发挥》以正时医之弊。如《四库提要》所评论者："大旨专为辟温补，戒燥热而作。"在《局方发挥》中批评固守局方之辈："自宋迄今，官府守之以为法，医门传之以为业，病者持之以立命，世人司之以成俗"，往往使病家轻者转重、重者死亡。朱丹溪以滋阴降火为法创制了一些有名的方剂，如大补阴丸、虎潜丸等。并在《格致余论》中首创饮食箴和色欲箴，强调平时应注意摄生，节饮食，戒色欲，不使邪火妄动。

丹溪学说对后世影响很大，在日本尚有丹溪学社这样的专门研究朱丹溪理论和学术经验的团体。人们把丹溪及后世发挥其学说的医家称为丹溪学派。

五、李东垣倡脾胃论强调调理脾胃的学说

李杲（公元1180—1251年），字明之，真定（今河北正定县）人，晚年自号"东垣老人"，人称"李东垣"，近年由陕西黄陵发现其家谱。著有《脾胃论》《内外伤辨惑论》《兰室秘藏》等。

李东垣幼时，其母因病遍延诸医，而最终不知何病而死。东垣由此发愤学医，付资千金拜张元素为师。张元素倡"古方今病不相能也"，治病不用古方。李东垣亦能摆脱《局方》之束缚，在张元素脏腑辨证的启示下，结合自己的临证经验总结而产生了"人以胃气为本""内伤脾胃，百病由生"的学术见解，并据此观点创制了许多新的治疗方剂。

李东垣脾胃论的主要观点是：脾胃为元气之本，脾胃升降活动正常是维持人体正常生命活动的保证。脾胃受病，升降失常，则变生百病。并批评庸医混淆了外感与内伤病，以治外感法疗内伤，造成诸种变证。他强调内伤有别于外感，论述了内伤的病因病机，其中尤注重脾胃失调在内伤病中的重要性。在治疗上，他注重脾胃的调理，尤重升发脾胃之阳气和潜降阴火。他创制的著名方剂"补中益气汤"即是这一思想在临床运用上的具体体现，

至今仍是最常用的。李东垣在临证中不唯内科，对外科、五官科疾病也常用此法。

李东垣脾胃论的产生是与他生活的时代背景分不开的。时值金元动乱时期，广大人民饥饱不调、颠簸劳倦，精神上常处于紧张、恐惧状态，内伤疾病确实较多，脾胃失调者更为常见。而时医多袭《局方》香燥之剂，或习以治外感法治内伤。因此，治疗效果常常不好。在这种状况下，李东垣内伤脾胃理论的产生是历史的必然。

李东垣学说弥补了刘、张学说的不足，完善了治疗方法，促进了中医学的发展。由于在调理脾胃上的突出特点，后世称他为"补土派"。

辽金元时期，是我国历史上少数民族统治全国或部分中国的一个比较集中的时期，在医学史上由于民族之间的医药交流等，也形成了上述诸多特点，因此我们在本章着重介绍了这些特点。汉族地区的医药学在吸收各少数民族医学的同时，也继续在其理论指导下发展。各少数民族统治全国或部分后，无论在卫生体制或医药学方面，几乎无保留地照搬中国历代形成的体制管理医药卫生事业，使全国各少数民族医药学与中原地区固有医学得到更充分的交流和融合，他们之间的界限更小了，汉族医学中吸收了藏、蒙、维医的内容，藏、蒙、维医等各少数民族的医学中，也或多或少吸收了中原地区的医药学内容。

第九章　明代医药学发展的革新倾向

（公元 1368—1644 年）

元代统治晚期，社会日益动荡不安，反压迫反剥削的农民起义此起彼伏。公元 1368 年，朱元璋利用元末农民大起义的有利形势，起而推翻了元代的统治，建立了明朝。

明朝建立后，由于统治集团比较体恤民情民苦，在政治上、经济上采取了某些措施，诸如减轻赋役，鼓励垦荒，兴修水利，释放手工业奴隶，增加耕地面积，扶植手工业和商业等，使阶级矛盾缓和，社会生产力得到发展，农产品、手工业产品大量增加，商品化进程加快，社会安定。公元 16 世纪，中国社会资本主义萌芽，全国不少地方的某些行业出现了许多具有资本主义性质的手工工场，如苏州的丝织，景德镇的造瓷等，其雇工数量大增，有的拥有织工、杂工等多达数千人。

明代造船技术之发展尤为突出，所造之船可以远航印度洋，到达非洲等，公元 1405 年至 1430 年间，郑和率领庞大的船队，出于政治和经济的需要，曾 7 次下西洋，远涉南洋、印度洋，曾到过亚非三十多个国家。与此同时，西方传教士如利玛窦等也相继来到中国，他们把西方的科学技术和医药知识也带到了中国，并与中国知识界进行着较广泛的接触和交流。

在比较安定的政治和经济环境下，天文、地理、水利、农学、工艺、文学和史学等方面，都取得了比较明显的进步，产生了许多有贡献的科学家和科学著作。如徐弘祖（公元 1587—1641 年）的《徐霞客游记》，对中国地理、水文，地质及植物的详细论述，特别是有关石灰岩地貌的科学记录，是我国科技史之创举；宋应星（公元 1587—？年）的《天工开物》，对矿业、农业、工业的记载，有着很高的学术价值，特别是有关职业病和中毒之预防方法的论述颇多见地；徐光启（公元 1562—1633 年）的《农政全书》，对农事、水利、种植和养蚕耕织及农机具制造等的科学记录和论述，也达到空前的水平；方以智（公元 1611—1671 年）的《物理小识》，应用自然科学原理对哲学观点作了阐述，其中也多医药学内容，虽然成于清初，但却是对明代自然科学发展的一次总结。所有这一切都反映了明代科学技术和农业、手工业、采矿业等的高水平发展。

在意识形态方面，也出现了若干著名的唯物主义思想家，如李贽（公元 1527—1602 年）的"天下万物皆生于二，不生于一"观点，王夫之（1619—1692 年）的"尽天地之间，无不是气"，"天地之化日新"观点，都有着积极的时代影响。

医药卫生在明代进步思想之影响下，在政治安定、经济发展、人民生活有所改善的促进下，与其他自然科学技术一样，得到了很大的发展。例如李时珍所撰《本草纲目》，是举世闻名的博物学、药物学著作；人痘接种术预防天花流行的成功，为人类免疫带来希望；吴有性撰《瘟疫论》对传染病传染途径、传染病因子和特异性的论述，颇多卓越见解；随着明代手工业、采矿业的发展，职业病的防治也取得了明显进步；以及围绕学术思想之争鸣等。所有这些，形成了明代医学发展的若干特点，使之在理论和实践上都取得了令人瞩目的成就。

第一节　明代药物学的蓬勃发展

明代药物学的发展是在宋代本草集大成的总结基础上向前迈步的，就这个意义来讲，没有唐慎微的《经史证类本草》和宋政府的多次集中药物学家重加整理和修订充实，也就不会有李时珍的《本草纲目》，也不会有明代药物学的出色成就。《本草纲目》是明代药物学发展的一个突出代表，也是中国医药学高度发展的一个标志，至今仍然是国内外学者研究中国医学、药学的重要参考书，在国外已有多种文本的全译和节译本。

李时珍的《本草纲目》不是天上掉下来的，任何一个巨人都是在前人的肩上攀登上高峰的，李时珍自然也不能例外。李时珍之前，除了宋金元医药学家个人和集体对药物学大力整理研究为他创造了极好的发展基础外，明初的药物学家也为他积累了专科性的本草资料，例如《救荒本草》；少为人们注意的具有滇南地方特色的药物经验总结《滇南本草》等等。

　　《救荒本草》是一部以解决灾荒饥馑以为群众提供代食品为目的的著作，是明初药物学发展上的一次创举。它既有药物学著作的性质，又具有植物学著作的价值。其作者是明代皇帝朱元璋的第五个儿子，名叫朱橚（公元 1361 ？—1425 年）。他以其权势和地位，派人到全国各地采访和调查野生植物中在灾荒时可以充作食品者，弄清其分布和生长环境，然后组织人力将调查所得的四百多种可食植物"植于一圃"。这样不但为自己亲自观察这些植物的形态特征、生长、发育、繁育等创造了良好条件。值得提出的是，朱橚所建的园圃是为研究而建的。应该说它是我国第一个实验植物园。所以，美国科学史家萨顿在谈到中世纪植物园时指由："杰出的

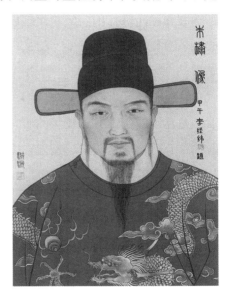

图 9-1　洪洲绘朱橚像

成就产生在中国。"萨顿所说的杰出成就即朱橚为研究所建的栽培四百多种可食植物的实验植物园。朱橚经过观察和研究，选其中确无毒害者共 414 种，以植物之名称、产地、形态、性味和加工烹调方法之不同予以分类，并绘成食用之枝、干、叶、花、果等图以方便辨认和采集，书成后名《救荒本草》（公元 1406 年）。

在 414 种可供食用的植物中，除三分之一来自前人的本草著作外，其余约 276 种均系此次调查研究所发现。该书用意之新和费工之大都是值得称赞的。《救荒本草》不但有着很高的救济贫病灾民的经济价值，还有着很大的学术价值，成为徐光启《农政全书》、李时珍《本草纲目》等的重要参考资料。该书在国外也有一定的影响，20 世纪 30 年代曾被译成英文在国外出版发行。

《滇南本草》是一部专门总结我国云南省滇池地区及其周围医学家和民间医疗用药经验而编成的地方性药物著作。该书的完成，是明初在药物学发展上的又一次创举，作者是云南著名医药学家——兰茂。

兰茂（公元 1397—1496 年），字廷秀，云南嵩明县人，好读书，尤其对医药学有着较深的研究。他为人正直，不愿与官场为伍，专心药物学之调查、整理、研究。他常居乡村，与农民和少数民族交往甚密，搜集民间医疗经验和中草药知识等，编成《滇南本草》（约公元 1476 年）一书，收载药物 400 多种。其中大部分药物反映了云南地区用药经验，为丰富中国医药学宝库做出了出色的贡献。尤其是民族中草药的叙述，多附有民间单、验方，有着较好的参考价值，在群众中有着很大影响，如土茯苓、川贝母等，均由本书首先收载。

《本草品汇精要》42 卷，明太医院院判刘文泰等奉命集体编撰，是一部在《证类本草》成书之后，李时珍《本草纲目》之前的另一巨著，最出色的巨大成就，就是收有王世昌等八名画家工笔彩绘的 1358 幅药物图，十分精美，且多为实物写生，生动真实，特别是新增药物之彩图，均系创作，不但有着重要的药物学价值，而且是很珍贵的艺术品。

该书的文字部分按玉石、草、木、人、兽、禽、虫鱼、果、米谷、菜为纲进行分类，共收植物、动物、矿物药 1815 种。在每药之下，又以名、苗、地、时、收、用、质、色、味、性、气、臭、主、行、助、反、制、治、合、禁、代、忌、解、膺等进行论述，有着较好的参考价值。其特点还表现在凡《神农本草经》之原文均以朱笔写成红色，后世本草内容则以墨笔写成黑色，使人一目了然。

《本草品汇精要》（公元 1505 年）一书完成后，由于刘文泰等主要编撰者因医疗事故获罪，加之朱、墨书写和五彩工笔绘制之药图无法雕版印刷等原因，书成后一直被统治者束之高阁。因此，该书在明代是没有发挥什么作用的。虽然完成于李时珍之前，但李氏撰《本草纲目》时也未能得其助益。直到公元 1700 年由武英殿官员奉皇帝之命，才摹造一部。同时，太医院官员又奉命参照《本草纲目》对该书之文字部分进行了改错校误和注释，但这些工作仍然只限于皇室陈设和使用。直到 1923 年因失火，使原稿本、摹本、校注本流落社会，后又流落罗马、日本。目前国内仅能见到明代抄绘本的 438 幅图，还有清代抄绘本的彩图 520 幅。据知罗马收藏者为原稿本；日本大塚恭男收藏本为清代彩绘之抄本。其文字部分新中国成立后有排印本。

第二节　李时珍的杰出成就与《本草纲目》

李时珍（公元 1518—1593 年），字东璧，号濒湖，湖北蕲春县人，我国著名的药学家、医学家。李时珍出身于一个医学世家，父亲李言闻是当地名医，李时珍受父亲的影响很深，从小即喜爱医药知识的学习，但父亲希望他攻读四书五经以求仕途。李时珍在父亲的严格督促下，精读经史之书甚勤，但却无心功名利禄。及长，他更加用心于医药学的研学。父亲也不得不接受时珍的志愿，便将自己一生临床治病的经验传授给儿子。李时珍专心医药钻研的志愿得到父亲赞同后，所有精力和时间

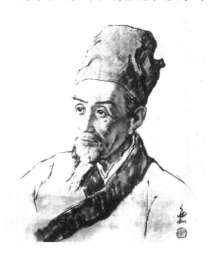

图 9-2　蒋兆和绘李时珍像

几乎都用于医药知识和相关学科的广搜博采上。他闭门读书达十年之久，因此，对史学、哲学、文字学、训诂学等造诣甚深，尤其对药物名称、药性、药效、炮制、产地，均有着深入而广泛的研究。他在深入药物研究中，走出读书室，躬身实践，足迹遍及湖北、湖南、广东、河北、河南、江西、安徽、江苏等地。有关于谷、菜、瓜、果类药物的问题，就向农夫学习；有关各种鱼、鳞、介类药物

的问题，就向渔夫请教；有关矿石类药物中的问题，就向手工业工人、采矿者询问；有关蛇类药物、兽类药物中的问题，就向捕蛇人、猎人调查，数十年如一日，直至生命的最后一息。

李时珍治学态度严谨，除了深入实地进行调查核实外，还做了不少临床药理实验、动物解剖实验研究等。如山茄花能使人笑，有麻醉作用，他采集后亲自尝试予以验证。他为了订正一味药往往花费很大精力，如为了能区别蓬虆的 5 个不同品种，他亲自采集，一一对比鉴别，并与《尔雅》所记述者进行对照，最后得出结论认为"始得其的"，"诸家所说，皆未可信也"。他为了丰富自己的著作，不但对前人之本草广收博采，还对当代人的用药经验进行总结，同时还对国外传入以及我国少数民族地区的医疗用药经验进行整理。因此，他的《本草纲目》记述了许多由亚、欧、非国家和地区传入之药物，经过他的努力，使中国药用植物等新增 374 种，达到 1892 种，这一成就在中国药物学史上可以说是绝无仅有的，作为个人尤为突出。

李时珍治学思想比较进步，他不迷信古人，敢于"发现前人未到之处"。因此，他在《本草纲目》的每一种药物之下，几乎都列有正误一条，就是改正前人错误的内容。在这些正误中，凝集着他一生的研究心得，无论是古人还是当代人，也不论是经典著作还是一般著作，只要他发现其中的任何错误，都给予批评指正，从不回避矛盾。可贵的是，李时珍所作的纠正、辨误多言之有理、持之有故。他的正误提高了中国药物学的研究水平。

李时珍研究医药学的进步思想，还表现在对非科学的服石以求长生不老的神仙术，持有坚决的批判态度。如在谈论古代金银服石时批判说："血肉之躯，水谷为赖，何能堪此金石重坠之物久在肠胃中。求仙而丧生，可谓愚也矣。"《抱朴子》云银可成仙"亦方士谬言也，不足信"，为"邪说""幻诞之谈"。他还公然向药物学的老祖宗——《神农本草经》及著名炼丹家、医药学家葛洪宣战，批评他们在提倡服石追求长生不老方面"误世之罪，通乎天下"。他指出：这些药物"治病可也，服食不可也"。

李时珍治学态度严谨，知之为知之，不知为不知，凡经研究者则力陈己见，所未能考察者则存疑待考，不作妄断。所以，他对许多未能深知的问题，则用"未审然否""亦无所询证，姑附于此，以俟博识"加以说明，这种科学态度和实事求是的精神难能可贵。他对后人寄托的厚望和笃信，是我们有力的鞭策和鼓励。

李时珍对发展中国药物学方面所做的卓越贡献是有口皆碑的。其实，他在医疗方面，发展切脉诊断方面，都有着出色的成就。由于他的医术高明，曾被召入太医院为最高统治集团治病。他医疗思想活跃，不但重视传统的理法方药理论，还很尊重金元四大家的医学争鸣论述，推崇张元素、李东垣的医疗思想，而且强调民间医疗经验的总结，他将自己收集到的11096个单方、秘方、验方，一一附录于该药物之下予以论述，这也是他的一大创举。他研究中药学数十年，参考各种图书800多种，撰成《本草纲目》52卷，集明代药物学之大成。在诊断方面，他还撰有《濒湖脉学》一书，发展了中医诊断学。所著《奇经八脉考》一书，则是规范中医经络学说的一次有价值的努力。李时珍被誉为中国最著名的医药学家、世界著名的学者，当之无愧。

《本草纲目》是李时珍的代表作，撰成于公元1578年，得名士文学家、南京刑部尚书王世贞作序，于公元 1590 年在南京刊行，即世之谓金陵版。李时珍之子李建元将此书进献皇帝，圣旨：书留览，礼部知道，钦此。书成后经儿子进献虽已实现，但并未达到借朝廷之力予以推广之遗愿。可喜的是，《本草纲目》以其继往开来的卓越成就迅即为医药学界赞赏推崇，金陵初刊后不到 7 年，即在江西刊刻了第二版。到目前为止，仅国内刊刻排印次数就近 60 次之多，平均每 6 年多再版印刷一次，足见其影响之大了。

　　《本草纲目》共 52 卷，收载药物 1892 种，绘制药物图 1109 幅，附方 11096 首。所收药物以其天然来源及属性为纲，分为 16 部；在同一部下，则以相近之类别为目，更分为 60 个类目，条分缕析，一目了然。李时珍的药物分类法是在前人基础上做出的创造性贡献，有着相当高的科学价值。例如其所收之 1094 种植物药，是根据其根、茎、叶、花、果的特点，加以综合分析、归纳比较进行区分的。李时珍的动物药分类法尤其具有较高的科学价值。书中把 444 种动物药分成虫、鳞、介、禽、兽、人等 6 部。其中虫部所记述者相当于无脊椎动物；鳞部所记述者相当于鱼类；介部所记述者有一部分爬行类和两栖类动物；禽部所记述者则相当于鸟类；兽部所记述者系指哺乳类动物；人部是指人类。排列顺序"从贱至贵"。这个贵贱，李时珍认为既非药用之经济价值，也非动物体型之大小，而是指动物从简单到复杂，从低级到高级的发展过程而言。《本草纲目》对动物药的分类，确已具备了生物进化的进步思想。《本草纲目》在论述动物性药物时还科学地指出："鸟产于林，故羽似叶；兽产于山，故毛似草"，"毛合四时，色合五方"。充分论证了动物为适应环境而变异的生物学特征。

《本草纲目》在国内外的影响极为广泛。《本草纲目》出版后，在国内产生了广泛而深远的影响，"士大夫家有其书"并非过誉。与此同时，随着该书的东渡和西传，《本草纲目》在国外影响之大，可能是中国医药著作中的仅有者。

早在《本草纲目》刊印后11年，江西本就东渡日本，以"神君御前本"珍藏幕府首脑德川座右。公元1614年，日本著名医学家曲直更得到金陵本。公元1637年，日本便以江西本为底本翻印《本草纲目》。此间除了医学家们竞相传抄外，刊刻之江西本、杭州本等先后有8次之多。另外，公元1699年，冈本的《图画和语本草纲目》虽只载药1834种，然可算是日译之始。此后，以日语编译之作很多。1934年东京春阳堂刊印的《头注国译本草纲目》精装本15册，是日本全译《本草纲目》的第一部。1974—1979年更出版了修订本。三百多年来，特别是近现代以来，日本学者以《本草纲目》为课题的研究论文和著作真可谓雨后春笋，方兴未艾。

《本草纲目》西传，据现在所知，最早者可能是公元18世纪初。此后，《本草纲目》或带到欧洲，或节译介绍到西方。到公元18世纪末，《本草纲目》被摘译的西文本有英、法、德、俄等多种文字。《本草纲目》之中文本也同时相继传到美、英、法、德、俄、意、荷、瑞典、比利时等国，版本有金陵本（公元1596年）、江西本（公元1603年）、张云中本（公元1655年）、太和堂本（公元1655年）等十多种。尤其是美国国会图书馆珍藏的首刻本金陵本，是经日本著名本草学家森立之（1807—1885年）批注过的，更为可贵。

　　《本草纲目》传入欧美，不但使西方医药学界开阔了眼界，而且对其生物学的研究及其他科学都发挥了很大的影响。19世纪，闻名于世的英国生物学家达尔文，在其著名的进化论学说的发现上，从李时珍《本草纲目》中获得了有益的思想养料。达尔文在《动物和植物在家养下的变异》（公元1868年）一文中，谈到鸡的变种时指出：公元1596年出版的《中国百科全书》（即指《本草纲目》）中曾提到过7个品种，包括我们称为跳鸡即爬鸡的，以及具有白羽、黑骨和黑肉的鸡。这段引文与《本草纲目》禽部之鸡条所列举之7种鸡和乌骨鸡论述完全一致。又如达尔文在论述金鱼家化史所引《本草纲目》之依据，说明达尔文研究生物变异现象时，都曾从李时珍《本草纲目》中找到其进化论学说得以立足的科学依据。英国以研究中国科学技术史而著称于世的李约瑟博士，高度评价说："无疑地，明朝最伟大的科学成就，就是李时珍的《本草纲目》。李时珍在和伽利略、凡萨利乌斯科学运动完全隔离的情况下，能在科学上获得如此辉煌的成就，这对任何人来说都是难能可贵的。"

　　的确，《本草纲目》在其成书后的四百年间，不但在国内外一直发挥着广泛和深远的影响，就是在今天，在国内外仍有着旺盛的生命力。2011年,《本草纲目》与《黄帝内经》一道入选《世纪记忆名录》。

第三节　方剂学空前发展与普及

医师治病，要用药物，而多种药物之运用要有一定的配伍要求才能形成一个处方。治病的处方随着历代医学家根据自己治病经验的总结创造而逐渐丰富，因此便产生了以专门研究整理处方的医学著作，即医方著作，现代称之为方剂学。当然，用现代概念衡量古代医方著作，似有欠确切之处，然而明代以来的医方著作在一定程度上确实具备了方剂学的性质。明代对医方的收集整理不但集大成，而且开始普及和推广，也就是说，既有整理提高，也开清代医方大普及之先河。

一、集大成的医方巨著《普济方》

明代集医方之大成者，当以朱橚主持编撰的《普济方》为最。他在编撰《救荒本草》的同时，在医学教授滕硕和长史刘醇的合作下，共同对明以前的医方进行系统全面地收集整理和论证研究，甚至还兼收了传记杂说、道藏、佛书中的有关记述，于公元1406年编成《普济方》一书，168卷。《四库全书》改编为426卷。

《普济方》全书分为总论、身形、诸疾、疮肿、妇人、婴孩、针灸七大部分。总论部分叙述方脉总论、药性总论、运气、脏腑等11门；身形部分则为头、面、耳、鼻、口、舌、咽喉、牙齿、眼目等9门；诸疾部分有诸风、伤寒、时气、热病及各种外治等

39 门；疮肿部分为疮肿，痈疽、瘰疬、瘿瘤、痔漏、折伤、膏药等 13 门；妇人部分包括妇人诸疾、妊娠诸疾、产后诸疾、产难 4 门；婴孩部分则分初生、婴孩五脏、婴孩耳目口齿、诸风、伤寒、惊、痫、疳、疝、积等 22 门；最后是针灸与药品鉴别等 3 门，共 100 余门。据《四库全书提要》作者统计，其理论论述共 1960 论；100 余门之下共分为 2175 类；计有 778 法、239 图；所收历代医学家之治疗处方共 61739 首；总字数近千万字。可谓空前之壮举。

《普济方》完成后，由于篇幅浩繁，久久未能刊印流传，但辗转传抄者有之。因此，影响医界者不如其他广泛深远。新中国成立后，人民卫生出版社曾两次排印，颇受医学界之重视。对《普济方》之评价，可以说历来毁誉各半，誉者以为采摭繁复，编次详析，自古经方，无不赅备于是者；批评者以为其内容重复抵牾，病其杂糅，又因转相传写，错谬滋多。比较公允的看法，认为该书所收医方内容，其原出之书已散落不存者十之七八，幸得该书而存于世，所以强调：是古之专门秘术，实借此以有传，后人能参考其异同，而推求其正变，博观约取，应用不穷。

二、重视医方知识之普及推广

明代除了完成上述大型方剂学性质的著作外，医学家们对医方知识的普及推广，也做了许多具有开拓性的工作。例如，以医名被选为太医院太医——李恒，曾奉命选编的《袖珍方》（公元 1391 年），包括临床各科常用处方 3077 首。又如胡濙，于永乐年间任礼部侍郎时，曾奉旨出使四方，他东临沿海，西至沙漠，每至一处之公余，即采集良方，凡十七年，将所收集之效方整理成书，名叫《卫生易简方》（公元1423年），书中颇多简、便、廉之治病处方，刊刻后很受欢迎。还有周文采的《医方选要》，太医院院使董宿的《奇效良方》、张时彻的《急救良方》等，均系为医方之普及推广而作。《四库全书提要》介绍《急救良方》时评价其"专为荒村僻壤之中，不谙医术者而设，故药取易求，方皆简易"。

普及推广方剂学知识的医方者，最有影响的当以《医方考》为代表。《医方考》之作者吴崑，是明代著名医学家之一，他十五岁即有志于医药学，攻读精研之功甚勤，一生谨慎小心，兢兢业业，不敢自是，在他学理经验均已成熟之年，尤游海内，访求名家同道。他在这些调查研究中，发现十分之九的医生对于医之理法方药不甚了了，精良者只有十分之二，深为不安。这些医术不甚高的医生，不但对上古之医学理论不甚明白，就是对于中古之医方，所掌握的知识也是十分有限的。他们不但不明处方之旨，也不明处方之证；甚而对于诸种药物升降浮沉、寒热温凉及有毒无毒之性，也都不甚了解。吴崑面对这样的现实，本着一位医学家之道德和良知，决心取前代名医治病之医方，精选700余首，一一考其方药，考其见证，考其名义，考其事迹，考其变通，考其得失，考其所以然之故，编成《医方考》（公元1584年）6卷，分72门。

吴崑在自序中，还向读者介绍了他编《医方考》之用意和目的，他说："如山野之陬，湖海之远，求良医而不速得，开卷检方，能究愚论，而斟酌自药焉。"也就是说，他编此书的目的，是为了普及医方知识，推广医疗经验。据不完全统计，《医方考》成书后，连续刊刻印行近十次，流传医界和知识界很广。清代普及医方之著作甚多，实多《医方考》之启迪。

第四节 接种人痘预防天花之创造

人痘接种术的创造发明，并用以预防烈性传染病天花取得成功，是我们中国人对人类保健的一项卓越贡献。没有中国人痘接种术之发明，就不会有英国琴那牛痘接种术之发明，也就不会有1979年10月26日世界卫生组织在肯尼亚内罗毕宣布全球消灭天花的事件。人类最终消灭天花这一最为光辉的一页，既要归功于英国人公元1796年发明牛痘接种，更要归功于中国人最晚在16世纪已早发明的人痘接种。

人痘接种术之创造自然有着十分曲折的道路。这里首先让我们简要回忆一下中国医学十分强调疾病早期治疗和重视预防的光荣传统。《周易》："君子以思患而预防之"；《淮南子》："良医者，常治无病之病，故无病"；《内经》："是故圣人不治已病治未病，不治已乱治未乱"，"病已成而后药之，不亦晚乎"，"故曰上工（高明医学家）治未病（尚未发病之病），不治已病（已经发病之病），此之谓也"。汉代著名史学家司马迁在论述战国名医扁鹊的出色成就时，感叹说："使圣人预知微，能使良医得早从事，则疾可已，身可后也。"上述事例都有力地证明我国医学家在公元前的年代里已十分强调和重视疾病的早期治疗和预防，这些思想是十分宝贵的。

上述思想是很先进的，但如何才能获得真正的预防方法则并非易事。一千多年中，我国无数医学家曾为此默默奋斗，但却一一失败，他们虽然没有成功，但却积累了非常丰富的资料和可供借鉴的观点及理论认识。譬如"以毒攻毒"的思想认识就十分朴素而富有真理性。为了说明以毒攻毒思想的价值，先举几个例子。公元3世纪，中国著名医学家——葛洪，用打死咬伤人的狂犬脑为被咬伤之伤口敷贴以预防狂犬病之发作；还用恙虫末内服或外敷预防恙虫病之发作。公元7世纪，中国伟大的医学家——孙思邈，更创用病人生疮的脓汁、血汁，以小刀接种于健康之皮下，用以预防和治疗疖病等。这些突出的成就，都或多或少与以毒攻毒思想的指导有着密切的关系。

天花给人类造成的极大灾难是众所周知的。在中国本来没有天花，大约是公元2世纪时由南方传入，此后即由南向北蔓延。公元16世纪我国东北地区可能还没有天花的大流行，因此，满清入关称帝后，每因天花流行而惊恐，甚至为其继承人的安危而担忧。

天花传入中国后，中国医学家可以说是无不为其治疗和预防而努力探索。那么究竟是什么时间，什么人对预防取得了成效呢？对于这个问题，历代学者存在着不同的意见。第一种说法是董玉山在《牛痘新书·种痘源流》（公元1884年）中提出的，他说"考上世无种痘，诸经自唐开元间，江南赵氏，始传鼻苗种痘之法"，董氏认为我国种人痘之法始于公元713—741年间。第二种说法是朱纯嘏在《痘疹定论·种痘论》（公元1713年）中提出的，他说："宋仁宗时（公元 1023—1063 年）丞相王旦，生子俱苦于痘。后生子素，招集诸医，探问方药，时有四川人请见，陈说：峨眉山有神医能种痘，百不失一，……凡峨眉山之东西南北，无不求其种痘，若神明保护，人皆称为神医，所种之痘称为神痘，若丞相必欲与公郎种痘，某当往峨眉敦请，亦不难矣！不翕月，神医到京，见王素摸其顶曰：此子可种。即于此日种痘，至七日发热，后十二日，正痘已结痂矣，由是王旦喜极而厚谢焉。"这段记述说明中国有人痘接种术始于公元 11 世纪之峨眉山神医。还有一种说法，是俞茂鲲在《痘科金镜赋集解》中提出的，他说："又闻种痘法起于明朝隆庆年间（公元 1567—1572 年），宁国府太平县（今安徽），姓氏失考，得之异人，丹传之家，由此蔓延天下，至令种痘者，宁国人居多。"此说证明我国在公元 16 世纪中叶之前已用接种人痘的方法预防天花的流行。

综上所述，中国医学家最早发明种痘法以预防关花的说法约有三种，即始于公元 8 世纪、始于公元 11 世纪和始于公元 16 世纪，究竟哪种说法最可靠呢？一般学者从论据充分、有旁证资料考虑，大多赞成始于公元 16 世纪一说，这当然是无可非议的，因为此说可以举出许多证据，这里就不再述了。不过始于宋代，甚至唐代的说法，也并非完全出自臆造。以始于公元 8 世纪的说法为例，一般学者多认为这种学说是不足信的，因为提出这种观点的董玉山未能交代这一看法的根据，而且是时隔 1000 年才提出的，这确有不可信之处。但是，如果联系到孙思邈用小刀刺破疖疮周围健康皮肤，然后以脓汁接种刺伤处，并肯定这种办法可以防治疖病，这实际上与后世接种天花患者脓汁、脓痂没有什么两样。所不同的，一是接种疠病患者之脓汁用以防治疠病，一是接种天花患者之脓汁脓痂用以预防天花，但两者都可以肯定与以毒攻毒的思想密切相关。孙思邈早于董氏所说的江南赵氏始用鼻苗法约五十年左右，赵氏继其后而有此方法不能说毫无可能吧。

任何新方法新技术都有其被承认肯定而后逐渐推广的过程，有的顺利些就快；有的则遭否定，几经曲折始得推广而造福人类。人痘接种术之推广虽然未有严重的挫折，但被医学界肯定，被改进，而后推广确也经过了一个相当长的过程。因为，其发展、改进、推广都是在民间医学家之间自发进行的，其间还颇多自秘不传等社会因素的干扰。这种先进技术能够推广于全国和国外，我们还必须肯定康熙皇帝的一份功劳。

公元 1681 年，康熙皇帝命内务府官员徐定弼至江西求种痘医师，地方官员李月桂推荐朱纯嘏应诏，命种痘有效后，便成为给皇室子孙和宫廷官员子孙种痘的医官，而且被派遣到边外四十九旗及喀尔喀为满蒙官员之子孙种痘。这是由最高统治集团下令推广之始。康熙皇帝以此成功为得意，在其《庭训格言》中明示："国初人多畏出痘，至朕得种痘方，诸子女尔等子女，皆以种痘得无恙，今边外四十九旗，及喀尔喀诸蕃，俱命种痘，凡所种皆得善愈。尝记，初种痘时，年老人尚以为怪，朕坚意为之，遂全此千万人之生者，岂偶然耶！"皇帝亲自发布命令推广预防传染病的技术，这在中国历史上恐怕还是第一次，获得完全成功肯定是空前仅有的。根据同时代痘科医师张琰在《种痘新书》（公元 1741 年）中记载："经余种者不下八九千人，屈指计之，所莫救者，不过二三十耳。"这一报道说明接种人痘以预防天花者，只 3% 左右是不成功的，可见该技术在公元 18 世纪中已达到相当高的水平。

随后，人痘接种术在国外开始广泛传播。由于康熙皇帝大力推广人痘接种术获得成功，天花暴烈的流行有所控制，首先是俄国于公元 1688 年即请求派医师来中国学习种痘。俞正燮在《癸巳存稿》（公元 1847 年）中记载了这件事，他说，俄罗斯遣人至中国学痘医，在京城肄业。中国人痘接种术除康熙命令推广于蒙古等当时属于中国的领土外，俄罗斯派遣医师到中国学习种痘可能是有文献记载之最早者。其后，英国来华传教医师德贞（公元 1837—1901 年）在《牛痘考》一文中说："自康熙五十六年（公元 1717 年），有英国使曾驻土耳其国京，有国医种天花于其使之夫人，嗣后英使夫人，随传其术于本国，于是其术倡行于欧洲。"现代世界医学史界大多承认：英国公使夫人蒙塔古（公元 1689—1762 年）在土耳其学会人痘接种技术，于 1718 年返回英国，并以传播该术而得到女王的信任。关于土耳其流传的这一技术的来源，学者们在传播途径上虽有分歧，但都承认来自中国。法国启蒙思想家伏尔泰（公元 1692—1778 年），在批评法国保守势力反对推广人痘接种术时曾说："我听说一百多年来，中国人一直就有这种习惯，这是被认为全世界最聪明最礼貌的一个民族的伟大先例和榜样。"有人还认为土耳其是从俄罗斯学来的，也有人认为土耳其是从丝绸之路上学习来的。苏联医史学者——彼得洛夫认为：早在公元 18 世纪初，英国航海家们就从中国把人痘接种术传入欧洲。他还认为人痘接种术是由中国和西欧两途径传入俄国的。英国人学习和推广了中国人痘接种术后，很快传到欧洲许多国家，乃至经由英、法传至非洲许多国家，还经由英国传至亚洲的印度等国。

中国人痘接种术什么时候传至美洲呢？在美国，马瑟牧师在《皇家学会报告》上谈到土耳其人痘接种术时，曾指出与波士顿医师讨论过如何推广之事，但不幸的是他们的努力未受到重视。然而在布鲁克林乡下的一名普通医师波尔斯东（公元 1679—1766 年）接纳了这一建议，公元 1721 年 6 月，为自己的儿子和两名奴隶接种了人痘，并取得了成功，这是美国推广人痘接种最早的例证。后来，华盛顿让他的家族和由他统率的军队都接种了人痘。美国著名科学家——富兰克林（公元 1706—1790 年），在儿子死于天花后，也开始大声疾呼人痘接种法，中国人痘接种法在美洲得以广泛传播。

据文献记载，中国的邻国朝鲜、日本在 18 世纪初也先后从中国学习并推广了这一技术。

牛痘的发明者——琴那（公元 1746—1823 年），是英国的一位人痘接种医师，本身也因接种人痘而获天花之免疫，他在中国人痘接种术实践基础上于公元 1796 年创造接种牛痘取得成功。牛痘源于人痘，因人痘之启迪，其关系是很清楚了。牛痘于公元 1805 年传入中国，人痘、牛痘在中国得到发展。

中国人痘接种术，被誉为人类免疫学的先驱之术。人类第一次消灭烈性传染病天花，当然应该归功于牛痘的发明，但中国人痘之发明也有着不可磨灭的贡献。正是中国医学家运用天花患者脓浆接种于健康孩童之皮下取得对天花的免疫，这一创造是很宝贵的。牛痘发明后，相继在急性传染病的免疫上取得了辉煌的胜利，肠伤寒、猩红热、霍乱等一大批传染病获得了免疫技术。我们说，中国人痘接种术为人类做出了最伟大的贡献。

第五节　传染病学说之革新

关于传染病，在 2000 多年前的《内经》一书中已有论述，如：五疫之至，皆相染易，无问大小，病状相似。公元 7 世纪初，《诸病源候论》一书更以时行、戾气、伤寒论述了三种不同类型的传染病，除了指出其相互传染之共性外，并强调预服药以防之。这可以说是我国传染病学史上的一个重要阶段，可惜该书是一部专论疾病病因病理的著作，对其具体的预防方法却略而不载。此后，我国医学家对传染病多局限于伤寒学说之研究，很少强调预防方法，更谈不到如何改进了。到明末，温病学说兴起，但到清代又步入传统的理论制约之下，并不追求病原体之研究。在传统理论基础上发展的传染病学说有所革新创造者，当以明末著名医学家吴有性的贡献最大。

吴有性，字又可，江苏吴县人。公元 1408 年至 1643 年间，共爆发大瘟疫达 19 次之多，杀伤人命不计其数。在吴氏生活的年代里，传染病流行也很猖獗，据吴有性记载，公元 1641 年的传染病流行就使江苏、河北、浙江、山东等地的群众死者无数。面对这样的灾难，吴有性十分悲愤，他尖锐指出：大批因疫而死者并非死于病，而是死于医，是因为广大医学家对传染病缺乏研究造成的，这一认识是很有道理的。基于这一认识，吴有性专心

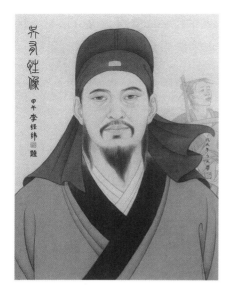

图 9-3　卞文学绘吴有性像

致力于瘟疫(传染病)的研究，他总结自己治疗传染病之经验，记述个人学习前人理论的心得，并结合平时自己对传染病病因病理的研究体会，以及对人类传染病和禽、兽传染病异同点的观察所得，编写了一部专著——《瘟疫论》(公元 1642 年)，共 2 卷。这是我国传染病著作史上的一颗明珠。综观《瘟疫论》，吴氏之著对传染病提出了许多新见解，他的一些理论认识具有里程碑意义。以下我们举几个方面的例子加以说明。

关于传染病的途径：我国以治疗伤寒传染病而著称的医圣张仲景，由于时代的局限，他在公元 3 世纪时，认为因伤于寒，寒邪由皮毛—腠理—半表半里—里(脾胃……)而发展的。这一认识，是来自对疾病发展过程和不同时期的不同证候特征的观察研究而得出的，这种理论一直为我国伤寒学派的医学家所推崇，直到现代。温病学派是不满足伤寒理论而兴起的，在理论上倡导病因和发病途径，是由上焦(心肺)—中焦(脾胃)—下焦(肝肾)而发展的，认为病因是温邪。认真讲起来其病因和传染途径与伤寒理论并没有根本之不同，只是在治疗方法上大大丰富了。按学派讲，吴有性或者可以归之为温病学派，但在有关传染病病因、传染途径等理论方面，他的学说可以说是独树一帜，而且是最富有科学性的创见。他认为传染病的病因"非风、非寒、非暑、非湿，乃天地间别有一种异气，即戾气"。在这里他大胆地否定了医圣伤于寒的传统理论，赞赏戾气学说，他虽借用戾气之名，却对戾气以全新的概念。他认为戾气"无象可见，况无声无臭，何能得睹得闻"，那么这种戾气既不能视见，也不能嗅见，不是太玄了吗？不是，吴氏强调：气即是物，物即是气；物者气之化也，气者物之变也。他确切肯定这种戾气是物质，只是我们尚不能看得见闻得着罢了。他的病因学说已经将病原体形容得非常具体了，只是由于显微镜尚未发明未能得到证明。关于传染途径，他所指出的传染病传染途径实际上已有了空气传染和接触传染的思想。他说：戾气之着人，有自天受之，有传染受之。自天受之指的是空气传染。他还说：凡人口鼻之气，通呼天气。这是吴氏自天受之即空气传染的一个绝好的自诠和证明。传染受之指的是接触传染，这是很明白的了。那么传染病如何传染于人呢？吴氏在上述非寒、非风之后接着强调"瘟疫自口鼻而入"，这一点也是大大超越前人的远见卓识。人要呼吸，口鼻之气通乎天气，空气传染统于此。人要饮食，病从口入，接触传染源，其消化道传染病几乎无不属于此。吴氏的学说是十分正确的，也是很进步的。

关于传染病病原体的特异性：对此问题，吴氏虽然对传染病病原体只是认识到戾气这一物质，并未观察到具体的病原体，然而由于他精深的观察能力和大量实践经验的积累，他对传染病病原体特异性等问题，提出了比较正确的理论和认识，实属难能可贵。他在论述这一问题时说：戾气之"偏中于动物者，如牛瘟、羊瘟、鸡瘟、鸭瘟，岂当人疫而已哉"，"然牛病而羊不病，鸡病而鸭不病，人病而禽兽不病"。同是传染病，为什么会有这种现象呢？他又进而强调：这种现象之出现，是由于所感染之戾气有所不同。更重要的是他提出了"万物各有宜忌，宜者益而忌者损，损者制也，故万物各有所制"的论点。这就是说他已认识到造成上述现象的重要因素是：人与动物，牛与羊，鸡与鸭等，相互之间对某些戾气（病原体）各自具有一种制约的因素。他虽然尚不能指出这种制约因素的实质内容，但他从其理论思维经验肯定人与各种动物之间存在着相当普遍的对戾气的不同制约关系。这种认识当时虽未得到实验证明，但它已为现代科学研究所证实。

吴有性首先把戾气与外科之化脓性感染联系起来，这就使得对病原体学说与化脓性感染的认识大大向前推进了一步。因为，在他之前的医学家解释化脓时，几乎都认为是气血郁滞的关系，或也提到"毒"的概念，但没有一位医学家肯定其与戾气学说相关，也就是以前的医学家多只注重全身经络、气血之不和，鲜有观察和注视局部病原体之存在的。吴有性创造性地指出："如疔疮、发背（背部化脓性感染）、痈疽、流注（深部化脓性感染）、流火、丹毒，与夫发斑痘疹（天花、水痘、麻疹等）之类，以为痛痒疮疡，皆属心火，实非火也，亦杂气所为耳。"这一认识也是一次划时代的进步。

上述种种学说，都说明吴有性的洞察能力和敢于创立新说的精神是很值得称颂的。他在传染病和外科化脓性感染上对病原体之形容和认识，距离真正病原体的揭示，可以说是只一纸之隔，但终因认识工具——显微镜未发明而罢了。这是吴氏学说因客观因素的制约未能被证实的一个重要原因，但我们也不能不注意到受我国传染病学说传统思维方法的制约，吴氏的学说虽然在病原体、传染途径、特异性等方面已有卓越的见地，终因传统的强大束缚，未能得到一位医学家的继承、阐述和发展，实在令人惋惜遗憾。

第六节　内科学之发展

中医内科学按其传统概念，既包括伤寒之证治，也包括一般杂病之诊断和治疗。有关传染病方面我们在上节已作论述，此节我们将对伤寒学的发展作简要概述，然后对杂病的发展情况作些重点介绍。

明代是研究医圣张仲景《伤寒论》学说的重要时期，不同学派兴起，代表人物有方有执、张遂辰、张志聪、王肯堂、李中梓等。其中方有执为明清研究伤寒学说的著名代表，他精心研究伤寒二十余年，倡导《伤寒论》错简重订，为有名的三纲编次派，认为仲景学说因王叔和编次而改易，之后又由于源流已远，其间时异世殊，又多虫蛀而残，后人编撰而乱，故主张考订，以求不失仲景原意。方氏认为：六经以太阳为纲，太阳病又以"风伤卫，寒伤营，风寒两伤营卫"为纲，即后世三纲鼎立之说。他调整篇目，重排条文，编成《伤寒论条辨》8卷。方氏关于伤寒之学说对清代伤寒学派的影响甚大。

明末清初以张遂辰、张志聪为代表的维护传统学派，他们认为经王叔和编次的宋本《伤寒论》之三阴三阳篇，皆仲景原文，其章节起止照应，王肯堂谓如神龙出没，首尾呼应，鳞甲森然，绝非断简残篇。甚至认为该书系医学中的《论语》《孟子》，不能增减一字，亦不可移换一节。可见其立论与方有执针锋相对。张志聪乃张遂辰的学生，师生合作推行维护传统的学说。张志聪不但推崇老师的《张卿子伤寒论》，还以章句法论证《伤寒论》连贯井然，并无遗漏，他还批驳方有执等三纲编次派是举一而废百，反失仲景辨证心法。这一学派也对清代研究伤寒学派影响很大。

王肯堂虽然并非伤寒大家，但他的《伤寒准绳》，倾注了他

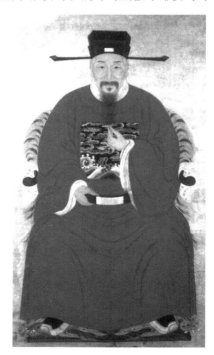

图 9-4　王肯堂画像
明代金坛王氏家传

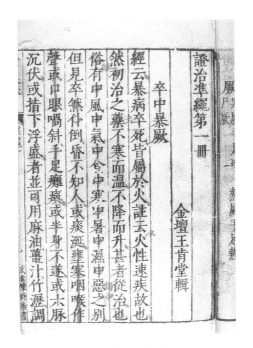

图 9-5　《证治准绳》书影
清代康熙三十八年（公元 1699 年）金坛虞氏补修本

一生的心血，亦为研究《伤寒论》之重要参考，影响甚广。王氏非常崇敬张仲景，他认为：两千年来，其间以医名世，为后世所师承者，未有不从仲景之书悟入。他尊仲景若儒门之孔子。他还认为伤寒法不但可以治疗传染病，还可治内科杂病，确是独到见地。《伤寒准绳》是对仲景《伤寒论》的发挥和发扬的著作。该书首列序列入门，辨证内外伤及类伤寒辨；其后则以伤寒总例居前，叙伤寒之四时传变及汗吐下法，又愈解死证，阴阳表里，伤寒杂病，类证杂论，察色要略；以下又分次论太阳病、阳明病等。所以，汪琥认为"伤寒之书，至此可为详且尽矣"。

内科杂病在有明一代亦甚昌盛，名家辈出，学派林立。首先，医学家们在前代内科杂病进步的基础上，更为重视辨证论治理论的运用。如孙一奎（字文垣，号生生子，安徽休宁人），在其著作《赤水玄珠》中强调：凡证不拘大小轻重，俱有寒热、虚实、表里、气血八字，苟能于此八字认得真确，岂必无古方可循。楼英在其著作《医学纲目》中指出：必先分别气血、表里、上下、脏腑之分野，以知受病之所在；次察所病虚实、寒热之邪以治之。明代内科杂病学医家、医著，几乎无不强调临床之辨证论治以及理、法、方、药之运用。两相结合，是明代内科学家的一大特点。

明代著名内科杂病学家薛己（公元1488—1558年），字新甫，江苏吴县人，世医出身，他的著作《内科摘要》是我国医学史上以内科命名学科最早者。公元16世纪初被选入太医院作御医，后被提升为太医院院使，医名鹊起，他除了躬身医疗实践外，于著书立说孜孜不倦，所以他的知己好友叙说了薛己在家中"蓬头执卷，抽绎寻思"的攻研医理和埋头于著述的情景。他的著作特点是每论均附有医案，以临床经验之例证，说明理、法、方、药的依据，既重视前人经验理论的整理，又注重自己的独立见解，于内科杂病之发展颇多助益。薛己又是倡导温补学派的代表人物之一。其理论依据是，他们认为内科杂症多属脾、肾虚损之症，故注重温补药物的应用。温补学派除薛己外，还有著名医学家孙一奎、张景岳、李中梓等，其影响十分广泛而且深远。

张景岳（公元1562—1639年），名介宾，浙江绍兴人。虽然致力于医学研究较晚，但由于其刻苦过人，学术日精，医名大振于时。张氏学术思想曾有过截然不同的转变。最初，他十分推崇元代著名补阴学派创始人朱丹溪的"阳常有余，阴常不足"的学说，但中年以后随着自己学理的提高和临证经验的积累，转而对老师的学说持批判的态度，晚年力主"阳非有余，真阴不足"的理论观点，认为人体虚多而实少。因此，在其代表著作《景岳全书》中，颇多"补益真阴、元阳"、"滋阴养阳"，"温补脾肾"之论述。同时可见慎用寒凉和攻伐方药

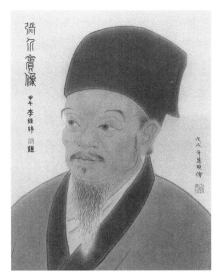

图9-6　慧晓绘张介宾像

之主张。他继薛己之后而超出薛己的影响。

　　秦景明，名昌遇，在学术上推崇元代名医朱丹溪的《脉因证治》，然而他认为，临床诊疗疾病，更应首先重视疾病症状表现的调查掌握，在全面掌握疾病证候的基础上，然后探求病因，再审脉象，最后根据证候、病因、脉象顺序进行综合分析，得出治疗方案。如此诊疗程序比先审脉、次求因、再辨证更科学。积于上述认识，他撰写了《脉因证治》一书，总结了自己在诊治内科杂病的经验和理论，对发展明代内科学不无小补。其他如王肯堂的《杂病准绳》、虞天民的《医学正传》、王纶的《明医杂著》等，亦为影响深远的佳作。此外，还出现了不少内科疾病的专门著作，例如郑全望的《瘴疟指南》（公元1609年，2卷）、卢之颐的《痎疟论疏》（公元1657年）、张鹤腾的《伤暑全书》（公元1623年，

2 卷）、方有执的《痉书》（公元 1589 年，1 卷）、龚居中有关结核病专书《痰火点雪》（公元 1630 年，4 卷）、胡慎柔的《慎柔五书》（公元 1636 年）以及汪绮石的《理虚元鉴》等。专论寄生虫病者有周履靖的《金笥玄玄》（公元 1597 年，1 卷）等。许多都是很有开创性的重要专著。在此影响下，清代的有关疾病专著层出不穷，它标志着我国医学发展到明代，对疾病的研究大大深入了一步。

第七节　外科学发展之成就

明代外科学之发展，继唐宋之后，有很多创造和革新，这与明代整个医学出现的革新倾向是密切相关的。其特点是治疗领域扩大，外科手术种类增加，外科学家注重外科学之理论研究，特别是围绕着外科医疗技术和学科理论的争论等，都构成了明代外科进步的重要因素。

汪机（公元 1463—1539 年），字省之，别号石山，安徽祁门人，出身世医，随父学习和行医数十年，成为当代名医，对医学理论问题之研究尤有卓见。他于公元 1519 年，总结自己对外科学的研究心得时，写成《外科理例》一书。从外科学之发展而言，或可誉之为外科理论继往开来的巨著。汪氏十分强调外科疾病治疗的整体观念，创造性提出："外科必本诸内，知乎内以求乎外，……又诸中然后形诸外，治外遗内，所谓不揣其本而齐其末，殆必己误于人，己尚不知，人误于己，人亦不悟。"外科学在汪氏学术思想影响下，在理论上得到了显著的提高。

薛己，前已提及，他不但是一位多学的内科学家，而且对外科学也有着较深刻的研究。也有人认为他尤精于外科学，这是因为他强调外科医学家必须要有内科学基础，要有医学理论修养。他所主张的外科疾病疮疡诊断治疗也一定要注重本末虚实等辨证论治原则，也是很有科学道理的。薛氏有关外科的著作有《外科发挥》《外科经验方》《外科心法》《外科枢要》《正体类要》等。

王肯堂（公元 1549—1613 年），字宇泰，江苏金坛人。曾任翰林院官员，因上书抗御倭寇事被降职，后称病还乡，精心于医学研究，以医名于世。积十余年之功，编成包括有杂病、类方、伤寒、外科、儿科、妇科等内容的《六科证治准绳》，对中医发展有着深刻影响。王氏在繁忙的医疗实践和紧张的撰著生涯中，还与同道建立了密切的友谊，并与意大利来我国传教的传教士利玛窦过往较密，这对形成王氏在外科学上的某些学术思想特点，或者不无影响。王肯堂的《外科准绳》（公元 1602 年），对许多外科疾病的记载和认识，给人们以深刻的印象，特别他所记述的许多外科手术，更是令人钦佩。例如炭疽病，王氏在其著作中记载了公元 1587 年，一妇人售羊毛于市，曾引起了紫泡疗（炭疽病）流行，造成大量死亡的历史。他在总结经验时正确指出："若因开割瘴死牛、马、猪、羊之毒，或食其肉，致发疗毒。或在手足，或在头面，或在胸腹，……或起紫泡，或起堆核，肿痛，刨人发热烦闷，头痛身痛，骨节烦疼。"这就给炭疽病的传染途径、发病局部体证、好发部位及全身症状和预后作出了很科学的论述。其他如对麻风病及由外国传入之梅毒、性病等，也都作出了比较确切的论述。他是我国首先记述男性乳腺癌的医学家。在外科手术和医疗技术方面，他所记述的肿瘤摘除术、甲状腺切除术、肛门闭锁症之成型术、耳外伤脱落之缝合再植术、骨伤科整复术等，以及这些手术与技术之消毒清洁和护理，内容十分丰富，实属不可多得。该书有着很高的医史文献价值，其外科手术和医疗技术对实现中医外科学之现代化也不无参考意义。

以上三位医学家，虽然各自在中医外科学发展上做出了贡献，但他们还都不是专门的外科学家。以下举几位专门的外科学家，说明外科在明代的卓越成就。

公元 1604 年，外科学家申斗垣撰成《外科启玄》，他对外科鼻祖——华佗的外科手术未能传世深表惋惜，故以"启玄"为其书名，旨在发掘历代外科发展的手术疗法与医疗技术，以为民造福。他提倡外科疾病的预防和早期治疗，例如在叙述筋瘤的治疗时强调"以利刀去之"，不要延误时日。对血瘤，他主张"以利刀割去，银烙匙烧红一烙止血，不再生"，也有早期治疗之意。而在淋巴结结核的治疗上，则明确反对乱施刀针手术，批评手术切除淋巴结结核的医生"如割韭相同"，只"取其标而未治其本"。外科手术器械之消毒与否，对外科手术取得成功是至关重要的，申氏与同时代的眼科学家傅允科对此十分重视。他们强调：煮针一法，《素问》本无，今世用之，有益而无害，故从之。这是外科消毒观念建立的重要一步。申氏还强调："古有以口吮脓之德，今则以一端留节削去青皮之薄竹筒，药煮十数沸，乘热安疮上，脓满自落法吸脓，如此至脓尽，膏药贴之，以防挤压而有形成胬肉突出久不收口之患。"这既是对吸脓法的改进，也是消毒法的新进展。

陈实功（公元 1555—1636 年），字毓仁，江苏南通人，我国外科学发展史上的著名医学家。从青年习外科学，凡四十余年，学验俱丰，所著《外科正宗》一书，影响十分广泛而深远。陈氏的外科学术思想是很有借鉴意义的。他引述前人的正确立论，即"治外较难于治内，何者？内之症，或不及其外，外之症，则必根于其内也"，反对内科医生轻视外科的错误观点。在临床治疗和研究中，重视

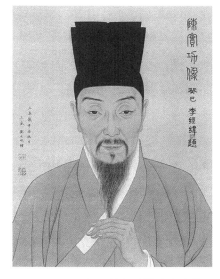

图 9-7　王岚、刘文斌绘陈实功像

医学理论修养，强调治外症必本诸于内的学说，反对外科医生轻视诊断、乱施手术和乱投药物的医匠学风。他对百余种外科常见病症，大都作了比较系统的论述，一般在每一病症之下，首先综述病因病理，再次述症状证候，再次论诊断及各种治疗方法，然后分析介绍成功或失败的病案，最后选列处方。在外科手术治疗上，他创造性继承和发扬了截趾术，下颌骨脱臼整复术，骨结核死骨剔除术，鼻息肉摘除术，咽部异物剔除术，食管、气管吻合术等。例如气管缝合术，陈氏记述指出："自刎者，乃迅速之变，须救在早，迟则额冷气绝，必难救矣。初刎时，气未绝，身未冷，急用丝线缝合刀口，……枕高，使刀口不开，外再用绢条，围裹三转，针线缝之。"又如咽、食管异物剔除术，陈氏创造性发展前人的医疗技术，制造乌龙针巧剔异物。他记述说："乌龙

针治骨哽于咽下难出者，用细铁丝烧软，双头处用黄腊作丸如龙眼大，裹铁丝头上，外用丝棉裹之，推入咽内哽骨处，其骨自然顺下矣，不下再推。"又一种方法如"误吞针刺哽咽疼痛者，用乱麻筋一团，搓龙眼大，以线穿系，留线头在外，汤湿急吞下咽，顷刻扯出，其针头必刺入麻中同出"。再如下颌骨脱臼整复术，陈氏正确指出："落下颏者，气虚之故，不能收束缚关窍也。令患者平身正坐，用两手托住下颏，左、右两大指入口内，纳槽牙上，端紧下颏，用力向肩下方捺压，开关窍，向脑后送上即投关窍，随用绢条兜于颏头顶上，一小时光景即可解除绢条固定而治愈。"再如鼻息肉，他对其病因、症状，作了比较确切的论述，指出"鼻痔者，由肺气不清，风湿郁滞而成。鼻内息肉结如石榴子，渐大下垂，闭塞孔窍，使气不得宣通"。关于手术治疗方法和步骤，他在"取鼻痔法"下记述了自己的手术器械制法、手术麻醉方法，以及手术方法和术后护理等要点。他强调：先用茴香散（局部麻醉药）连吹入鼻黏膜两次，次用细铜筋二根，在铜筋之一端钻一小孔，用丝线穿小孔内，二根筋间丝线相距五分许，以两根铜筋穿丝线一端直入鼻息肉根基部位，将筋头丝线束鼻痔根，然后绞紧，再向下一拔，其痔自然脱落。置水中观其大小。再用术前配好的胎发灰与象牙末等分，吹入鼻内息肉之根基处创面，其血自止。这个外科手术虽然并没有什么高、深、难的技巧，但就医疗器械、手术麻醉及手术方法步骤设计而言，确实是很先进的。对于血栓闭塞性脉管炎所造成的足趾、手指逐步向上蔓延的坏死，陈氏的截趾手术有着很大的进步。陈氏除正确论述了该病的好发部位、症状诊断和药物治疗外，还指出其严重的预后。为了争取较好的治疗效果，他发展了《内经》"急斩之，不则死矣"的结论，强调："用利刀寻至本节缝中，将患指徐顺取下，血流不止，用金刀如圣散止之。"他认为只要早诊断，早手术治疗，有些"脱疽"是可以治愈的。在他的治疗病案中记有4例，其中3例达到近期治愈。

明代外科学发展除上述成就外，还有许多外治法得到丰富和发展。在外科疾病的专著方面，也出现了不少很有价值的学术论著。其中影响较大的，麻风病专著方面有薛己的《疠疡机要》、沈之问的《解围元薮》；梅毒性病专书有陈司成的《霉疮秘录》等。此外，明代的骨伤科也有较明显的进步。例如大型方书《普济方》，虽不是专著，但因其主编是明太祖第五个儿子——朱橚，其中"折伤门"反映了当代的骨伤整复治疗水平：如兜颈坐罂复位法、牵头踏肩法治疗颈椎骨折，手牵足蹬法整复肩关节脱臼等，均在前代基础上有了新的改进和提高。

麻醉术是否可靠，对外科手术能否成功，对骨伤科整复手法及整复手术能否成功，都是一个十分重要的因素。中国麻醉术早在汉代已有华佗成功运用之光辉历史。明代如何呢？举数例以反映其先进水平。首先，在全身麻醉术方面，仅举非外科专业的两位著名医学家运用的经验，或更能说明其时的普遍和水平。李时珍曾应用全身麻醉于外科疮疡手术和艾灸术等，他说："曼陀罗花（八月采）火麻仁花（七月采），（阴干）等分为末，热酒调服三钱，少顷，昏昏如醉，割疮灸火，宜先服此，则不觉苦也。"又如张景岳所记述的"蒙汗药"："一名铁布衫，少服止痛，多服则蒙汗，方用闹羊花、川乌、自然铜、乳香……热酒调服，乘饮一醉，不片时浑身麻痹。"明代对科学家的麻醉法记述尤多，兹不赘述。值得称道者，明代创造性地应用了局部麻醉术，这是外科麻醉史上的一大进步。例如用于唇裂修补手术之麻醉术，王肯堂记述唇裂修补术的局部麻醉是："却以麻药抹缺处，以剪刀薄剪去些皮，抹封口药，以线缝合。"王肯堂所用局部麻醉药由什么组成的呢？他在另一处回答了这个问题，他记述说：用川乌、草乌、南星、半夏、川椒为末唾调擦之。唾调虽很不卫生，然其局麻效果确是比较可靠的。

第八节　针灸学之发展

针灸学的发展，在明代也是一个高潮时期。其主要成就表现在：①对前代针灸文献进行了广泛的搜集整理，出现了丰富的汇编性针灸著作，尤以杨继洲的《针灸大成》内容最为丰富，对后世针灸发展的影响也最大。②开展了内容广泛的针刺手法研究，并围绕着手法研究形成了学术争鸣。③灸法研究也趋于多样化，从艾炷的烧灼灸法向用艾卷的温热灸法发展，并于艾卷中加药，实现了辨证论灸的新学说。④整顿历代经外穴位，使之向规范化发展，形成"奇穴"，对扩大针灸学的治疗范围做出了新贡献。

一、复制针灸铜人和创制男、女、儿童针灸铜人

众所周知，宋代针灸铜人的铸造，是我国医学教育和针灸发

展的一项重要创造。不论在当代或金元时期，针灸铜人都被视为珍宝，它确实在针灸教学和普及上发挥了重要的作用。公元1443年，明政府为了针灸学发展的需要，继承宋代的优良传统，指定专人负责仿照宋代针灸铜人的式样，另行铸造了针灸铜人。由于铸造于明正统年间，即为正统针灸铜人。这具铜人的复制品现珍藏在中国历史博物馆。新中国成立后，中国中医研究院针灸研究所曾据此再次复制了明代针灸铜人，其照片已流传国内外。公元16世纪中，著名针灸学家——高武，鉴于针灸穴位在男、女、儿童身上存在着差异，而且每多错误，他精心设计铸造了男型针灸铜人、女型针灸铜人和儿童型针灸铜人各一座，用以作为取穴定位的规范化标准，其用心可谓良苦，这对针灸学的发展肯定是很有益的。可惜这三座针灸铜人也不存世了。

明代往往以其针刺铜人能否得中来测其针灸水平的高低。明初，针灸学家宁守道（河南扶沟县人），即以精于针灸法应诏入京，经针刺铜人得中而被选为太医院院使。据载，明中叶仍以此法作为考试针灸医师技术水平的依据，如明孝宗（公元1488—1505年）朱祐樘听说针灸学家凌云很有名声，便把凌云从原籍浙江吴兴县召至京城，命太医院医官出针灸铜人，给铜人穿上衣服，然后出题命凌云以针刺之，凌云按题取穴针刺无不中，孝宗即授予太医院御医。凌云，字汉章，号卧岩，生平好义轻财，年77岁时，无疾而终，死之日家无余资。由此可知凌云医术之高超和医德之高尚。

二、明代影响较大的针灸著作

《针灸大全》，6 卷，成书于公元 1439 年，作者是当时著名针灸学家——徐凤。该书是一本综合性针灸学著作，次第论述了针灸经穴、经脉宜忌、治疗原则；全身折量寸法，十二经络穴位取穴法；灵龟八法取穴及主治配伍；子午流注针法；点穴、艾炷、壮数以及有关问题等。灵龟八法、子午流注是针灸学家按季节时辰不同，选用人身不同部位经穴，进行针灸治疗的一种经验总结。这一学说与现代国际上所研究的生物钟学说十分相似。过去曾视子午流注、灵龟八法学说为封建迷信，并予以批判，现在看来是欠妥当的，我们应当给予这一学术思想和价值以重新估计和科学的研究。

《针灸聚英》，或名《针灸聚英发挥》，著者为针灸医学家高武（字梅孤，浙江鄞州区人）。他除铸造针灸铜人外，该书是他在针灸学发展上的又一贡献。该书共 4 卷，刊行于公元 1529 年。作者认为：《针灸甲乙经》等许多针灸书，多祖于《素问》《难经》之理论，但多异而少同。他取各书之同，而议其异，故编其书以《针灸聚英》为名，集明以前针灸学的主要成就，并以按语形式提出了自己的独到见解。《针灸聚英》首先简要介绍历代针灸学著作；次论五脏六腑、仰伏人尺寸、十二经脉、奇经八脉、循行主病；再论骑竹马法、四花法、子午流注等各种取穴方法和特点；再次专论煮针、火针、温针、折针，以及艾炷、灸疮和禁忌等；最后记述有关各种针灸歌赋等。其内容反映了明代中期对针灸学发展的又一次较高水平的整理提高，对发扬中医针灸学的优势做出了新的贡献。该书流传广、影响大，日本有复刻本。高武在《针灸聚英》一书中，已经注意到针灸学的普及需要，为此，他还著有《针灸节要》，更是初学者必读之书。

明代第三本代表性的针灸学著作当推杨继洲的《针灸大成》。由于分别晚于《针灸大全》近两百年和《针灸聚英》近一百年，其内容更为丰富，也可以说是明代针灸学集大成的著作。

杨继洲（公元 1522—1620 年），名济时，浙江衢州人。出身世医，祖父任当时太医院太医职务，名盛于时。继洲从小攻读，欲进仕途，终未能成，乃转而继承家学，40 岁时即以医名，公元 1568 年被召任职太医院。由于他专心针灸医疗数十年，积累了丰富的实践经验，加之生活安定，有着比较优越的读书条件，能读一般人难以寻觅的针灸文献，又有数代家传，为他晚年从事针灸著述工作创造了十分良好的环境和条件。他的针灸巨著《针灸大成》10 卷，正是在他早年整理祖上所留传的《卫生针灸玄机秘要》一书的基础上，进一步充实自己数十年针灸经验和参阅明以前历代针灸专著等编集而成的。《针灸大成》一书，有理论，有经验，有技术，有适于记诵的歌诀诗赋，既是学术专著，又有普及特色，深入浅出。因此，于公元 1601 年刊行后，影响于后世颇大。据统计已有 50 余次刻版排印，可见在国内影响之广泛。该书还传到许多国家，全译或部分翻译出版的有法、德、英、日等国文字版本。

第九节　妇儿科学之进展

　　明代妇产科和小儿科与上述医学学科相比虽然没有更为突出的贡献，但在宋元基础上仍取得了不少的进步，有些对封建伦理给医学发展的限制所进行的批判，十分中肯，但这些终未能扭转根深蒂固的封建思想对上述情形的制约局面。

　　宋代齐仲甫以问答体编写了一本妇产科专书，名叫《女科百问》，对妇产科的生理、病理、疾病等分 100 个问题一一予以解答，很是切合实用。明代闵齐伋在刊刻该书时写了一个序文，可以说是对封建伦理观念限制医学发展思想的严厉批判，这是很有进步意义的。他说：医生诊治疾病，依靠望、闻、问、切四术，其中以切脉为下。但是，其他三术，可施诸男子和婴儿，不能用于妇女。因为名门闺秀，颇多限制。特别是月经、胎孕、带下、淋症等等，既不明示于医，更不肯令医查验观看和询问。他在议论了种种封建伦理对妇产科发展的限制约束后，还指出："问之则医危，不问则病危"，确是一针见血。也反映了妇科医学家们对那种种限制的不满是何等厌恶了。尽管这一思想在明代妇科学发展上没有发挥重要的指导作用，但我们应当给予这种进步思想以高度评价。

　　明代对妇女不能生育方面所作的研究是很有成效的，除理论和传统认识外，开始注意到外生殖器畸形造成的影响。妇产科学家钱雷对阴蒂之功用已有认识；万全记载了瘢痕阴道狭窄、阴道发育不全性狭窄等；王肯堂等还记述了阴户小如筋头，只可通，难交合，以及阴道闭锁等，同时记述了阴道扩张术和手术切开等疗法。另外，医学家们对月经与不育的关系，也做了不少观察和记载。关于新生儿的接产和护理，也比前代有所进步，更符合妇婴保健的要求。例如薛家世医，很强调新生儿断脐要用烧灼法。薛氏医案中强调："儿生下时，欲断脐带，必以蕲艾为捻，香油浸湿，熏烧脐带至焦，方断。"他还明确提出要求：包扎时要用软帛厚棉裹束，时时检查，防止小儿尿湿包扎物。更令人钦佩的是薛氏正确指出："此预防脐风（破伤风）乃第一要紧之事。"这个精辟的论断，实属难能可贵的经验总结。新生儿破伤风几乎完全是由不洁的断脐带方法引起的，是旧社会死亡率最高的疾病之一，直到新中国成立后由于妇幼保健制度的深入开展、新法接生的推广才得到比较彻底的预防。

此外，明代还对妇产科疾病的一些方面，在认识上有了创造性提高。例如薛己在张仲景对直肠阴道漏描述的基础上首先报道了直肠膀胱漏，更描述了阴道息肉等。对这些疾病若没有借助阴道窥镜一类器械的检查是很难作出确切论述的。由此可见，在当时的一些妇科医生已经冲破了封建伦理思想的束缚。孙一奎还报道了第一例先天梅毒。

明代的妇产科学著作也空前丰富，其中尤以王肯堂的《女科证治准绳》（公元 1607 年）、万全的《万氏女科》（公元 1549 年）及《广嗣纪要》、武之望的《济阴纲目》（公元 1620 年）等影响广泛。《济阴纲目》则是对王肯堂《女科证治准绳》的继续和发展。薛氏家传的《女科撮要》亦富有影响。

　　明代小儿科也有一定的进步。最突出的表现是有关小儿科医学著作空前丰富，据统计仅现仍存世者约 30 种，同时还出现了许多小儿科常见疾病的专门著作，如专论天花、麻疹一类疾病的专书近 40 种，专论天花者有近 20 种，专论麻疹有 5 种，可见明代医学家攻研儿科疾病之用心和普遍，也可见所获成果之大了。这里首先从小儿科学的理论研究所达到的水平作一些简要的叙述：

　　明代小儿科医学家比前代更加强调小儿脏器不完善易于患病的情况，如万全在其著作中着重指出小儿"如草之芽，如蚕之苗"，张景岳在《景岳全书·小儿则》一书中也论述了小儿的特点——"略受伤残，萎谢极易"。这些儿科特点，不但是诊断疾病、分析病情时必须格外注意的方面，而且也是确诊后确定治疗方案、遣药用方时要特别予以周密考虑的地方。明代儿科治疗水平的提高，与此不无密切的关系。再有，婴幼儿的喂养，在当时也已有了比较科学的方法。例如，龚廷贤指出：四五个月的婴幼儿，只能乳食。半年以后才可以用炒熟的米面煮成稀粥喂食。十个月后，稀粥可稠一些，或逐渐用煮烂的饭喂养。他还指出如此可以助益脾胃，能够使婴幼儿健康，减少疾病。这一认识自然有着很高的科学价值。龚廷贤还强调："初生三五日，宜绑缚令卧，勿竖头抱出，免致惊痫。"他所要求的方法一直沿用到现代，确是婴幼儿护理的一个重要方面。保姆和乳母对婴幼儿的健康成长是十分重要的，我国儿科史在唐代已有医学家对此作过相当正确的论述，明代在此基础上有了新的见解和要求。著名小儿科学家薛铠，不但强调婴幼儿必须要有保姆专司护理，而且对乳母提出了严格的要求，他指出："小儿初生，须令乳母预慎七情六淫，厚味炙煿，则乳汁清宁，儿不致疾。否则阴阳偏胜，血气沸腾，乳汁败坏，必生诸病。"这个道理也是很正确的。万全还提出：凡小儿嬉戏，不可妄指它物作虫作蛇，使小儿产生恐惧；小儿啼哭，也不可令装扮欺诈，以制止其啼哭。他说这样对待小儿，能使小儿心小胆怯，易于使之神志昏乱和因过于胆怯而造成一种客忤症，从历代医学家对这种病的形容描述，很似儿童的精神神经病，这些都是来自实际经验的总结。

关于小儿科用药，明代医学家在上述理论认识基础上，十分强调"小儿肠胃薄脆，不胜汤丸"，"病衰则已""不可过剂"。《幼幼集成》一书也指出："无情草木，气味不纯，原非娇嫩者所宜也"；更要求儿科医师要做到"但能确得其本而摄取之，则一药可愈"。这些都是很精辟的见地。

小儿科学方面的著作，影响于当代和后世较大者，以寇平的《全幼心鉴》（公元 1468 年）、鲁伯嗣的《婴童百问》（公元 1506 年）、薛铠的《保婴撮要》（公元 1554 年）、万全的《幼科发挥》（公元 1579 年）和王肯堂的《幼科准绳》（公元 1607 年）为优。在疾病专著方面，如汪机的《痘治理辨》（公元 1531 年），对天花、水痘等病之理论认识、鉴别诊断和治疗经验，都进行了比较全面的总结；聂久吾的《活幼心法大全》（公元 1616 年），对天花、麻疹等儿科疾病的病源，以及其不同阶段的发病特点、证候与治疗方法，均有较系统的论述。上述两书并各附有治疗病案和提示不同发展阶段的不同治疗原则等，为猖獗流行于明清的天花、麻疹的治疗做出了很大贡献，历来为儿科医家和痘疹专科医家所推崇。

明代儿科学家中有卓越贡献者，如寇平，他提出：饮食不宜是儿科疾病的重要条件，他就此说对明以前之有关学说进行了较深入的论证，给人以深刻的印象。薛铠对儿科贡献尤大，他正确认识到婴儿破伤风与断脐之感染有着密切的关系。因此，在前人经验的基础上改进断脐方法，主张用艾火烧断脐带，以避免脐风（破伤风）的发作。这种方法在古代尚未发现破伤风杆菌是造成脐风的直接原因前，是最有效最为科学的创见，它比前代医学家强调的用清洁布帛包裹后咬断的技术，大大提高了一步。薛铠的艾火烧断脐带的方法，虽然没有得到普遍的推广，也未能得到更多医学家的认可，但确是一项远见卓识的先进方法和技术。

万全的《幼科发挥》（公元1549年），从围生期卫生到婴幼儿卫生，均作了比较正确的理论阐述。例如在"预养""胎养"的章节里，着重介绍了产前的卫生要求；在"蓐养"章节里，着重介绍了新生儿的卫生要点；在"鞠养"章节中，着重论述了幼儿期的卫生要求。他主张的令幼儿常见风日，注意养成耐寒冷、节饮食的良好习惯，戒惊吓，勿妄用药等，均属较好的经验，这些要求显然对优生优育是很有科学意义的。

王肯堂以读书多和善于评述而著名，他对明代诸家儿科学著作的评价很有代表性。他说：古今编撰儿科书籍而未能达到高水平者，如《全幼心鉴》（寇平撰）之芜秽，《幼科类萃》（王銮撰）之粗略，《幼幼新书》（宋代刘昉撰，刊于公元1132年）则有古无今，《婴童百问》（鲁伯嗣撰）则挂一漏万。王氏认为这些儿科专书虽然皆刊行于明代，但均不足以为小儿科学之准绳。这一评价虽然过严，但也确有一定的道理。王氏编撰的《幼科准绳》确有吸收各家之长的特点，因此流传最广，影响于儿科学发展的作用也最大。

第十节 眼科、口齿科与耳鼻咽喉科成就

首先让我们从眼科之发展水平开始介绍明代五官科医学的发展。在正确描述眼科疾病方面，明代著名医学家王肯堂有着许多独到之处，他观察之细微，记述之正确，令人钦佩。例如，对角膜溃疡从初期发病，到发展、转归、痊愈、预后和后遗症这些临床变化的描述，为前所未及。他叙述说："（黑睛凝脂翳证）初起如星，色白无凹，后见大而变为黄色，始变出凹者，如凝脂一片，肥浮脆嫩，……甚则为漏，为蟹睛，内溃精膏，外为凹凸，或气极有声，爆出稠水而破者……虽救得（眼）珠完，亦带病矣。去后珠上有白障，如鱼鳞圆翳等状，终身不能脱。若结在当中，则视昏渺。"如果认为角膜溃疡是外眼病，医学家可以一目了然，只要用意观察记录，实不难作出上述较确切的论述，那么我们再看看王氏对有关眼底出血病的生动描述。明代是没有检眼镜的，也没有其他什么仪器设备可以检测，然而他却把眼底病的绝大部分自觉症状，进行了比较详尽的形容和描述，其洞察力实在令人吃惊。他在论述珠中气动证时强调："视瞳神深处有气一道，隐隐袅袅而动，状若明镜远照，一缕消烟也。患头风痰火病，郁久火胜抟激，动其络中真一之气，游散飘耗，急宜治之，动而定后光冥者，内证成矣。"这一描述，正确写出了有似眼底出血尚在

进行中的征象，为眼底疾病的诊断和治疗做出了很大的贡献。王氏还提出用拨治法治疗斜视（瞳神反背）病。王氏在他的综合性医学巨著《证治准绳》中，设立七窍门论述眼科病症 193 个，该书虽非眼科专著，王氏也不是眼科医学家，但他的论述，凡今日能用肉眼检查到的常见病，几乎罗列无遗。因此，有清一代和现代中医眼科医学家，都对《证治准绳》有关眼科疾病的论述极为重视。

在介绍明代眼科学的发展水平时，必须评价一部名为《银海精微》的眼科专著。首先，书名"银海"是何意义？《四库全书总目提要》考得银海为道家对眼目的称呼，宋代著名诗人苏轼之雪诗中有"光摇银海眩生花"之句，可知该书名之银海即指眼科而言。《银海精微》一书，原书并无作者署名，今通行本则题为唐代孙思邈辑，据考实系伪托。其成书年代显然不是唐，一般多认为成于明代较为可靠，故在此章评述之。该书特点，从文字上考查很像来自群众中眼科医疗经验的总结，理论并不高深，而眼科医疗技术和手术治疗方法却比较丰富。特别是手术方法之应用，比其他眼科书籍为多。较大的手术为金针拨白内障，文字通俗，对手术方法、步骤等都交代得比较清楚具体。眼科疾病手术治疗的适应证和禁忌证，记述也很具体，而且比较正确。对于劀洗、钩、割、针、烙等术式，均提出比较严格的适应证和禁忌手术。在许多外眼疾病的治疗项下，均加以说明。如烙法明确指出："烙更妙"，"烙三五度无妨"，"切不可烙"；又如劀洗法，每注明"宜劀洗"，"此眼不可劀洗"，"切不可劀洗"，等等。《银海精微》在病的分析认识上也较朴素实在，以血灌瞳仁为例：明确指出此症有三：一是肝症血热，一是外伤或因刺伤眼珠，一是白内障针拨手术误伤，亦即手术并发症。这些论述是十分确切的。对三种不同原因所造成的血灌瞳仁，书中还各述其治疗的难易。如因肝肾二经病症所引起的血灌瞳仁"此血难退"；外伤所造成的血灌瞳仁则"灌虽甚，退之速"；手术误伤亦如。更可贵的是该书在病因、预后方面，分别进行了论述，而在治疗上能够明确指出"此三症，治法颇同"。作者在叙述了共同的处理方法和原则后，还对各自需要个别治疗的方法也作了具体论述。如外伤之"血灌瞳仁"还并发有睛珠脱出者，他提出的"以手掌心捺进珠"和其他外伤处理方法等，确实有着很高的科学水平。相比较，《审视瑶函》对该病的叙述虽然文字通畅流利，但却不分病因，只强调"急急医时亦是迟""十患九不治"。两者水平显然相差远矣。

《银海精微》的医疗技术，除上述之劆洗、钩、割、针、烙等方法外，还包括点、搽、涂、贴、熏、洗等外治疗法，所有这些手术疗法和外治法至今仍是中医眼科常用的治疗方法，有些也是现代西医所常用的治疗方法。

《银海精微》在眼科疾病诊断上也有重要贡献。眼科疾病的诊断，以望诊最为重要。该书抓住这一特点，唯于望诊叙述颇详。例如在叙述眼科疾病的诊断顺序和方法要求时，向初习眼科的医学生指出：凡看眼法，先审瞳仁神光，次看风轮，再察白仁，四辨胞睑二眦，此四者眼科之大要。看眼之时，令其平身正立，缓缓举手，轻撑开眼皮，先审瞳仁，若有神光，则开合猛烈，次看风轮，等等。该书对明代及明以后眼科学的发展有着很广泛的影响，一是由于其丰富的内容和纯朴的治疗经验；二是假托唐代孙思邈之大名而博得眼科医生的信任。

眼科发展到明代，还有一部名著，即《审视瑶函》。由于汇积内容丰富，又称为《眼科大全》。作者是傅仁宇，字允科，江苏南通人，祖传眼科，专长眼科手术治疗技术，尤其精于金针拨白内障手术。该书由其子傅国栋首刊于公元1644年，是宋元之后具有总结性的眼科专著。作者认为前代眼科列160症失之滥，而只举72症又过简。该书所述眼科疾病108症，列症详审，论述丰富公允，颇多经验之谈，流传于后世甚广。傅氏在《审视瑶函》中不但精减了过滥之失，而且补充了前所未载的眼科常见病症，如色盲、眼肌麻痹等，充分表现出他对前代眼科学家著作删繁补缺的出众才能，也说明他的眼科临床经验和对疾病的认识水平是十分高明的。《审视瑶函》一书之内容，每证多主要论其特点，诊视依据，并各附主要方剂，且以内服药为主。他主张眼病多与内脏疾患密切相关，故治疗用药选方十分重视辨证论治。对眼科手术也很重视，但主张审慎，不可随意用之，较详细介绍了拨白内障术，以及钩、割、针、烙、点、洗、敷、吹等手术方法步骤和医疗技术，并绘制眼科手术之器械图，尤其可贵的是有关手术器械煮沸消毒的论述。

煮针法，他强调："煮针一法，素问原无，今世用之，欲温而泽也，是法有益而无害，故从之。"关于煮针的方法，他叙述了用乌头、巴豆、硫黄、麻黄、木别子、乌梅入砂锅，将针入砂锅药水中煮一日……，傅氏虽然并不了解煮针之消毒作用，但明确指出"有益无害"是非常正确的。傅氏手术前强调："随拨（手术），新汲井水一盆，放于桌上，令患目者，对盆就洗，医家侧坐，以手蘸水，频频于眼上连眉棱骨淋洗……以洗透数十遍。"结合煮针、洗眼之要求，说明傅氏深信这些要求和步骤对保证手术成功是十分重要的。

傅氏在《审视瑶函》中首先记载了色盲症，他说："视物易色，病源非一，要当依色辨分明，方识重轻与缓急。"在说明此症之具体情况时指出：此症谓视物却非本色也。因物着形，与瞻视有色，空中气色之症不同，譬诸观太阳冰轮，觇灯火反粉色，视粉墙转如红如碧者，看黄纸而如绿如蓝等类。其观察之入微，论述之确切，都是很可贵的，其描述同我们今天所论述的各种色盲并无两样。

该书还有一个特点，就是最后附有"眼科针灸要穴图像"，确定13种眼科疾病为针灸适应证，介绍常用穴位30多个，为针灸学在眼科疾病治疗上的应用发挥了积极的作用。

在眼科方面，还有明代邓苑撰的《一草亭目科全书》，以"目论""目议"为题，简述眼目之生理、解剖和病因、病理等要点，以"外障""内障"为节，总括眼病为两大类，文字简洁，叙述易懂，各附治法、方剂，或附治疗案例以资读者学习掌握和参考，实乃眼科之普及著作。由于篇幅小，内容简明，所叙疾病多为眼科之常见症，故流传甚广，影响也比较大。

明代口齿科和耳鼻喉科也有较大的发展。此期不但在医学分科上口齿与咽喉两学科已独立成科，而且有了专科著述，对口齿耳鼻咽喉疾病的认识水平和治疗水平都有了比较明显的提高。譬如薛己的《口齿类要》一书，就是现存最早以口齿命名书名的专著。该书对口、齿、舌、唇、喉部等口腔疾病进行了简要的叙述，先唇后齿，再舌而喉，依次论证，最后附有对咽喉异物的医疗技术以及方药等。对每一疾病之叙述，多附医案症例报告，例如茧唇（唇癌）就附病例11个，有3例是死亡病例。为了加强人们对该病的认识，他强调："若患者忽略，治者不察，妄用清热消毒药，或用药线结去，反为翻花败症矣。"这说明薛己对唇癌已有了比较正确的认识，而且积累了丰富的治疗经验，他对病家、医家的告诫，既是科学态度严谨的表现，也是个人对该病预后已有深刻认识的自信。我们说薛己在唇癌认识和处治原则上，达到了时代的高水平。

口腔卫生是预防口齿咽喉疾病的重要条件。我国人民讲究食后漱口已有很久的历史。大约晋唐时期，人们已用柳枝头作刷刷牙揩齿，敦煌壁画还保存着唐代的《揩齿图》。从地下文物发掘看，辽代已有了植毛的牙刷。这种牙刷是1953年由辽驸马卫国王墓发掘出来的，计两把，其柄由象牙制作，其形状与现代牙刷相同。植毛孔分两排，每排四孔。到了明代，牙刷的植毛约有两种，一为马尾毛，一为棕制。明代著名养生专家高濂撰《遵生八笺》，认为棕制牙刷刷牙对人齿有害，所以他强调"漱齿勿用棕刷，败齿"。清代养生家曹庭栋在《老老恒言》里也强调："骏刷不可用，伤辅肉也，是为齿之祟。"一位强调棕牙刷败齿，一位强调马尾牙刷伤齿龈，均系经验之谈。这可能与当时的制作技术和刷牙不正确有关。同时，两位学者的劝告也正说明明代我国人民用牙刷刷牙以保持口腔卫生已相当普遍。

咽喉在明代医学十三科中虽独立成科，但咽喉专著流传甚少，一般均在综合性医书中予以论述。有代表性的要首推朱橚主持编撰的《普济方》。《普济方》中有 18 卷分述耳门、鼻门、口门、舌门、咽喉门、牙齿门，系统收载明以前口齿耳鼻咽喉方面的前人经验，阐述比较客观，内容十分丰富，可以说是前所未有之集大成者，对该学科在明代和以后的发展发挥了重要的意义。

耳门，3 卷，分总论、耳聋、耳鸣等。如耳聋一节，又分为耳聋诸疾治法，风聋论治、劳聋论治、暴聋论治、暴热耳聋论治、久聋论治、耳聋有脓论治等等。

鼻门，2 卷，分总论、鼻塞气息不通、鼻塞不闻香臭、鼻𪖪、鼻息肉、鼻痛、鼻渊、鼻流清涕、鼻中生疮、疳虫蚀鼻生疮、鼻干鼻疱酒渣等论，各详其证治和方药。例如：鼻中生息肉，指出"鼻者，肺之窍，鼻和而知香臭，风寒客于肺经，则鼻气不利，致津液壅遏，血气抟结，附着鼻间，生若赘疣，有害于息，故名息肉"。在治疗上强调了外敷药物疗法，有吹药，点药，臭药，涂敷药等，其外用药有相当一部分与枯痔（肛门痔）药相类同，方法也大同小异。

在舌门类，也记述了烧烙法止舌出血不止的医疗技术。

咽喉门，5 卷，有论有证，有总论，有各论，有方有药，很有咽喉科专书的模样。在治疗技术方面也较丰富，如用火燃烧烙代刀针切开治疗扁桃体化脓，用针刀穿破切开治疗咽后壁脓肿。在医疗手术器械方面，也较前代有所改进和发展。除上述者外，为了解除一些病人对咽部开刀手术之恐惧，特制笔管刀，毛笔管刀要求以毛笔制成，外观与毛笔无异，手术切开咽部脓肿时，病人只知医生用毛笔蘸药给予外敷药物，在涂药刹那间，医生已用笔管内之刀针，为患者进行了脓肿切开手术，其技术之熟练，要求之严格，水平之高，令人敬慕。

咽喉异物，如针、古钱、钓钩、骨刺、铁钉等，一旦入咽喉食道，均为急危之症，历来为咽喉之难症，处治不当多危及生命。此类患者多系幼儿婴童，父母亲友之急可以想见。《普济方》记载一"巧匠取喉钩方"虽与金张子和之方法有类似之处，但由其所述却看不出其间的关系，甚至比张氏之法为早而且比较安全。这段记录是："咸平中（公元998—1003年），职方魏公潭州，有数子弟皆幼，因相戏，以一钓竿垂钩用枣作饵，登陆钩鸡雏，一子学之，而误吞其钩至喉中，急引，乃钩以须逆不能出，乃命之诸医，不敢措手……召莫都料至，言要得一蚕茧及大念珠一串，剪茧如钱大，用物推四边令软，以油润之，乃中通一窍，先穿上钩线，次穿念珠三五枚，令儿正坐开口，渐添引数珠，捩之到喉，至系钩处，乃向项下一推，其钩向下而脱，即向上急出之。见茧钱向下，裹定钩线须而出，并无所损。"虽然这一医疗器具并不复杂，但构思设计却十分精巧科学。《普济方·咽喉门》对清代众多咽喉科专著的出现，产生了重要影响。

第十一节 《名医类案》——医学家医疗经验的宝库

中国医学之发展，在其早期即很重视医疗经验的记录和整理总结，已如前述之淳于意的《诊籍》。此后虽也有一些医学家忽视，然而在总体上仍可以说是很重视医案病历的记录和经验积累的，特别到明代，对医案记录更为重视，在医案书写格式上也有了新的要求。例如医学家个人医案著作明显增多。在明以前，从《全国中医书联合目录》（公元 1960 年）看，只有《仓公诊籍》、《罗谦甫验案》（公元 1281 年）和《怪疴单》（公元 1358 年）3 种，且流传很不广泛；到明代，医案著作大大丰富，如《石山医案》（公元 1519 年）、《薛己医案》（公元 1529 年）、《孙文恒医案》（公元 1573 年）、《王肯堂医案》（公元 1562 年）、聂久吾《奇效医述》（公元 1616 年）、卢复《芷园臆草存案》（公元 1616 年）等十余种。此外，在医学家个人著作中附录自己治愈或失败的医案记述，也相当普遍，如明代外科学家陈实功在《外科正宗》中即附录了很多医案。这说明医学家在平时的医疗实践中不但用意记录自己诊病的经验，而且并不回避失败、误治的教训，这是十分难能可贵的优秀传统。正是在这种传统的启迪下，医学家江瓘，对明代及其以前一千余年十分散乱的医案进行了一次工程浩瀚的收集整理工作，撰成《名医类案》（公元 1549 年），这是一次很有学术价值的伟大创举。

江瓘（公元 1503—1565 年），字民莹，今安徽歙县人。原为县诸生，因母病不治，加之自己也患呕血一症，乃弃仕途而用心钻研医学，成为一代名医。他在医疗实践中，深感《褚氏遗书》倡说的"博涉知病，多诊识脉"甚为有理，萌发了系统整理历代医案以资后学的理想。从此，他努力搜寻，更加刻苦钻研历代医学著作和非医学文献中的医案记录，并结合个人数十年之经验积累和家传，经二十多个春秋，终于撰成不朽巨著《名医类案》12卷，未及刊刻而谢世。后经他的儿子江应元、江应宿校正、补述，始刊刻（公元 1591 年）于世。

《名医类案》之资料收集十分广泛，在编辑上也有着严格的统一要求。他对诸子百家文献中所收医案会心者分门析类；凡编入之医案或署医家之名，或注出何文献；需加附说则取先贤之言，或加管见与医案作者共议；对所列处方用药或有或无或详或略皆本诸书之旧；凡有自己经验者亦附各该类之后供作采择；每类内容皆按时代排列等。该书共计 205 病证，每病证收录医案数家至数十家，如中风病即收录历代医家医案达 52 例，伤寒病收录医案更多达 117 例。

该书不但系统汇集了明以前数以百计的医学家的医案，而且有江氏父子许多验案，其宝贵之处，还在于所收录的资料中，有一部分医案的出处文献已佚，使该书之文献价值更大。譬如"人暴长大"一案，记载有"皇甫及者，其父为太原少尹，甚钟爱之。及生如常儿，至咸通壬辰岁(公元 872 年)，年十四矣。忽感异疾，非有切肌彻骨之苦，但暴长耳，逾时而身越七尺，带兼数围，长嗳大嚼，复三倍于昔矣。明年秋，无疾而逝"。这一记录十分可贵，它说明我国医学家在公元 9 世纪对巨人症的发病过程和临床表现及预后都有了比较明确的记述。该病病因的正确认识只是在近代才比较清楚。

又如麻风病医案，江瓘收录了《说选》的一条资料："真腊国人，寻常有病，多入水浸浴，及频频洗头，便自愈可。然多病癞者（即麻风病等），比比道途间，土人虽与之同卧同食，亦不校。或谓此中风土有此疾，曾有国王患此疾，故人不之嫌。以余意观之，往往好色之余，便入水澡浴，故成此疾。闻土人色欲才毕，入水澡洗，其患癞者十死八九。亦有货药于市者，与中国不类，不知其为何物，更有一等师巫之属，与人行持，尤可笑。"这段记述是医史研究及考察中国与柬埔寨医学交流关系的珍贵史料，我们还可从中了解古代柬埔寨人的医药卫生习俗。

《名医类案》所收医案数以千计，大多数都是很有参考价值的。因此，在公元1591年刻印后不到400年，不断刻版印刷，足以说明影响大而深远。

第十二节　医籍整理与全书编纂

继金元学派争鸣之后，明代医学在政治比较安定，经济取得较大发展，社会比较进步等诸种因素影响下，出现了较多的革新倾向，有了不少的进步，一些方面还获得了创造性成绩。与此同时，还有不少医学家投身于古典医籍的整理研究，以及从事于医学全书等的编纂，甚至在医学史的研究上，也有了很明显的成绩。在这些方面，虽不能直接为医学发展做出个人创造性的贡献，但却为他人更好地掌握医学并做出创造性贡献奠定了良好的基础，这些文献医史研究整理同样应该受到人们的敬重。起自宋代，发展在明代的医籍整理对后世的影响是很大的。

一、关于《内经》的注释整理研究

明代用注释、类编、摘要方法研究整理《素问》或《灵枢》等，仅就其著作尚存于世者约 30 家。其中影响较大者，有马莳的《黄帝内经素问注证发微》和《黄帝内经灵枢注证发微》各 9 卷，他还将《素问》与《灵枢》加注合印，尤其是他的《黄帝内经灵枢注证发微》更是注释《灵枢》最早的全诠本。马莳的整理研究工作对明清乃至现代的《内经》研究和教学都有着很大的影响。将《内经》全文按其内容分类编撰，"以类相从"，明代著名医学家张景岳的《类经》一书是最富有代表性的。《类经》（公元 1624 年），将《素问》与《灵枢》的内容重新调整归类，共分为摄生、阴阳、藏象、脉色、经络、标本、气味，论治、疾病、针刺、运气、会通 12 类，每类之下又有若干小类，并给予注解阐述，是学习和理解《内经》的一部很有参考价值的专著。为了便于对《内经》的理解，张景岳在编撰《类经》的同时，还编有《类经图翼》和《类经附翼》，用图解的方法以加强学者对《类经》的研究兴趣。在便于初学《内经》方面，李中梓摘录《内经》的重要内容加选录而编成的《内经知要》（公元 1642 年），是影响最为深广的一部《内经》普及读物。该书分为道生、阴阳、色诊、脉诊、藏象、经络、治则和病能，内容简要，条理清晰，是《内经》节要本的佳作。

二、关于《伤寒论》《金匮要略》的注释研究

历代注释整理研究古典医籍的学者，以注释整理研究《内经》者为最多，其次即为注释整理研究医圣张仲景的《伤寒论》和《金匮要略》者。其中《伤寒论》注家较《金匮要略》多。宋元明清颇多以注释研究仲景书而著名的医学家。明代以注释整理研究

《伤寒论》而成名者颇多，最早者当推方有执的《伤寒论条辨》（公元 1589 年）。方氏研究仲景学说，认为晋王叔和将《伤寒杂病论》整理为《伤寒论》与《金匮要略》是仲景学说之一乱；金成无己的《注解伤寒论》是仲景学说之二乱。这种评价虽有偏颇之处，但其敢于非古和按自己的研究心得畅论己之所获的治学精神是最宝贵的。正是在这样的精神下，他撰《伤寒论条辨》，在《伤寒论》注本中卓有影响，后世不乏宗之者，如程应旄的《伤寒论后条辨》等。

《张卿子伤寒论》是明末医学家张遂辰研究仲景学说的代表作，他的立论与方有执不同，他推崇成无己，认为成氏《注解伤寒论》"引经析义，尤称详治，虽抵牾附会，间或有之，然诸家莫能胜之"。张氏吸取宋代朱肱、许叔微、庞安常和明代王履、王肯堂等研究《伤寒论》的学术论点，颇有参考价值。

有明一代，注释、发挥、研究《伤寒论》的著作，仅现存者也有近 30 种之多。

三、关于医学全书的编撰

明代富有代表性的医学全书首推徐春甫编辑的《古今医统大全》（公元 1556 年）。徐春甫，字汝元，号思鹤，安徽祁门人，世儒出身，博览医书，为当代名医，曾任职于皇家医疗保健机构——太医院，在京师颇有声望。他将自己平日所研读之书，择其优者 230 余部，选编成《古今医统大全》100 卷，包括有《内经》要旨，历代医家传略，各家医论，脉候，运气，经络，针灸，临床各科证治，医案，验方，本草，养生，等等。可以说是一部由个人之力所编纂的、内容丰富的古代医学百科全书。

其次，张景岳的《景岳全书》也是明代一部很有影响的全书。该书是作者总结前人和自己医疗经验的著作，全书分传忠录、脉神章、伤寒典、杂证谟、妇人规、小儿则、麻疹论、痘疹诠、外科钤、本草正、新方八略、新方八阵、古方八阵等。全书贯穿了他关于"阳非有余，真阴不足"的学术思想，是一部颇具个人学术观点的医学百科全书。该书为温补学派医学家所重视，对后世也有着较大的影响。清代医学家对张景岳的学术思想和观点，有持赞赏者，有持批评者，或可以说是毁誉各半。

四、关于医史著作的编撰

我国是一个重视历史研究的民族，有着光荣的传统。在医学史方面也有着优良的传统。虽然专著的出现较晚，但在太史公司马迁撰写我国第一部通史——《史记》中，已有《扁鹊仓公列传》，专门记述了战国时期民间医学家秦越人（扁鹊），西汉时期医学家淳于意（仓公）的事迹和医药学成就，是我国最古老的医学家传记。自此以后，历代史书都有关于名医的传记，或医学著作，或疾病流行，或医药交流等史实的记述。唐代出现了专为医学家写传的著作，即甘伯宗的《名医传》，惜已佚。宋代有周守忠撰的《历代名医蒙求》（公元1220年），是一部记述医学家事迹和掌故的专书。其内容很有特点。到明代，最有影响的医史著作，即李濂编撰的《医史》（公元1513年）。李濂（公元1488—1566年），字川父，河南开封人。进士出身，文人，以古文名著于世。他所编撰的《医史》，除了见于史传的医学家外，又采集诸家文集中所收医家，更对史传、文集所未收入的著名医学家，如张仲景、王叔和、王冰等补写了传记，并各加论述，很有参考价值。

第十三节 医德与医林故事

对医学家的道德修养，历来有着严格的要求，是我国医学发展的优良传统之一。从扁鹊、淳于意到张仲景、华佗，从王叔和、葛洪到孙思邈等历代医学家，凡在医疗技术上有所贡献者，几乎无不在医疗道德上达到很高的境界。他们不但身教甚严，而且多有言传论述，为后学者立有规范。明代医学家在前代基础上，对医疗道德也提出了许多必须遵循的标准。

李梴，字健斋，江西南丰县人，一代名医，著《医学入门》一书。该书除简要阐述外感、内伤、杂病及临床各科疾病的基础知识和治疗方法外，更对初学医学之人必须具备的道德修养提出了严格而具体的要求，被视为学习医学的门径书，在医学生树立高尚的职业道德和掌握基本的医疗技术方面，发挥了深远的影响。在医学家思想道德修养上，他提出：医司人命，非质实而无伪，性静而有恒……未可轻易以习医。又如，论方用药潦草面不精详者，欺也；病愈后而希望贪求，不脱市井风味者，欺也。为培养一个合格的医学家，从选择学生到成为医师临床治病等，他都提出了切实而具体的要求。

陈实功，是我国医学史上著名的外科学家。陈氏行医的一生十分重视医学家的职业道德，他在自己的外科专著《外科正宗》一书中，用专门章节强调医家的"五戒"和"十要"，为自己规定了座右铭，为同道和后学者立下了医疗道德规范。他所强调的五戒，其内容主要是，要求医师不得计较诊金的多少；对贫富病人要平等对待；医生不得远游，不得离开职位，以免危急病患得不到及时的抢救而发生意外等。十要就是十个要做到的要求，其主要内容是，要求医师必须勤读先古名医确论之书，且夕手不释卷，细心体会，使临床不会发生错误；对所用药物一定要精选，绝不可粗制滥造，影响疾病治疗效果等。陈氏所论医德，在中国医学发展史上，特别对中医外科学家的医德修养，曾产生过普遍而积极的影响。现代医学家应该认真继承发扬我国优秀的传统医德。

以上我们讲的是医生对平常病人的医德修养。对于那些有权有势，甚至持有生杀大权的统治者，医生要做到不卑躬屈膝就尤其难能可贵了。这里我们仅就明代敢于坚持医学科学真理的正直御医钦谦为例作些介绍。

钦谦，江苏吴县人，一代名医，由都督府经历，荐升太医院判。明宣宗（公元 1426—1435 年）多次召见他，索取秘药（一种刺激性功能的药物），谦均以不知为对。最后，在皇帝再三询问下，他坚持医家医德，向皇帝申述了以下一段话："臣以医受陛下官禄，先圣传医道者，无此等术，亦无此等书，陛下承祖宗洪业，宜兢兢保爱圣躬，臣死不敢奉诏。"皇帝恼羞成怒，命力士以荩席裹头，治罪下狱。但谦之家人只知钦谦入朝，却不知什么原因未能回家，四处打听不得下落。后从一知情的锦衣卒处获悉，言械系卫狱，后幽室中。过了很久之后，皇帝悟，将钦谦释放出狱，并复原职。正统末，谦随驾出土木殉难。天顺初，追赠奉政大夫太医院使，并封谦之子孙继承其职务。这一事件，其中虽包含着许多封建伦理道德因素，但钦谦的正直不谀，敢于坚持，是十分令人钦佩的。

这里我们还要讲一个历史故事，这是一个真实的故事。历代中医为病人送医送药的佳事甚多，明代亦不乏其人其事，可以说是我国医学家的光荣传统，张文启即其中突出一例。张文启，字开之，浙江仁和人，随当代名医张遂辰和潘楫学习医学。张遂辰祖籍江西，后迁居杭州，字卿子，著有《张卿子伤寒论》7卷，学术上推崇金代成无己。由于张卿子品学皆优，声名很大，故人称其所居之巷为"张卿之巷"。《仁和县志》称张文启为张遂辰弟子中之最著者。张文启以张遂辰为师，尽得其传，又对古代医学著作又无所不读。因此，医术精良，颇有声望。然而他并不以此追求名利，相反却更加注重贫苦无依患者的医疗救助，联合志同道合者，举办"惠民药局"，由此而全活者甚众。如前所述，惠民药局乃宋代皇室所创建，后因管理不善和官员贪污，人们称之为"惠吏局"讽刺之。明代也有官办的惠民药局，然亦虎头蛇尾，有益于民者实为罕见。张文启所办惠民药局从文献记载看，不但坚持有年，为一方民众谋取了很大利益，而且在张文启故后，子张璟、张琏亦能世其家学，实属难得。此外，张文启还创办"育婴堂""天医院"，此乃个人慈善事业伟大之举。对于非己力所能为者，他四处呼号，请于当途，集资建筑"靖浪亭"，使渡浙江者，得免风涛之厄。所有这些，为群众特别是那些贫苦无依者谋取了福利，解除了疾苦，人民永远纪念着他们。

第十四节　中外医学交流

明代也是我国历史上比较开放的一个时期，继元代之后，在医药学领域内，中外医学交流相当繁荣。由于我国医学发展继唐宋之后，在世界领域仍处于领先地位，所以交流的内容仍然多以我国医学传到国外和从国外引进药物为其显著特点。

一、中国与朝鲜间的医药交流

在明代，朝鲜医学家在研究中国医学方面作出了杰出的贡献，其研究之深度、广度，有些方面超过了中国同行的水平，从而对中医学的发展曾发挥过重要的作用。例如朝鲜医学家金礼蒙等集体编撰的医方巨著《医方类聚》，全书365卷，分总目、五脏门、小儿门共95门，收方约50000条，全书字数近千万。据研究，金氏等为完成此项巨大工程，仿中国唐代王焘《外台秘要》及宋代《圣惠方》之编撰体例，每论每方悉载出处，共引录之参考书多达153部。其中除历代医学著作外，还兼收传记、杂说、道藏、佛书等之有关医药内容者。该书在当时朝鲜政府的支持下，经3年的共同努力，于公元1445年编成，其内容十分丰富，可称得15世纪以前中医学的一次集大成者。

朝鲜医学家许浚，选择中国明代以前的医学著作80余种，以及朝鲜医学家的医学巨著《医方类聚》《乡药集成方》等，择其精要撰成《东医宝鉴》（公元 1611 年），分内景、外形、杂病、汤液、针灸等 5 类、33 卷。其中内景、外形论述人体解剖、生理；杂病则分为临床各科以论述其疾病的脉、因、证、治；汤液为本草学专卷；针灸篇介绍针灸经络腧穴和针灸方法等。该书撰成刊印后，不但在朝鲜医学发展史上做出了杰出贡献，也为中国、日本等国的医学发展做出了成绩，影响十分广泛。

中朝医学交流更有意义的是两国学者共同就医药学疑难问题的讨论，这种学术讨论会曾进行过多次，并有答疑解难的纪要流传于世。根据明代傅懋光《医学疑问》一书所载的赵南星题云："廷尉有瘳，问谁治之，曰：太医院吏目傅君懋光。余亟请之，则知往年朝鲜使所选内医院官来，以方书药性未解者，上疏，得旨，下礼部，许其就太医质问，无敢应者。猥以言语不通拒之。至万历丁巳（公元 1617 年）年，复使院正崔顺立来，乃以傅君应之，所回答一一簿记。每有闻，以为未曾有，不胜郁摇俯伏而拜。至万历己未（公元 1619 年）复使金正安国臣来。明年（公元 1620 年）复使院正尹知微来，皆以傅君应之。于是以所问刻为三册。……无不博涉周知，叩之即鸣，不待思索。则幸太医院之有人，匪傅君，则为外国所轻矣。"实际上参加解答朝鲜医官崔顺立、安国臣、尹知微医学疑难问题的中国医学家，除傅懋光为正教外，还有朱尚约、杨嘉祚、赵宗智为副教，有的文献记录还有王应遴等。

二、中国与日本间的医药交流

中日医学交流继唐宋繁盛之后，到明代仍然十分紧密，特别是学术思想交往更加深入频繁。

明初，日本来中国学习考察中医学的学者与唐宋时期的特点仍较一致，医学交往仍多带有宗教色彩。例如公元1370年，日本人竹田昌庆到中国，拜道士金翁为师，学习中医与针灸技术。他在中国期间，曾以其技术治愈了明太祖皇后的难产，被封为"安国公"，在当时名重一时。竹田昌庆于公元1378年回国，带去一批中医典籍和针灸明堂图等。这种交往在中日间是重要的。但似乎还只是比较不成熟的医学交往，在学术上的研讨深度也很不深刻。

明中叶，中日医学交流向成熟方向发展。日僧月湖于公元1452年来中国，随明代医学家虞抟学习，并以医为业。著有《全九集》（公元1453年）、《济阴方》（公元1455年）。公元1487年，日本田代三喜来中国学习考察中医药学，跟随月湖和虞抟及其孙学习，经过在华12年的刻苦钻研，掌握了中国金元四大家的学术思想，尤其是李东垣、朱丹溪的学术思想和成就。公元1498年学成后，据传他将月湖的著作等带回国，在日本以茨城县古河市为立足点大力提倡和推广李东垣和朱丹溪的学说，使李朱学派的学说在日本医学界得到广泛流传。他是中国医学日本化的一位缔造者，也是日本李朱医学的先驱。当田代三喜66岁、学术思想和经验更趋丰富成熟时，即公元1531年，日本医学的中兴之祖——曲直濑道三（公元 1507—1594 年），投拜在田代三喜门下为徒，跟师学习十余年。曲直濑道三回到京都后，一面举办"启迪院"进行师徒教育，一面著书立说撰写《启迪集》推广李朱学说，从而培养了许多优秀的人才。他不但推崇李东垣、朱丹溪的学说，对当代中国医学家虞抟、王纶的著作和学术思想也十分重视。他是日本医学史上重要学派之一的后世派（新方）的创始人之一，也是完成中国医学日本化的重要人物，在日本医学史上占有重要的地位，为日本学者所推崇。曲直濑道三的养子曲直濑玄朔，继承道三的学术思想，推崇中国的李朱学说，成为一代名著于日本的医学大家，曾任阳成天皇秀次的侍医。田代三喜，其学生曲直濑道三，以及后继者曲直濑玄朔等，在推行中国医学日本化以及发展日本医学方面做出了卓越的贡献。日本现代著名医学家矢数道明博士著《近世汉方医学史》一书，对此有详尽论述。

大约与田代三喜同时代的坂净运，于公元 1492 年至 1500 年间到中国学习中医学，他崇拜张仲景学说，学成回国时，将张仲景的著作《伤寒论》带回日本，并先后编撰医学著作，向日本医学界介绍和传播仲景学说。由于他和同道的努力，在日本也逐渐形成了一个新的学派，即与"后世源"在学术观点上相对立的"古方派"，与我国的经方派相似。他们在学术上推崇张仲景的学说，反对以曲直濑道三为首的李朱学派。古方最推崇张仲景《伤寒论》的医理和医方，认为仲景方之用药不可以随意加减。其后，如日本著名医学家名古屋玄（公元 1627—1696 年）、吉益东洞（公元 1702—1773 年）等，也以继承发扬仲景学说而名著于世。

明代中国医学家到日本行医讲学者也多有其人，这里仅举一人为例。明末陈元赟（公元 1587—1671 年），名珦，字义都，浙江余杭人，是一位博学卓识之士，长于诗文，傍及书法、绘画、制陶、建筑等，对医药、针灸、气功、导引、食疗等都很有研究。公元 1619 年他东渡日本，在日本居留和传播中国文化和医药学 52 年，公元 1671 年在日本长崎逝世。陈氏居留日本半个多世纪，与日本学者交游甚密，特别是医学界的朋友很多，他们之间经常进行医药学研讨。例如野间三竹，他是日本李朱学派创始人田代三喜的四传弟子、寿昌院著名儒医，著有《席上谈》，陈元赟为该书写序。其次如泷川恕水，他既是三竹的弟子，也与陈氏颇多学术交往。又如板坂卜斋，好藏书，曾手抄明代高武撰《针灸聚英》一书，请陈氏为他写了跋。还有黑川道祐、儿岛意春、深田正室等，都与陈有着密切的讨论医学学术的关系，有的还成为结拜兄弟。明代被灭亡后，有些中国医家不满清朝统治，便逃亡日本。如陈明德、戴曼公、张寿山等五六人，他们与陈元赟多为同乡，或在日本相识为友，同在日本行医治病，因此，往来关系甚密，他们共同为日本医疗事业和中日医学交流做出了很大的贡献。

三、中国与东南亚及欧洲国家的医药交流

中国通过丝绸之路与阿拉伯各国乃至欧洲早就建立了贸易和学术交流关系，其中包括医药学交流。虽然每当社会动乱时，这种交流受阻或被迫停止，但当社会安定时，这种交流便日益活跃起来，明代之前如此，明代也是如此，特别是药材贸易交流尤为

频繁，数量逐渐增大。公元 15 世纪初，随着郑和下西洋大批船队远航，海上的所谓丝绸之路也更趋发达，中国通过海上与东南亚及欧洲、非洲一些国家的贸易和科学技术，以及医药学交流，都有了进一步的发展。

公元 1275 年，意大利马可·波罗（公元 1254—1324 年）来到中国，他在游记中叙述了中国福建的樟脑，江都的肉桂，西藏、四川的大黄等中药。同时他在一封信中还谈到中国的针灸治疗技术。他的游记普遍引起西方对中国的无限向往。中国的大黄、肉桂、樟脑成为大宗出口药材，与马可·波罗不无关系。继此影响之后，公元 1514 年葡萄牙人的第一只商船来到中国，之后，葡萄牙人的商船先后到达澳门、常州、宁波等地，他们采购运往欧洲的中国药材中有樟脑、桂皮、大黄、土茯苓、高良姜、拔契等。与此同时，中国从东南亚和欧洲也进口大量香料药物。如公元 1373 年一次获苏木 7 万斤，公元 1382 年一次入贡胡椒75000 斤，公元 1390 年一次入贡苏木、胡椒、降香更多达 17 万斤。西方传教士也接踵而来，在传教士当中，也有通晓医药学者，他们与中国学者共同研讨医学问题，促进了医学学术之交流。

郑和（公元 1371—1435 年），回族，本姓马，云南昆阳人，航海家。公元 1405 年第一次率舰队通使"西洋"，此后 28 年间，先后 7 次出使，航行于越南、爪哇、苏门答腊、斯里兰卡等 30 多个国家和地区，最远处到达非洲东岸、红海和麦加。首次航行比西方哥伦布航行早半个世纪，是世界远程航行史上的创举。这次航行有宝船 62 艘，最大者长 44 丈多，宽 18 丈，可容 1000人。其随行官兵 27800 余人，他们每到一地，即以中国特产，与亚非国家进行贸易，加强联系。必须指出，在近三万人的队伍中，必然有不少医师随船服务，这些医生也一定会在与他国人们之交往中，促进医药学的交流。随郑和下西洋的中医师究竟有多少位，现在已不得而知，已知者有二人，即陈以诚和陈常均曾作为船医同往。

陈以诚，号处梦，今浙江嘉善县境人、善诗画，尤精医学。于永乐间（公元 1403—1424 年）应选入太医院，随从郑和，往西洋诸国。后升为太医院院判。临终时有诗："九重每进千金剂，四海曾乘万斛船。"他这里所讲的九重可能是一语两意，既指天，也指宫，说明他的医术不但曾为"西洋"诸国和远航的中国官兵服务，也为皇室贵族服务，从而不难看出中外医药交流的痕迹。

陈常，字用恒，上海人，学医于外祖父家，有医名。公元1418 年遣使下西洋，陈常以医从往，凡三次往返，由于他的医疗工作勤奋认真负责，颇受器重。《松江府志》记载陈常的话："自占城（今越南南部）至忽鲁谟斯，凡三十国，平生足履人所不到，目见人所不知，未尝自多。"

根据研究者统计，明代末年乃至清初的 17 世纪，欧洲出版有关中医药图书共计 10 种，其中脉学 3 种、针灸学 5 种、药物学 1 种、通论性 1 种。由这个参考数字可以看出，西方对中国医学的兴趣在明代是比较重视针灸和脉学的。在这些中医药著作中，以波兰耶稣会来华传教士卜弥格（公元 1612—1659 年）所撰之书影响最大。他于公元 1643 年来华，利用传教的形式接触明代皇室贵族，同时，他很留意中国医药学，在调查研究的基础上，用拉丁文编撰了一部《中国植物志》，多取材于中国本草学著作，是目前所知向西方介绍中国本草学的最早文献。公元 1656 年在维也纳出版后，颇受西方学者的注意。卜弥格还用拉丁文译述了中医学的脉诊、舌诊、中药制剂等。其中脉学著作还有法译本，名为《中医秘典》。从此之后，西方对中医药学日益注意，研究译述者越来越多。

明末清初，西方传教士来华传教者不断增加。其中不乏天文学家、医学家等科学技术人才。最早带西医到中国者，可能是意大利传教士利玛窦（公元 1552—1610 年），他于公元 1580 年来到中国，公元 1601 年到达北京，他不但与当局往来密切，还与中国著名医学家王肯堂有过相互研讨医学的关系。利玛窦在中国著有《西国记法》，其中有关于医学的论述。与利玛窦先后来中国传教的医药学家有意大利人艾儒略、毕方济，德国人汤若望，意大利人龙华民、熊三拔，瑞士人邓玉函，意大利人罗雅谷等。

汤若望撰有《主制群征》，论述了西方医学的解剖学等知识；熊三拔撰有《泰西水法》，论述了西方医学的生理学等知识；艾儒略撰有《性学粗述》，论述了西方医学的生理、解剖、病理、疾病治疗等知识。这些著作虽然向中国介绍了若干西方医学的解剖、生理、病理和疾病治疗知识，但由于西方医学在当时还处于比较落后的情况，加之这些人并非专门医师，所论也多欠确切，因此对中国医学发展的影响甚微。虽然有人说王肯堂的外科学著作中强调人体骨骼解剖，可能与他同利玛窦的交往有关，但目前这一看法缺乏确凿证据。

综上所述，中国医学传到欧洲可以说是一个新的开始，西洋医学传入中国也只是一个新的开始。交往虽然比以前频繁，但相互之间的影响却并不深远。

第十五节　医药卫生管理制度

　　明代的卫生管理制度，与元代大致相似，在不同时期虽有增设机构，或减并设施，但一般来说比较稳定。

　　太医院，是医药卫生部门的最高管理机构，也是为皇室保健服务的最高学术机构。由于明代由南京迁都北京，原在南京设置的太医院其医官有随帝到北京者，太医院人员大减而机构并未撤销，因此，明代有两个太医院。

　　北京太医院，设院使（院长）1人，院判（副院长）2人，吏目（文书后勤）10人，御医10人，医士、医生各70人，惠民局大使、副使各1人，生药库大使、副使各1人。太医院的职责是为统治阶级的医疗保健服务，其对象包括帝王将相、文武大臣、外宾等；其次负责医生的推荐、考试和为各府、州、县考核及派遣医士、医生；再次，太医院还负责医生教育和药物采办、调拨及管理事宜。由此可见，太医院既是统治阶级的医疗保健机关，又是中央卫生部门，还是医学教育的最高权威机构。

　　《明史》记述："凡医术十三科，医官、医士、医生专科毕业，曰大方脉、曰小方脉、曰妇人、曰疮疡、曰针灸、曰眼、曰口齿、曰接骨、曰伤寒、曰咽喉、曰金镞、曰按摩、曰祝由。凡医家子弟，择师而教之，三年五年一试。再试三试乃黜陟之。"从上述记载看，明代分医学为十三科，即内科、小儿科、妇产科、外科、针灸科、眼科、口齿科、骨伤科、传染病科、咽喉科、创伤科、按摩科。由于时代限制，当时在医学分科中还设有迷信鬼神的咒禁祝由一科，这是我国医学史上分科最多的一个时代。这段记载还说明，明代一般分医师为三级，医官最高，医生最低，医士居中。医学教育则分三年、五年考试一次。学医者，一般要求必须是医学家出身，所谓世医，明代称之为医籍。如果考试成绩及格，即授予医生职位，成绩优异者可升医士。如果考试不及格者，按规定还可以下年再考，三次考试均不能及格者，按规定就要取消医籍，黜免为民。有趣的是，明代沿袭元制，户口分为民、军、医、儒、灶、僧、道、匠等。作医生的必须代代业医，不许变更，当兵的必须代代当兵，不许私自改行。法律明文规定："不许妄行变乱，违者治罪，仍从原籍"，"若诈冒托免，避重就轻者，杖八十。"太医院负责管理，三年清查造册一次，如有违者照章治罪。

太医院还负责药物管理。《明史·职官志》记载："凡药辨其土宜，择其良楛，慎其条制而用之。四方解纳药品，院官收贮生药库，时其燥湿，礼部委官一员稽察之。诊视御脉，使、判、御医，参看校同，会内臣就内局选药，连名封记药剂，具本开写药性、证治之法以奏。烹调御药，院官与内臣监视，每二剂合为一，候熟分二器，一御医、内臣先尝，一进御。仍置历簿，用内印钤记，细载年月缘由，以凭考察。"这段文字，前段叙述了药品采纳、收藏、保管等制度，后段则说明皇帝有病用药的严格制度。例如给皇帝诊脉，必须由太医院院长、副院长、御医共同参校；用药必须由御医、内臣、药局连名封记；煎药时必须有太医院官员和内臣监视，而且要求同时煎两剂合而为一，然后再一分为二，其中之一必须由御医和内臣先尝以确定其无毒，然后才可奉进皇帝服用。规定还明确要求，诊皇帝病及用药必须详细记录年月缘由等病历，并各签字印章以明职责，并凭此考察其功过是非和奖罚等。

凡太医出诊，一般均需皇帝同意才可，例如太医院规定，王府请医，本院奉旨遣官或医士往；文武大臣及外国君长有疾，亦奉旨往视。其治疗可否，皆具本覆奏。

地方医药卫生，亦属太医院管辖。当然这也只是地方官员的医疗，有些福利设施虽然民众有可以受惠者，但一般贫苦大众的疾苦并不能从官府举办的医疗设施上获得好处。他们的疾病最多也只可以从民间医师处得到救治和处理。

据统计，明代先后在府、州、县设立兼管地方医药行政管理和教育的机构约60处，其中时设时撤，或设而不成者亦有之。地方医学教育开设课程，按规定有《素问》《难经》《脉诀》和有关临床各科之方书。考试也比较严格。每年考试4次，在四季举行，考试方式为笔试和口试。毕业考试及格者按其优秀与否给予医士或医生称号。取得医生、医士者，可参加太医院举办的大试，大试3年或5年1次，成绩优秀者可录取在太医院任职，或在政府、州、县任医官。

明代医师的待遇是很低的。一位御医是正八品，禄米只6.5石，太医院医士原无月粮，后经请求，对有家小者支米5斗，无家小者只给3斗。所以医籍之家不顾法制多逃亡改籍。

第十章 医学趋于普及发展

（公元 1644 年—19 世纪末）

　　女真部落，在公元 15 世纪时，尚散居吉林、黑龙江一带，正由渔猎经济向农业定居过渡，文化科学还很原始，在与关内日益频繁的经济贸易和文化交流中逐渐发展壮大。努尔哈赤统一女真，接受汉族先进文化，做了建州女真首领，力量渐渐强大，公元 1626 年占领辽沈平原，进逼山海关。公元 1636 年，皇太极继承父业改国号为清，自称皇帝。公元 1643 年，李自成率农民起义军，进潼关，破西安，渡黄河，逼北京，终于在公元 1644 年 4 月 23 日打到北京郊外，不到三天工夫，攻破北京。明皇帝思宗在景山自杀，李自成称帝。公元 1644 年，驻守山海关的明将吴三桂降清，引清兵入关。清军与吴三桂联合，向站立未稳的李自成扑来，仅仅做了 40 天皇帝的李自成被赶出北京。顺治从沈阳来到北京，定都北京，以满族贵族为首的各族封建统治阶级的联合体便在中国形成了。这是中国历史上又一个以文化科学比较落后的民族建立的全国政权。清代科学文化、医学科学等的发展，与此不无一定的关系。清初，社会生产力一度得到发展，在一定程度上推动了科学文化的发展，医学科学在继承前代成就的基础上有所进步，出现了名医辈出、学派林立的局面。17、18世纪，不但官方主持编撰了一些带有总结性的综合医书，私人著作也较活跃，医学普及和门径工具书的刊刻也很盛行。另一方面，由于封建社会已发展到末期，特别清代后期对内高压、对外闭关自守，政权日趋保守，造成故步自封、因循守旧的社会思潮，严重阻碍了科学技术和医学科学的发展。在这种统治下，医生地位低下，即使是学验俱丰的医学学者，也只能是统治阶级的附庸。医学科学在有清一代，如果说有发展的话，也只是缓慢的发展。必须指出，清代大兴文字狱，烦琐考据盛行，对医学科学的发展，也产生了不少消极的影响。

第一节　普及发展中的方药学

方药在中医学的发展中大致可分为本草学（即中药学）和医方学（即方剂学）。二者之间关系甚密。

一、本草学的新成就与本草普及书的大量刊行

同历代相比，清代本草学的发展，无论同明代、宋代或唐代相比，不但未能后来居上，即使同水平发展也并不显著。综观清代本草学中比较突出的著述，是赵学敏编撰的《本草纲目拾遗》。赵学敏（公元1719—1805年），字依吉，号恕轩，浙江杭州人，嗜好医学，对药物学尤为有志。他一面夜读家藏医药书籍，一面在自家的药圃观察研究，同时还向当代名家和民间有识之士访求医药知识，编撰医药书籍12种，名为《利济十二种》。目前尚存于世的，只有《串雅》（公元1759年）内、外编和《本草纲目拾遗》两种了。《串雅》是他根据民间走访郎中赵柏云的医疗经验，并结合个人所搜集的资料编撰而成的，可以说是一部民间医疗经验的宝库，其用药颇富简、便、廉的特点，详见后述。

《本草纲目拾遗》（公元1765年），10卷。顾名思义，他是以弥补李时珍本草巨著《本草纲目》一书之遗漏阙失为编撰目的的。赵氏为完成这一巨大任务，参阅医药和非医药文献数百种，结合个人实地查访所得，共收《本草纲目》所未载的药物921种，其中包括国外传入的药物如金鸡纳、胖大海、刀创水（碘酒）、鼻冲水（氨水）等。并在正误项下，纠正李时珍记述上的错误34条。他认为人部药"非云济世，实以启奸"，故不收列。在补收的716种正品药中，冬虫夏草、藏红花、建神曲、鸦胆子等药物，是首次收入我国本草学著作的。由于作者注重实物观察和实地采访，故该书内容大多翔实可信，有着比较大的参考价值。《本草纲目

拾遗》是我国本草学发展史上继《本草纲目》之后的一部有代表性的专著，也是有清一代在本草学发展上最有成就的一部巨著。清代吴其濬所撰《植物名实图考》（1848 年），凡 38 卷，比《本草纲目拾遗》在学术上和内容上均有过之而无不及，但作者用意偏重在植物志，虽叙述了药用价值，却并非本草学著作，我们还不能以此为清代本草学发展的新水平、新成就。

清代医学发展有一个最显著的特点，就是普及。本草学著作甚多，几乎都以普及为其所长，仅举数例说明之。

《本草述》，清初刘若金撰于公元 1666 年，只收比较常用的药物 691 种，分为水、火、土、五金、石、卤石、山草、芳草、毒草、蔓草、水草、石草、谷、菜、五果等共计 32 部。以药物的阴阳升降学说及其与脏腑经络关系为理论依据，加以作者经验发挥，对药物药性理论及临床应用作了较为具体的论述，这是在《本草纲目》之后，对本草学的一次比较简明扼要的论述。尽管该书有 32 卷之多，但比《本草纲目》等，仍是较为切合一般临床运用的。因此，19 世纪初，一位擅长药学的举人杨时泰，更在《本草述》的基础上"为之去繁就简，汰其冗者十之四，达其理者十之六"，编成《本草述钩元》（公元 1842 年），只收药物 500余种，其内容也较《本草述》更加简明扼要、通俗易懂。据统计，这两部本草书自撰成之后，先后刻版印行有 13 次之多，可见其在普及药物学上的作用。

《本草备要》是我国本草学发展史上最富有普及作用的药物学著作。作者汪昂，字讱庵，安徽休宁人，早年业儒，30 岁时弃举子业，潜心医药学研究，积 40 年，博览诸子经史和各家医药书籍，一心用于医药学的普及，撰述甚多。对药物学之普及，亦甚重视，他认为过去的本草学著作"读之率欲睡欲卧，以每药之下，所注者不过脏腑、经络、甘酸苦涩、寒热温平、升降浮沉、病候主治而已。未尝阐发其理，使读之者有义味可咀嚼也。即如证类诸本，采集颇广，又以众说繁芜，观者罔所折衷也"。批评诸家本草之内容文字死板，不能使读者产生兴趣，使本草书成为催眠曲。他编《本草备要》时，确定了"主治之理，务令详明；取用之宜，期于确切；言畅意晰，字少义多"等原则，从结合临床实际出发增加读者阅读的兴趣，此其一也。他还强调《本草备要》之作"不专为医林而设，盖以疾疢人所时有，脱或处僻小之区，遇庸劣之手，脉候欠审，用药乖方，而无简便方书与之校证，鲜有不受其误者"。说明他编此书，并非专为医界学习研读之用，更有向一般群众普及本草知识之意，此其二也。再看书名，汪氏撰《本草备要》并非单纯追求删繁就简，同时还很注意对前人本草内容之未备者，故名，此其三也。有此三者，该书之特点和重在普及的要求已十分清楚。《本草备要》共收常用药478 种，选药甚精。书首论"药性总义"，叙药物性味、归经、炮炙大要等，各论于每药之下，首叙十剂所属，次则辨其气、味、形、色和入经、功用、主治，内容简要，文字明晰，颇受读者之欢迎。自公元 1694 年首刊到 1955 年影印的两百多年间，前后共刊印出版达 64 次之多，即不到 4 年便有一次刻印刊行，可谓本草书印行频度最大者。单此即可说明其在本草普及上的重要作用。

《本草从新》是清代具有普及作用的又一部影响较大的本草学著作。首次刊行于公元 1757 年。本书作者吴仪洛，字遵程，浙江海盐人，攻考科举不成，用心钻研医药学。他鉴于汪昂的《本草备要》对于医药学的学习影响颇大，但汪氏之论述有拘泥古说的缺点。他在该书基础上，重加修订，约一半内容仍依汪氏所叙，另一半内容则进行了修订或增加，例如新增的太子参、西洋参等，都是首录，撰成后命名为《本草从新》，共收药物720种，可以说是《本草备要》的一次修订本。该书首刊后，到1957年的两百年间，刊行次数达51次之多，也创平均不到4年即有一次刊刻印行的纪录。如果将两书之刊行次数相加，在260年间刊行达115次，平均两年多即重印一次。足见其影响之大、需要之多、普及之广了。

清代普及本草学的著作还很多，如《得配本草》，是由严西亭、施澹宁、洪辑庵三人合作编纂的。他们三人在临床治疗过程中，遇到病情疑难或险恶重症，便在一起共同研讨，所谓"三人必反复辩论，以故试其药"，然后总结经验，记录在案，日积月累，颇多新知，共同编撰成《得配本草》（公元1761年）。收药647种，除论述药物性味、功用、主治外，并阐述药物与药物之间的相畏、相反、相使、相恶，以及治疗过程中药物的协同作用和得、配、佐、和等，故名。该书有着较大的实用价值，因此，刊行后很受医界好评。

蒙藏医学发展在此期也很注重普及。公元18世纪，青海蒙古族医药学家伊舍·巴勒珠尔（公元1704—?年）用藏文编撰了一部药物学著作，名《药物名录和认药白晶药鉴》。该书是一部以认药、用药和叙述药物作用基础知识为主要内容的药物学文献，曾被译为蒙文流传，共收蒙藏医学比较常用的药物801种，其中珍宝类药物 38 种，土、石类药物 72 种，植物类药物 335 种，角类以及骨、肉、血、胆、脂、脑、皮、蹄甲、尿、粪、昆虫类药物 109 种，其他类 247 种，对蒙、藏医学用药知识的普及发挥了重要的作用。蒙、藏药学的普及著作还有数种，如 19 世纪内蒙古正白旗著名蒙药学家罗布僧苏勒日木也用藏文编撰了《认药学》一书，分为珍宝、土、石类药物识别知识，草木类药物识别知识，生于木、土、草原地带药物的识别知识，产于盐、灰、动物类药物的识别知识等 4 部，共 678 种。分别按形态、生境、性味、功用、质量优劣等进行了较全面的阐述，影响也很广泛。又如内蒙古奈曼旗蒙医药学家占布勒道尔吉用藏文编撰的《蒙药本草图鉴》一书，又称为《蒙医正典》，收载药物 879 种，附图 579 幅。该书在纠正蒙药品种混乱现象及错误方面做出了贡献。这本书至今仍是蒙藏医生学习、研究、鉴别、采集药物的依据。

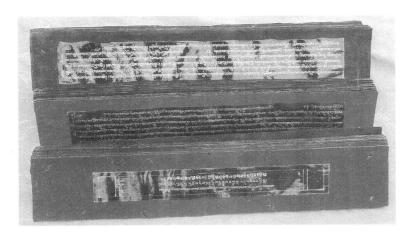

图 10-1 清代金粉书写《四部医典》书影

蒙医学家，多以研究藏医学而著名，因此他们在过去几乎都精通藏文和藏医经典著作，他们的著作也多用藏文写成。上述普及著作最初均以藏文写成，其后才被译成蒙古文。在蒙古地区有两种文本同时流传。

二、方剂学的发展与普及

在中医学医方的发展方面，清代的发展特点大致与本草学相似。最富有代表性的医方著作有《医方集解》《成方切用》《汤头歌诀》和《验方新编》等。

《医方集解》的作者为汪昂，汪氏撰《本草备要》的目的前已述及，那么为何要撰《医方集解》，其实在《本草备要》的凡例中已有交代，他说："是以特著此编（指《本草备要》），兼辑《医方集解》一书相辅而行，篇章虽约，词旨详明，携带不难，简阅甚便，倘能人置一本，附之箧笥，以备缓急，亦卫生之一助。"可见汪氏撰此，是作普及本草学知识的姐妹篇，使本草、医方学相辅相成。正是由此，在撰写《医方集解》时，他深感明代吴鹤皋《医方考》虽然"文义清踈，同人脍炙"，但却是"一家之言，其于致远钩深，或未彻尽，兹特博采广搜，网罗群书，精穷蕴奥，或同或异，各存所见，以备参稽，使探宝者不止一藏，尝鼎者不仅一脔。几病者观之，得以印证，用者据之，不致径庭……"由上来看，汪氏之用心可谓良苦矣。他力求简明切要，向读者提供尽可能多的各家有关方剂学的论述和实践经验。因此，该书刊行后三百多年来颇得许许多多医家和病家的欢迎和好评，先后刊行约 60 次之多。

汪昂的另一著作《汤头歌诀》，是把治疗疾病的常用处方药物组成和主治功用编成歌诀，用以帮助学习掌握的人易于背诵和记忆。共选用常用方剂 300 多首，编成 200 多首七言歌诀，分为补益、发表、攻里、涌吐等类，每方附有简要的注释。公元 1694 年刊行后，不但刊行次数多、流传广，而且有许多医家以《汤头歌诀》为基础，予以注释、发挥、续编，据已知者有十余家。此外，仿效其体例，编写医方歌诀者更是不计其数。

讲到医方的普及，我们必须提到《验方新编》。作者是鲍相璈，编成于公元 1846 年，虽然不是方剂学著作，但也是以医方为内容的专书。从学术价值上讲，它在中医方剂学发展史上不一定能占什么地位，但从流传广度上恐怕要占第一位。根据收入全国中医书联合目录之统计，该书从公元 1846—1955 年间刊行的各种本子竟达 110 种。特别是 19 世纪末，平均每年竟有 2—3 种不同刊本问世。

第二节 温病学派的蓬勃发展

温病，一般指传染病。毋庸讳言，什么是温病，在历代医学家的认识上存在着许多分歧意见。但研究一下历代学者对温病的描述和认识，温病主要是指急性发热性传染病，以及若干流行病、时令病等。温病的治疗对象，严格讲与张仲景的"伤寒"并无多大差异，只是由于对传染病理论认识上的不同，从而导致治疗原则和用药等的差异，才有伤寒与温病之争论。温病概念之起始，与伤寒并无先后之别，由于张仲景撰《伤寒论》专论伤寒，并以医圣之名而影响历代，故伤寒学派日益壮大，使温病学派的发展几乎无闻于医界。金元时期，传染病流行较烈，医学家用伤寒方治疗效果不佳。因此，著名医学家张元素倡导"运气不齐，古今异轨，古方新病，不相能也"，刘完素也提出"热病只能作热治，不能从寒医"，这些认识对温病学派之产生和发展是一付重要的催生剂、助产药。明代吴又可撰《瘟疫论》，明确提出："瘟疫之为病，非风、非寒、非温、非暑，乃天地间别有一种异气所感"，"时疫之邪，自口鼻而入"。他还认为：邪从口鼻而入，客居膜原，其传变发展也不按《伤寒论》中所讲的六经次第，而是由膜原溃发，或表、或里而出现不同的证候和症状。这就使传染病理论和治疗原则完全从"伤寒"学中分裂出来，自成一个新的学说。所以，《四库全书总目提要》评述曰：吴氏"推究病源，参稽医案，著为此书。瘟疫一证，始有绳墨可守，亦可谓有功于世矣"。发展吴氏温病学说者，必须了解戴天章的学术思想，他以《瘟疫论》为依据，详述温病的辨气、辨色、辨舌、辨神、辨脉，撰有《广温疫论》，对温病研究颇有心得。他研究的结论认为"风寒十无一二，温证十有六七"。在治疗上，他兼取刘完素的理论与方剂，使温病学派的发展向前推进了一大步。

温病学派在清代达到蓬勃发展的鼎盛时期，特别是清代中叶及其以后，温病学派日趋壮大，影响也日益深远，叶天士、薛生白、吴鞠通、王孟英等是温病学派发展到比较成熟阶段的杰出代表，所以有人称他们为"温病四大家"，确是有道理的。

叶天士（公元1667—1746年），名桂，字香岩，江苏吴县人。出身于世医家庭，学通诗文经史，博览医药典籍，在十年时间内，先后拜师17人，以善于吸取他人之长而著称于世，从而使自己的学术思想和临床治疗经验趋于成熟。他以治疗时疫、温病痧痘为专长，倡导卫气营血辨证纲领。他对温病的传染途径、致病部位和临床辨证

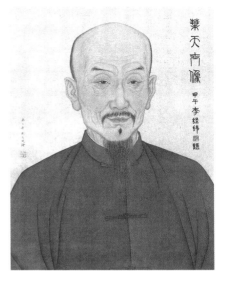

图10-2　刘文斌绘叶天士像

论治均有独到的见解，是温病学派奠基人之一。叶天士治学严谨，对仲景学说主张"师古而不泥古"。对温病学派的理论原则，他提出：温病应以仲景之说为体，而以刘完素之论为用。由于他在群众中有着极高的威信，所以日日忙于诊务，一生未有整理自己学术理论和经验的机会。因此，流传于后世的叶天士著作《温热论》《临证指南医案》《叶天士医案》，都是由他的门徒、学生根据平时记录叶氏所传授的理论知识和学术经验，加以整理而编成的。这些著作虽然不是叶天士亲自写成的，但也确实可以代表叶氏的学术思想和经验，其温病理论及其在发展温病学派上的贡献和作用，也是完全可以相信的。

《温热论》之成书，是温病学派发展上的一部重要著作。因为，在这部著作里，叶天士首先提出："温邪上受，首先犯肺，

逆传心包。肺主气属卫，心主血属营"，还强调"大凡看法，卫之后方言气，营之后方言血"的新理论。在这一理论指导下，他明确指出：温病的病因是温、热之邪，不是风、寒之邪；其感受途径是口、鼻清窍，不是皮、毛；其传变规律，是由卫而气而营而血为顺传，或由肺直陷心包的所谓逆传，不是由表及里，由太阳经而少阳经而阳明经而太阴经……之顺传。从而把温病（急性传染性疾病）的病因、病理学说同伤寒论的理论和学说完全一分为二。即将温病的整个病理过程，概括为卫、气、营、血四个不同阶段，并依此为温病辨证论治的纲领。在此理论学说指导下，温病的治疗有章可循，譬如：在卫汗之可也，到气才可清气，入营犹可透热转气，如犀角、玄参、羚羊角等物，入血就恐耗血动血，直需凉血散血，如生地、丹皮、赤芍等物。这些可以说是治疗温病的法则。在温病诊断上，叶氏除了辨卫、辨气、辨营、辨血分等之外，还十分重视辨舌、辨齿、辨斑疹与白痦等，实则可以视之为诊断温病的大纲大法，为温病学家所珍视。《临证指南医案》中则收集了叶氏治疗温病的大量医案，亦为后世温病学家所推崇。

薛生白（公元 1681—1770 年），名雪，号一瓢，江苏苏州人，博览群书，精于医术，尤长于诊治温病，撰有《湿热条辨》，但也有人认为该书并非薛氏所撰。湿热是温病中的一个难题，薛氏强调湿热之病从表伤者，十之一二，由口鼻入者，十之八九，认为是由湿饮停聚胃肠，使内外相引而成。为湿病学派的发展做出了贡献，后世尊之者颇多。他与叶天士同时代，同在苏州业医，并均以治疗温病而齐名。然而二人之间颇有些成见，还常常

互相抨击。虽然二人心底也
有相互钦佩之意，然在人前
却从不表露。易宗夔《新世
说》记述了叶、薛之间的斗
趣故事。他说：薛一瓢，与
天士齐名而相忌。病者就诊
于叶天士，叶必询问病家，
曾请薛一瓢诊治否；若病者
请薛雪诊治疾病，薛也必然
询问，曾请天士诊治否。若
否，则予诊治，若是，则不
予诊治处方。日久，二人成

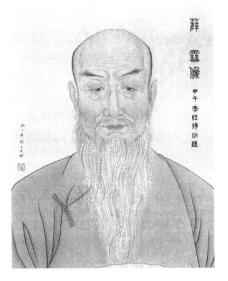

图 10-3 刘文斌绘薛雪像

见益深。一次，天士闻知病家就医薛雪而得愈，他十分愤慨，提
笔大书榜于其堂曰"扫雪"，又名为"扫雪山房"。薛雪闻讯笑之
曰："人谓天士不通，今果然矣，彼云扫雪，与我何干？纵其大扫，
可也。"因此，他也大书二字榜其堂，曰："扫叶"，又名之为"扫
叶山庄"。其趣如此。该书还记载他们二人常常斗智，叶谓不可治
之病，薛必千方百计争取治愈，叶天士也如此，以显示自己技高
对方一筹。显然，这种文人相轻和相互嫉妒的行为是很不健康的。
有人考据，晚年因薛得人告知叶母病，叶用石膏难以下决心，薛
便亲往叶家助叶为其母用石膏治，终使母病得愈，叶薛二人两相
交善。

　　薛雪的医疗技术，据文献记载略差于叶天士。但也有不少记
载说二人在苏州一带齐名。如果作一历史评价，二人医术平；互

相为高下争斗，甚至不顾病人安危，亦平；然而，叶氏终日忙于诊务，大量接待病者，薛氏却性好嬉戏，人病濒危，亟请不时往，两相比较，则叶天士应高于薛生白。对温病学派的发展，其贡献叶氏也大于薛氏。

吴鞠通（公元 1758—1836 年），名瑭，江苏淮阴人。学验俱丰，既是一位温病学理论家，也是一位颇有声望的温病治疗大家。吴氏生当 18 世纪末、19 世纪初，他的家乡一带，传染病时常流行。因此，吴氏对温病的研究和实践经验的积累日益增多。他的学术思想渊源是师承吴又可《瘟疫论》的理论观点和治疗经验，对前辈叶天士的温病理论和经验尤为推崇，在传染病的治疗上广受群众信赖，声名亦振。18 世纪末，他游学京师，适逢京师暴发传染病，经治者每多良效。由于他积累了大量临床经验，逐渐产生整理自己医疗思想和经验的愿望，终于公元 1798 年撰成《温病条辨》一书。吴瑭根据叶天士论述刘河间"温热须究三焦"的论点，创造性提出温病的三焦辨证论治的理论，即"温病由口鼻而入，鼻气通于肺，口气通于胃，肺病逆传则为心包。上焦病不治则传中焦，胃与脾也。中焦病不治，即传下焦，肝与肾也。始上焦，终下焦"。在他的《温病条辨》中，分温病为风温、温热、温疫、温毒、暑温、湿温、秋燥、冬温、温疟等 9 种，并各以条文的形式，分别辨述其病因、病理及证候表现、诊治原则和处方用药等。文字简明，条理清楚，论理中肯，对温病学派的发展和壮大影响甚巨，所以人们称吴瑭为温病学派的主要代表人物。吴瑭治疗温病，除在理论上的创造性总结外，在创设治疗新的有效方药上也做出了很显著的成就，譬如，他在叶天士经验基础上，确定温病的治疗原则：清络、清营、育阴等，在指导临床处方用药上有着较高的价值。他所创造的常用方剂很多，如：桑菊饮、清络饮、清营汤、银翘散（银翘解毒散、片、丸）、羚翘解毒丸、雪梨浆、五汁饮等。其方剂既富有防治温病的作用，又有组成和用药量轻简的特点。特别是桑菊饮、银翘解毒散等，至今仍是临床医师治疗上呼吸道感染最常用的方剂。

王孟英（公元 1808—1868 年），名士雄，号半痴山人，浙江海宁人，后迁居上海，出身于世医家庭。清末政治腐败，经济停滞，社会动乱，群众生活困苦，传染病流行频繁。作为一位医生，王孟英投身于为群众治疗疾病的活动之中，逐渐以其较好的治疗效果而名显于时，是清末著名温病学家之一。王孟英治疗传染病何以能取得如此好的效果呢？成功原因在于他对前人的理论和经验都能虚心体察，没有门户、派别之见，这从他撰写的温病专著《温热经纬》一书即可看出。该书卷 1，引录《内经》一书有关温病之论述，并以后世名家之理解，发挥自己的意见为注；卷 2，引录医圣张仲景有关伏气温病、伏气热病、外感热病和湿温、疫病等的论述，也选录历代名家关于上述各病之观点和实践经验予以为注，凡自己有体会和见解、经验者，亦以按语的形式给予说明；卷 3，引录叶天士关于外感温热篇，三时伏气外感篇为正文，并以温病学家章虚谷、薛生白、徐灵胎、吴鞠通等名家的观点作论、作注，在此卷中，王氏更多地阐发了个人的见解和经验；卷 4，则引录温病学家陈平伯关于外感温病的论述、薛生白关于湿热病的论述、余师愚关于疫病之论述，并以个人的理解和经验作了比较系统的按语；卷 5，为方论。就全书而言，他以

《内经》、仲景之文为经，以叶天士、薛生白诸家之辨为纬，引经斥异，众美兼收，弃瑕录瑜，故《温热经纬》为书名。在他所加按语中，畅述了个人的见解，有赞美符合之说，亦有反对批评之语。足以表达王孟英在温病的证因脉治上的理论、观点和丰富经验。王氏著作还有《霍乱论》，王氏在此所论的霍乱虽然也引述了《内经》仲景所述之霍乱，但他基本上正确地描述了霍乱弧菌所致的真霍乱。同时，在病因上指出：上海"人烟繁萃，地气愈热。宝庐稠密，秽气愈盛，附郭之河，藏垢纳污，水皆恶浊不堪，今夏（公元1821年）余避地来游，适霍乱、臭毒、番痧诸症盛行"，而臭毒二字，切中此地病因。他又说："上海特海陬一邑耳，二十年来。屡遭兵燹，乃沧海渐变桑田，外国之经营日广，苏省又以为会垣、而江浙之幸免于难者，章迁于此，各省商舶麇集、帆樯林立、踵接肩摩，居然一大都会矣。"对霍乱暴发于上海的种种社会因素也提出了十分宝贵的见解。他的记述，为我们研究霍乱从国外传入的时间、地点和蔓延路线及病死率等提供了可贵的资料。

温病学派发展至此，可谓极盛时期，以诊治温病而著称的医家之多，以论述温病（包括疫病）为中心内容的著作之多，均属前所罕见。综观温病学派的发展及卓越成就，叶天士、薛生白、吴鞠通、王孟英为温病四大家，受之无愧也。但遗憾的是由于社会思潮的影响，吴又可在传染病病因、特异等方面的学说和设想未能得到认真的继承和发扬。

第三节　内科学发展与学派之争

关于内科学概念，在清代仍不清楚。从其医学分科上看，大方脉、伤寒均属内科范畴，甚至 1866 年皇室太医院更将大方脉、伤寒，妇人三科合并，统称为大方脉。以内科命名书名者、明代薛己已撰有《内科摘要》，清代文晟之《六种新编》内也有《内科摘录》。然而，内科作为一个大科，究竟哪些疾病应是内科的论述范围，即是现今在认识上也不统一。

一、内科学的发展

清代继明代内科学的发展之后，总的来说是乘着继续发展的趋势仍有所进步，其特点是综合性专著不断丰富，疾病认识继续深入，论述内科常见病的专著增多，学派之间虽然趋于保守，但争论仍持续进行。此期，内科发展出现了许多医学家和著作，现择其有代表性者作简要介绍。

张璐（公元 1617—1699 年），字路玉，晚号石顽老人，江苏苏州人。初习儒，兼攻医药，明亡后弃儒业医，善治内科杂病，积累了丰富的经验，同时对伤寒学也很有研究。《张氏医通》（公元 1695 年）一书，可以说是他数十年钻研内科杂病的总结。该书共 16 卷，以内科杂病之证治为主，兼论妇人、小儿及外科、五官疾病，其叙述体例多仿王肯堂《证治准绳》。每病之后，先引《内经》和仲景论述，次列历代名家之论述，最后叙述自己的观点和治病验案。论点平和，内容丰富。从其学术观点来看，张氏倾向薛己、张景岳的学术思想，对"阳非有余，真阴不足"之阐述较为清晰。由于选录前贤之说比较精详，理论联系实际比较密切，选方比较实用，对后世内科杂病的治疗有着广泛的影响。张氏对伤寒学也有较深入的研究，撰有《伤寒绪论》，推崇方有执、喻嘉言，持"三纲鼎立"说，列证 140 有余，分别论述其诊脉、察色、劫病及灸刺诸法，附载医方、方论 140 余首，反映了张氏三十余年治疗伤寒病的心得和体会。张璐推崇唐代著名医学家孙思邈，认为《千金方》可与仲景书媲美，故撰有《千金方衍义》30 卷，对该书所收医方特点之研究颇有见解。

李用粹，字修之，号惺庵，浙江鄞州区人，迁居上海，出身世医家庭，自幼得家传，又能博采群书。他精心攻读《内经》，并加以比较研究，又细参张仲景和金元四大家之著作和学术思想。他认为：书以载道，非博无由考其详；学以穷理，非约不能操其要，这种读书的方法和要求是很有道理的。他在这一思想指导下，汇取各家之长，删繁补缺，撰成《证治汇补》（公元 1687 年）10 卷，在内科疾病和妇科疾病方面，尤有其所长。该书每证之下，先病因以详标本，次外候以察病状，次条目以审经络，次辨证以决疑似，次脉象以凭折中，次治法以调虚实，次劫法以垂奇剂，次用药以指入门，续附证以博学问，终以方剂共十项。条理井然，便于浏览诵读。亦为后世业内科者所必读之书，所以流传较广，影响较大。

沈金鳌（公元 1717—1777 年），字芊禄，号汲门，晚号尊生老人，江苏无锡人。博通经史，终因屡试不进，乃于中年始致力于医学研究。沈氏认为：人之生至重，必知其重而有以尊之，庶不敢草菅人命，故以尊生书命名其丛书曰《沈氏尊生书》，刊于公元 1773 年。该书由《脉象统类》《诸脉主病诗》《杂病源流犀烛》《伤寒论纲目》《妇科玉尺》《幼科释谜》《要药分剂》等组成，共 72 卷。作者解释为何在尊生书前贯以沈氏，虽然强调为了自藏、自阅，"何敢表示于人，自诩为著述也哉"，但当刊行后，却广为流传，得医界之推崇。该书重点是以内科为主，因此，其论脉、论杂证、论伤寒、论方药，无不围绕之。其中尤以《杂病源流犀烛》为内科杂病专著，共 30 卷。分脏腑、奇经八脉、六淫、内伤外感、面部、身形等门，每门之下分述若干疾病，每病则叙述其源流、形证、主治和病证原委等。因病用方，理法方药结合紧密，除方药外，并多附导引、气功方法，为其特色。该书影响较沈氏其他著作更为广泛。

尤在泾（？—公元 1749 年），名怡，号拙吾，别号饲鹤山人，江苏吴县人。少年时家境贫穷，曾在寺院以卖字为生，后拜师学医，以好学刻苦深受老师赏识，诊治疾病经验和理论修养日益长进。晚年，医疗技术益精，治病每多效验，与徐灵胎交往密切，同为当代名医。尤氏性静恬淡，不求名利，行医之暇，则以读书、浇花、饲鹤、观鱼为乐趣。他攻读医书十分认真，治学态度严谨，凡钻研之心得体会，"辄笔诸简端"，"务求当于古人之心而后已"。撰有《伤寒贯珠集》《金匮翼》《金匮要略心典》等，对清代内科学之发展做出了贡献。《伤寒贯珠集》等都是尤氏研究仲景学说的著作，对阐发仲景学说的要点颇多心得体会。徐灵胎称赞其著述"条理通达，指归明显，辞不必烦而意已尽，语不必深而旨已传"，"由此以进，虽入仲景之室不难也"。他临证多用仲景方，重视调理脾胃，是清代研究仲景学说于临床而取得显著成就的学者之一，其著作以其紧密联系临床而有着广阔的天地。

林佩琴（约公元1790—1851年），字云合，号义桐，江苏丹阳人。虽于公元1808年举乡魁，但爱好方书，精于医术。他因感于当一些医家治疗疫病，仍用张仲景伤寒法，每使轻者转重，重者每至不救，为了矫正时弊，勤奋钻研医学数十年。最初，虽未以医为业，然治疗邻里羸童贫叟之病者，每获佳效。如此，学验积累日富，晚年始着手著述，于公元1839年撰成《类证治裁》8卷。强调：诊治疾病，难于识证、辨证，识证的重点是阴阳虚实，六淫七情；辨证则须辨其在经络、腑脏、营卫、筋骨之不同病位。此乃中医学诊治疾病之首要任务。该书上自张仲景，中迄金元四大家，下至清代名家张璐、叶天士、程钟龄辈，无不采录其要。凡个人之治验者，每多附以治案，以为后学之借鉴。本书具有取材审慎、条理明晰、检用方便等特点。虽然初刻毁于兵，十八年重梓仍得广泛流传和继之不断地刊刻，特别在内科临床上是一部有价值的参考书。

二、内科疾病之专门著作增多

这是清代内科学发展的一个特点。例如：论述虚劳，即有主要包括肺结核及其他结核病的专著，又有明末清初的结核病专家汪绮石撰写的《理虚元鉴》（公元1771年）2卷。书中提出：治疗虚劳病的原则，要注意"三本""二统"，即确定治病原则必须注意肺、脾、肾；二统是指辨清阳虚或是阴虚。这一理论对中医治疗结核病是有一定指导意义的。在这一理论指导下，汪氏对虚劳的治疗从诊断、治疗等方面作了比较系统的论述，比如阴虚之证用清肺保肺，阳虚之证用健扶脾胃，均有独到之处。治疗痢疾的专书，有孔毓礼的《痢疾论》（公元1752年），强调传染病除"瘟疫而外，惟痢疾最险恶，能死人于数日之间"，全书收载治痢疾方剂100余首，很有参考和指导价值；约同时期的痢疾专书，还有吴道源纂辑的《痢证汇参》（公元1773年），10卷，是一部研究痢疾的临床汇编，很有参考价值。又如疟疾专书，有韩善徵撰的《疟疾论》（公元1897年），他集古今有关疟疾的论述，阐析疟疾脉、因、证、治等内容，书末附有古今医家治疟之医案和治疗方剂，是一部很有参考价值的疟疾文献汇编，影响后世较大。又如治疗脑血管意外的中风，其专著更多，汪启贤的《中风瘫痪验方》（公元1696年）、萧埙的《中风证》（公元1722年）、熊笏的《中风论》（公元1821年）等等，至今还都有其参考价值。治疗霍乱的专著，有王孟英的《霍乱论》，我们在前面已经讲过，它是我国医学史上描述公元1817年至1820年从印度传入我国的，于公元1821年在上海一带暴发霍乱流行的一次真实记录。此外，还有一些其他方面与内科相关的疾病专著。

三、内科学派林立

清代继明代之后，在内科方面，围绕着伤寒与温病，经方与时方等学派林立。关于温病已述于前，关于思想意识将在后谈，这里只就伤寒之争论，作一些约略的评述。

喻嘉言是三纲说的代表，他提出：外感以冬月伤寒为大纲；伤寒六经以太阳经为大纲；太阳经又以风伤卫，寒伤营，风寒两伤营卫为大纲。他将仲景《伤寒论》中的 397 法分隶于三大纲之下。宗此说者，沈明宗撰《伤寒六经辨证治法》按三纲重编，其他如张璐的寒温分论、吴仪洛的应用补注、周俊扬的重视经络、黄元御的畅发运气等，各有见解，各有所成，甚是活跃。此外，认为《伤寒论》应以方类证，此派两大代表人物即柯琴和徐灵胎。柯琴对喻嘉言、沈明宗的观点持反对意见，他认定六经之中应以辨证为主，他按照证随方分的原则，主张六经之中均以其主方类证。徐灵胎在原则上与柯琴有一致之处，主张类方而不类经，故撰《伤寒类方》以阐明自己的学术观点。还有以法类证派，以尤在泾为代表，他的著作《伤寒贯珠集》一反汲汲于《伤寒论》条文字句之流俗，概括出三阳篇无非八法而已，即正治、权变、斡旋、救逆、类病、明辨、杂治、刺法。立论确凿精审，非同凡响，为《伤寒论》之学习和研究开辟了新径。所有围绕着仲景学说的研究所展开的争鸣，无疑对加深仲景学说的继承发扬是有很大影响的。不过，在指导思想上都或多或少有意维护医圣张仲景的尊严，不敢也不愿越雷池半步。

中医对书写病历历来是十分重视的，尤以内科为最。喻嘉言《与门人定议病式》，即有书写病历之标准格式："某年某月某地某人，年纪若干，形之肥瘦、长短？色之黑白、枯润？声之清浊、长短？人之形志苦乐？病始何日？初服何药？再服何药？某药稍效，某药无效？昼夜孰重？寒热孰多？饮食、喜恶多寡，二便滑涩有无？脉之三部九候何候独异？二十四脉中何脉独见？何脉兼见？其症或内伤，或外伤，或兼内外，或不内外，依经诊断何病？其标本先后何在？汗、吐、下、和、寒、温、补、泻何施？其药宜用七方中何方？十剂中何剂？五行中何气？五味中何味？以何汤名为加减和合？其效验定于何时？一一详明，务令一丝一毫不误，得众人之信誉，允为医门病历书写之模式，不必演文可也。"这是在前人基础上的一大进步。

第四节　外科学发展趋于保守

外科学的发展，清代明显地不如明代进步，特别在学术思想上尤其不如明代。清代外科学家由于社会思潮的影响和制约，一般在学术思想上都比较保守，有的甚至十分保守，他们对必须手术治疗的疾病，如脓肿之切开引流，也一概予以反对，使外科学的发展进步受到了阻碍。

祁坤，字广生，号槐庵，山阴人，以精良的外科学修养和技术，于康熙初任职清太医院，后升为太医院院判，撰有《外科大成》（公元 1665 年）一书，在外科领域有过许多精辟的理论论断。例如：他在论述脓肿切开引流的原则和方法时，指出"针锋宜随经络之横竖，不则难于收口，部位宜下取，便于出脓。肿高而软者，在肌肉，针（切开）四五分。肿下而坚者，在筋脉，针六七分。肿平肉色不变者，附于骨也，针寸许。毒生背、腹、肋、胁等处，切开刀宜斜入，以防透膜之害"。所有这些，用现代科学标准检验，是完全符合人体解剖、生理要求的。还必须指出：他对浅部、深部脓肿，胸部、背部脓肿切开的术式要求，现代的外科医生也并非人人都可以掌握得很好。又如他对脓肿，特别是深部脓肿手术切开后的引流问题，也创造性强调："随以绵纸撚蘸玄珠膏度之，使脓会齐，三二时取出撚，则脓水速干矣。"这种设计和所用引流条、油膏等，在理论和方法原理上与现代基本相同。绵纸撚即现代的纱条，玄珠膏与现代的凡士林及合了消炎药物的凡士林药膏也没有原则的区别。

顾世澄，一名澄，字练江，安徽芜湖人，出身于世医家庭。迁居扬州，积四十余年之外科临床经验，声名甚著。公元1760年，撰《疡医大全》40卷。他的著作是积前人、家传、个人经验于一炉的结晶。所记病症十分丰富，一般外科书未载者，多可在该书中检得，故名疡医大全。由于顾世澄撰述力求大全，所以为后世保存了许多珍贵资料，特别是外科手术资料尤其丰富。从行文看，有些外科手术，顾氏似有实践经验，并非全系资料汇编。例如，唇裂修补术，他记述："整修缺唇，先将麻药涂缺唇上，后以一锋刀刺唇缺处皮，以磁碟贮流出之血调药，即以绣花针穿丝线缝住两边缺皮，然后擦上血调之药，三五日内，不可哭泣及大笑，又怕冒风打嚏，每日只吃稀粥，肌生肉满，去其丝线，即合成一唇矣。"其他外科手术，如断指、趾再植术，断耳再植术，断鼻再植术，甚至阴茎再植手术，以及肛门闭锁、阴道闭锁之手术和扩张，等等，有的令人难以相信其可能性，但我们确信，顾氏的记录也绝非凭空杜撰。或流传有夸张者，但不可能完全出自虚构。顾氏的外科生涯主要是在清初度过的，他对手术，对化脓性感染治疗原则的确立，还看不出有很大的保守倾向。然而，18 世纪中叶之后，中医外科学的发展便日益向着比较保守的方向发展。

王洪绪，名维德，号林屋先生，江苏吴县人。他继承曾祖若谷为传家而搜集的疡科有效医方经验，并结合自己四十多年的学习、研究和实践总结功夫，对医学临床各科都有一定之治疗经验，尤其擅长外科疾病的诊治。王洪绪在外科疾病的治疗上，强调必须辨证论治，但对化脓性感染，则不分脓未成或脓已成，都主张"以消为贵，以托为畏"，完全排除了化脓性感染已成脓的切开引流手术，并极力反对。例如：他公开批判世之宗于明代外科学家陈实功等对待已化脓的病人要实行手术切开引流"尽属刽徒"，"病人何能堪此极刑"，等等。他不分手术需要与否，一概予以反对，其言语之烈也是少见的。王洪绪在论述自己撰写外科著作之动机和目的时写道："余年七十有二，治经历四十余年，用药从无一误，……因名《外科证治全生集》。"并表示对于他的著作"任坊翻刻，速遍海内"。故于公元 1740 年首次刊刻后，到 1956 年，200 年间共刻印近 60 次。光绪皇帝在位的 34 年间，刊行多达 17 次。因此，该书在清末民初比任何外科著作之影响都要大，《外科证治全生集》所代表的王氏学术思想可以说是盛极一时。其保守思想也越来越大地禁锢着清代中叶之后的外科学家。不可完全否定王洪绪，也不可完全否定王洪绪对那些滥用外科手术者的反对，例如王洪绪主张瘰疬要大禁针刀，在当时是很正确的，他形象批评外科医学家为颈淋巴结核患者施行手术摘除犹如割韭菜一样，割去一茬，又生一茬。这个比喻和论断都是很有实践根据的。但必须指出：王洪绪一概反对手术，甚至对已化脓的脓肿、深部脓肿，只相信消和用药"托"脓由里向外攻出显然要贻误治期，甚至造成病人不该有的伤亡和病残。王氏笼统主张的"以消为贵"，"待其自溃"是很片面的。因此，一些有见识的外科医家，也对王洪绪的学术思想提出批评意见。例如，公元1883年，中医外科学家马培之评论说："手术有当用，有不当用，有不能不用之别，如谓一概禁之，非正治也。……王氏《全生集》，近时业外科者，奉为枕秘，设遇证即录方照服，既不凭脉，亦不辨证，贻误匪浅。"这一批评和评价是很中肯的。王洪绪学术思想及其著作所以影响如此深远，这固然与其所吹嘘的"全生"和"任坊翻刻"有关，更重要的恐怕还是因为这种思想完全适应病家畏惧手术的心理。不能不指出：这种思想束缚了许多外科学家的手脚，无形地阻碍了中医外科学的全面发展和进步。进步外科学家由此受到思想上和来自病家的精神压力。因此，19世纪以来的中医外科学家在学术思想上几乎都是王氏的继承者。例如，公元1831年许克昌等所撰的《外科证治全书》，就是发挥王洪绪学术思想和经验的典型例子。又如，公元1838年邹五峰撰《外科真诠》，更使王氏的保守思想有所发展。

什么事都不是绝对的，清代的外科手术在王洪绪等人的极力反对下，外科医生多轻视手术，认为手术非学者所为。但是，在一些地方，外科手术仍有不断施行发展的痕迹。清代外科手术谈不上外科学发展上的一方向，甚或谈不上倾向，只是有一些零星的记载，现举若干以窥其貌。

脾切除术。该手术大约是在18世纪中进行的，记载这一手术者乃清代传染病学者王孟英，王孟英是根据祖父的资料记述的。他说：浙江吴兴汤荣光，从树上坠地，腹着枯椿而破，伤口长二寸余，已透膜内，只见红肉（可能是脾脏），不见肠。复饮以药酒，使不知痛处，随用刀割伤口使宽，以铁钩钩膜内红肉出，则见其大如掌，乃宿患之疟母也（由于久患疟疾引起脾肿大，中医称之为疟母），始如法敷治疮口而愈，宿疾顿除。这里所讲的宿疾是指时时发作的疟疾，久治不愈的疟疾能引起脾脏逐渐肿大，这种病人受外伤极易引起脾破裂。肿大的脾，正是由于引起疟疾的疟原虫寄居引起的。这位病人因祸得福，在其濒临绝境的情况下，遇此外科医生，果断地施以破裂脾脏摘除手术，不但保全了生命，还使疟原虫的栖息处所得以切除，所以久治不愈的宿疾——疟疾，也由此而得到了控制。

阑尾切除术。《吴门补乘》记载：有医者操浙音，至浦庄僦居张林庙，治病有奇效，就医者踵相接也。予家赁春人，夜患腹痛，诊曰非药石所能疗，使卧床上，投以药，昏然若睡，划开胸肉，随割雄鸡血滴入，有（似）蜈蚣昂头出，急将刀、钳去之，以药线缝其口，病若失。钱思元记载的此例，虽然人们在理解上还不尽同，例如所说的蜈蚣昂头出，多数人认为是发炎的阑尾，形甚相似，所以我们说这是清代所做过的一例阑尾切除术。同时，也有人认为是蛔虫，当然也是形甚相似。不过若是蛔虫，不切开肠管等是不得相见的，蛔虫引起剧烈腹痛非药石所能疗也是罕见的，若是蛔虫引起的肠梗阻，那就不是少数几条的问题，也用不着急将刀、钳去之，用手一条一条或一团一团去出可也。这一手术的时间，大约是在17世纪时完成的。又一例阑尾切除手术可能是 18 世纪一位民间医生完成的。《清稗类钞·艺术类》记述有关张朝魁的若干外科手术事迹，甚感人。他说："乾隆时（公元 1736—1795 年）。辰谿（今湖南辰溪县）有毛矮子者，本姓张，名朝魁，年二十余，遇远来之丐，张待之厚，丐授以异术，治痈疽疮疡及跌打损伤危急之证，能以刀割皮肉，去淤血，又能续筋正骨。时有刘某患腹痛，骤扑地，濒死，张往视曰：病在大、小肠，遂开其腹二寸许，伸指入腹理之，数日愈。"历代中医论述肠痈（即急性阑尾炎），均述其在大、小肠间，这段文字虽然未能给予我们作出确切论断以足够的证据，但所指是急性阑尾炎的可能性仍是第一位的。

还有一些外科医疗技术，其设想也是很有科学价值的。例如骨髓炎的手术切开引流术。《靖江县志》记有外科医生孟有章，曾为一骨髓炎患者在麻醉下进行了手术切开、钻孔，并创造性应用麦管引流。据记载，章氏曾著有《刀圭图式》，可惜已淹没于因循守旧视手术为刽徒的社会思潮之中，不得刊行而散佚了。麦管引流，似简单，实不简单，因为这种疾患若不作引流，其外口极易封口愈合，而深处仍不断化脓。麦管中空，与现代的胶皮管相似，既可使深部的脓汁被顺利引流而出，又无外伤口封闭之患。待内部化脓停止，逐渐一步步取出麦管，则可治愈。所以说麦管引流确实可以说是一个不小的创造发明。

第五节 正骨学经验丰富多彩

专门治疗骨关节外伤的学科，在明代叫作接骨科，清代改名为正骨科，或谓伤科。清代《御纂医宗金鉴》中用较大篇幅撰有《正骨心法要诀》一章，能说明统治者出于战争的需要而对骨伤科的重视。清代正骨学派林立，又多相互为秘，不肯轻易传人。少数开明者，出于对骨伤科发展的需要，还是有不少骨伤科专著问世。如：钱秀昌的《伤科补要》（公元 1808 年），胡廷光的《伤科汇纂》（公元 1815 年），赵廷海的《救伤秘旨 跌损妙方》（公元 1852 年），赵竹泉的《伤科大成》（公元 1891 年），以及不著姓氏的《少林寺秘传应验跌打损伤奇方真本》等，有近百种之多。

就正骨手法而言，《正骨心法要诀》（公元 1742 年）的论述具有权威性的总结，其八法是："摸"，即用手细摸伤处，用以确定筋骨关节是否有折断、脱臼以及所伤之新旧；"接"，是医生用手法或手术，使断离的骨折两端接合复位在正常位置；"端"，是医生用两手合力，将折断移位的骨整复到生理解剖位置；"提"，是医生用双手或与助手协同，或以绳索、器械相助，将折断骨之陷下者提入原位；"按"，是用手或器具，将断离突出的骨端向下按压的手法；"摩"，是医者用手揉摩伤处，用于检查时体察伤势、部位，或用于扭挫伤未伤骨之治疗；"推"，用手臂之力，使离位之骨，或脱臼之关节，复归原位；"拿"，以一手或双手紧握患处，用适量之力，使骨折、脱臼恢复正常体位。骨伤科学家虽然派别很多，但其手法多不出此八法，差别在于熟练程度和在此八法基础上的独到之处。

对一般骨折的治疗，《正骨心法要诀》的叙述也是富有代表性的。该书不但文字简明易懂，而且还有绘图说明，使学习者易于掌握其手法要领。例如脊柱骨骨折，是所有骨折中最难整复固定治疗的伤损之一。该书在前人经验的基础上，将"攀索叠砖用法"绘成图，在说明文字里阐述：凡脊柱骨、胸骨、肋骨等之骨折都可用此法整复，其整复之方法步骤是"令病人以两手攀绳，足踏砖上，医者将后腰拿住，然后分左右将病人两足下之砖去掉一个，使病人直身挺胸。少顷，又分左右各去砖一个，仍令其直身挺胸。如此者三，其足着地，使气舒淤散，则陷入之骨能起，错位之骨关节可直也。再将其胸腰以通木或竹帘围裹，用宽带八条，紧紧缚之，勿令窒碍。但宜仰卧，不可俯卧侧眠，腰下以枕垫之，勿令左右移动"。通木、腰椎及其用法，亦均一一绘图说明。

该书所论述的四肢骨折，如上下肢骨折、髌骨骨折，不但在诊断要领、方法上叙述简明，对其整复方法步骤和固定器具等也都绘有精致的图式，使人一目了然。如髌骨骨折，在叙述时指出：膝盖骨（即髌骨）覆于𩩲𩨗（股骨、胫骨）二骨之端，本活动物也，若有所伤，非骨体破碎，即离位而突出于左右，虽用手法，推入原位，但步履行止，必牵动于彼，故用抱膝之器，以固定之，庶免复离原位，而遗跛足之患也。抱膝的设计既简单实用，又富有科学原理，其原理至今还为中西骨科医生所应用。

柳枝接骨与骨移植手术之成功：对于复杂骨折，则往往需手术切开复位，或因死骨游离，两骨断端不能接续。清代骨科医学家在前人基础上，创造性试用桑皮、柳枝接骨，按文献记载有成功之例者，但终因木质为人体异物，成功者少而失败者多，他们逐渐改为骨移植手术获得成功，这是一项重大创造。

钱秀昌，字松溪，上海人，曾因左臂骨折得杨雨苍治愈，后即师杨而继其业术，声名日著，撰有《伤科补要》（公元 1808 年）一书，论骨关节骨折脱位整复固定十则，论跌打损伤十七则，附方药 92 首，秘方 47 首，均配以歌诀，以助记忆。关于复杂骨折，他记述说：骨若全断，动则辘辘有声，如损未断，动则无声；或有零星败骨在内，动则渐渐之声，后必溃烂流脓。其骨已无生气，脱离肌肉，其色必黑。小如米粒，大如指头，若不摘去，溃烂经年，急宜去净。钱秀昌虽然没有应用柳枝接骨的记录，但在他的著作中，有苏昌阿的序叙述了该术的临床应用情况。他说："余亲见折足者，医断其骨而齐之，中接以杨木，卧百日耳，步履不爽其恒，岂古医之奇者。"其实类似接骨之术在危亦林的《世医得效方》（公元 1337 年）中已有端倪，危氏是用桑白皮涂药植入复杂骨折患者的骨肉之间，以达到内固定之目的，虽桑树白皮被留植体内，但还很难说是移植术。公元 1628 年，明末外科学家陈文治，改进了危亦林的方法，使之在内固定效果方面提高了一步，同时也向用于移植以接连断骨前进了一步。20 世纪 50 年代末，对柳枝接骨曾进行过动物实验，实验证明确有一定的作用，被移植之柳枝在两断骨之间确有使骨细胞结合的桥梁作用。当然，由于柳枝在人体是异物，终非理想。正因为如此，骨移植手术在此基础上便创造出来了。纵观古代文献，我国发明骨移植手术可能要追溯到明代，据《云南通志》记载：陈夙典，河南新野人，跟随一位隐士学习接骨技术，成为外科、骨伤科名家。他曾进行过肠破裂吻合术、切开剔除箭镞术，最有名的是他曾为一位伤者进行过骨移植，使骨折得以愈合的手术。可惜的是这一手术既未有人直接继承，也未见文献详述其方法与步骤。

江考卿（约公元1770—1845年），乳名详，号瑞屏，江西婺源人，精于医，以治疗跌打损伤名著于世，撰有《江氏伤科方书》（公元1840年），首论断死不治之症，后论12则骨折创伤的处理方法、穴位等，并载有通治方、秘方共68首，是一部极为简朴实用的著作。该书有江氏曾进行过骨移植术的记录："凡打伤跌肿，肉中之骨不知碎而不碎，医以手轻轻按摩痛处，若骨有声，其骨已破，先用麻药，然后割开……若骨碎者，再取骨出，即以别骨填接。外贴18号膏药，内服6号接骨丹。"这是我国已知的最有说服力的骨移植手术。我们现在还无法证明那个"别骨"的别字，是指别人之骨，还是指伤者本人别处之骨，因此，尚不能认定是否为异体骨移植手术。但无论如何，江氏的记录是一份极宝贵的历史资料，也是我国骨科学史上的一项重要成就。

《伤科汇纂》（公元1815年），是清末骨伤科学家胡廷光积一生之才学和经验编纂的一部伤科文献汇编，内容十分丰富，参考价值较大。胡廷光，字耀山，号晴川主人，浙江萧山人。父亲专伤科，廷光自幼随父学习，不满足于家传宝书《陈氏接骨书》一卷之论简未详，乃以《正骨心法要旨》为经，以诸子百家为纬，广搜伤科诸要，更参以家传之法，附以得之验，汇辑成编。分伤为44门，增方药千余首，12卷，为清及以前伤科之最。可惜，作者在封建社会末期保守思想影响下，强调"……截兽体以续人体，虽有方书，不经而不用载也"；"执村媪之见，郢书燕说，虽亦幸中，不精而不足载也；至于刳肠剖肠，刮骨洗脑等法，非神农家事，惟汉华佗有其术，不传而无可载也"。从此可知，《伤科汇纂》虽以广收博采著称，然其所不载者，多为骨科手术和民间流传的经验，这就暴露了胡氏也是一位学术思想比较保守的骨伤科学者。必须指出，《伤科汇纂》集诸家有关骨解剖、生理及骨折脱曰整复手法的绘图共 42 幅，是十分珍贵的。有些图是转绘于前人的创作，但最有学术价值的骨伤整复图，很可能还是胡氏设计创作的。

骨伤科教学：正骨之优良与否，掌握人体之骨骼结构是十分重要的。为使学习者能尽快领会其解剖关系，历代绘图虽不精确，但大体可识。清代的骨伤科教学更有了形象的教具，这就是《疡医大全》所记载的笔管教学法。该法是用绵帛包笔管，形成关节，令学生平时练习揣摩体会人体关节间的关系和手法整复的要领。有趣的是《清稗类钞》记有："旧制，选上三旗蒙古士卒之谙习骨法者，每旗十人，隶上驷院，曰蒙古医士。凡禁廷寺人，有跌损者，由其医治，限以期日……"又有"乾隆嘉庆间（公元 1736—1820 年），最著名者为觉罗伊桑阿。……其授徒之法，先将笔管戕削数段，令徒包纸摩挲，使与其节合接，如未破者。然后如法接骨，恒奏效焉。"《清史稿》也有类似记载。蒙医觉罗伊桑阿的教学法与顾世澄的教学法如此相似和一致，两人的生活时代又如此接近，真不知是谁学习谁的，抑或是两人在两地的同时创造。清代正骨医术，在蒙医中虽未有专门著作留传，但却是占有较大优势的。他们整理出的理论"机触于外，巧生于内，手随心转，法从手出"，既有着高度的理论概括，也有教学的指导意义。蒙医整骨还强调：在整复固定后，要按骨折后的不同阶段、不同的伤折部位进行不同手法的按摩和运动，并内服不同的药物。

第六节　外治法的丰富宝库

外治法的渊源很早，但严格讲，其研究范畴并不十分明确。在历代许多著作中均有其内容，但独立成书者是清代出现的两部最具代表的专著：一为赵学敏的《串雅内编》和《串雅外编》（公元 1759 年），二为吴尚先的《理瀹骈文》（公元 1865 年），代表了外治法步入专科，并有向临床各科治疗纵深发展的倾向。这些大都来自民间医生的简、便、验、廉的治疗方法，也逐渐登上了大雅之堂。

赵学敏，前已述及，这里仅从外治法发展上介绍其有关著作《串雅外编》和《串雅内编》。外治法作为一种医疗技术和方法，在历代医学家的总结下，有着极为丰富的内容，但是由于无人系统全面整理，完全分散在各家著作之中。这些方法简便，用药价廉，易于操作，多有佳效，逐渐被那些游走于民间的医生所掌握，并在运用实践中加以丰富和发展。以串铃为行医标志的民间医生被称之为铃医，以游走四方四海为家的江湖医生被称为走方郎中、游走医，这些游走不定的民间医生，大多以掌握运用外治法为特点，但由于他们之中的多数文化水平低下，或只一技之长，很少能有将外治法加以系统整理的能力，尽管他们多有丰富的外治法经验和技术。赵学敏，幼读经书，嗜好医学，既有较高的文化水平，又有医学修养，对识别外治法之是否精华等有着较好的鉴别能力。他自己平素又喜爱搜集民间医药经验，所以为掌握外治法技术遍游南北，又与远近闻名，年已老，而于公元1758年同航海归来的同族铃医赵柏仁交谈，颇受启发，从而使赵学敏对铃医有了进一步的认识。二人很快有了共同语言，谈论外治法十分投机，铃医赵柏仁便将自己的终生经验和技术完全传授给学敏，学敏一一加以记录，从而成为赵学敏编撰《串雅》的基础资料。在赵学敏多年调查研究民间医药经验的基础上，又得赵柏仁传授，经一年的整理，终于公元1759年撰成《串雅》一书。《串雅》分内、外两编，《串雅内编》中选方427首，筛选认真，注重疗效，为我国少有的能反映民间医疗经验的专门著作。《串雅外编》尤其著名，所收外治法资料十分丰富。该书分外治法为禁药门、起死门、保生门、奇药门、针法门、灸法门、熏法门、贴法门、蒸法门、洗法门、熨法门、吸法门、取虫门等，共28门，包括各种外治法约600条。按其适应证来看，内、外、妇、儿、五官等科的一些急慢性疾病，无不可以选择外治法治疗。由于赵柏仁、赵学敏的努力，终于转变了一些医学人士对外治法的轻视思想，也转变了一些人对外治法怀疑和不信任的思想，从而把一向被视为医中小道的外治法，推上了大雅之堂，赋予了新的生命力，也为外治法更快的发展奠定了良好的基础。

清代末，外治法有了进一步发展，外治法专著之最，莫过于吴尚先撰的《理瀹骈文》一书。吴尚先（公元1806—1886年），字师机，浙江杭州人。公元1834年举人，后随父迁居江苏扬州，弃儒业医，他对儒学与医学都有着较深的造诣。时当太平天国战争之际，药物供应十分困难，为了不使病人因缺药而误治，他专心于外治法的研究。他强调："治得其道，而所包者广，术取其显，而所失者轻。"为此，他还于扬州设立"存济堂"药店，专门研制膏药等外治法用药。他不但用外治法治疗疮疡等体表疾病，对内科、小儿科等之疾病也采用外治法治疗，从而获得了丰富的医疗经验，取得了良好的效果，求治者车水马龙，络绎不绝。晚年，他在系统总结经验的基础上，编撰成《外治医说》一书，由于正文用"骈文"形式撰写，故改名为《理瀹骈文》，是一部以中医学理法方药为理论依据，而以外治法为主要内容的临床著作。他强调："外治之理，即内治之理，外治之药，亦即内治之药。所异者，法耳。"又说："外治必先治内，先求其本，本者何？明阴阳，识脏腑也。"吴氏在此思想指导下，发展外治，对种种外治法纳之于中医理论指导之下做过很大努力，从而使外治法得到了更大的丰富和发展。他总结出敷、熨、熏、浸、洗、浴、罨、照、擦、溻、坐、嚏、嚖、缚、刮痧、火罐、推拿、按摩、灌导、割治等 20 余种外治法，其中许多属于现代物理疗法的早期成就。就温热疗法而言，《理瀹骈文》所叙述者，有围罐发汗、煅坑出汗、熨斗、铁熨、瓦罐熨、热砂熨、热瓶吸、火熏，等等。又如水疗法，包括有水浴疗、水榻腹疗、热水熏蒸疗、冷水疗等。还有蜡疗、泥疗、发泡疗法等。该书流传甚广，至今仍有着重要的现实意义。

继《理瀹骈文》之后，对外治法做出新贡献者，是邹存淦的《外治寿世方初编》（公元 1877 年）。邹氏鉴于外治法不仅可作救急之用，且对某些内科和妇儿科疾病也有着比较好的治疗效果，其收录内容虽鲜有超出《理瀹骈文》者，然选方有其不同之处，且较简明扼要。

第七节　妇儿科的经验积累和推广

清代妇产科学与小儿科学的发展，在明代成就的基础上，很少有什么突破性进步，但在经验积累和推广普及方面，确是很有成绩的。

妇产科学。在清代妇产科专科医生虽不很多，多数仍兼及内科或小儿科，但在妇产科书籍中，不但有许多妇产科专书，而且有不少妇科与产科分述的专著，其流传之广也是少见的，足可证明普及推广之深入。此期影响最大的医学著作有萧埙的《女科经纶》（公元 1684 年）、《竹林女科》（公元 1786 年）、《傅青主女科》（公元1827 年），以及亟斋居士的《达生篇》（公元 1715 年）等。《女科经纶》8 卷，分经、育、胎、产、崩、带、杂证 7 门，列病证 163 种，引各家论述 700 多条，对普及中医妇产科学做出了贡献，流传较广。《竹林女科》是竹林寺僧医所撰妇产科学著作的总称，历经传抄、增扩、节印等，其版本流传均甚广泛，如《宁坤秘籍》《妇科秘方》《竹林寺女科秘传》《竹林寺三禅师女科三种》等。从公元 1827 年首次刻印，到 1959 年间，连同相关者，约印行 60 余次。竹林寺位于浙江萧山，自五代以下，寺中僧人均有以善医妇科疾病而著称者，逐代相传，闻名远近，其所授均秘不外传。

从清初开始，有各种传抄本、刻本行世。因此，书名、内容多有较大的差异，据统计其种类可达 30 余种。所论经、带、胎、产，有简有繁，是清代妇产科学发展的一个很有影响的派别，尤其影响于南方甚大。

《傅青主女科》的作者是傅山。傅山（公元 1607—1684 年），初字青竹，后改青主，号石道人、朱衣道人，山西太原人。少聪敏善记，性任侠，重气节。明亡后，绝意仕途，隐于医，精医

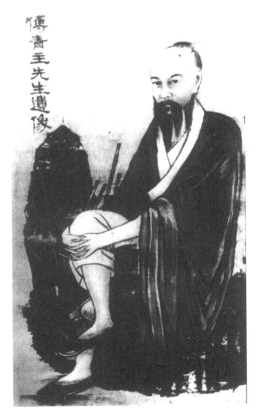

图 10-4　傅山画像

术，尤擅女科，工书善画。他的多种医学著作，有的刊印，有的未刊印。顾炎武于康熙十二年所写序中曾说："予友傅青主先生手著《女科》一卷，《小儿科》一卷，《男科杂症》一卷，诚医林不可不有之书。"《傅青主女科》之撰写当在清初，然第一次刻印是清末的公元1827年，可能与傅山之反清思想和屡次拒绝清廷令其为官的背景有关。但自该书刊印后，百年来竟刻印、石印、铅印及改编70多次。该书分有带下、血崩、鬼胎、调经、种子、妊娠、小产、难产、正产、产后等十门。作者积数十年之经验，运用中医脏象学说，阐明女性生理、病理特点及诸种妇科疾患之临床症状表现。在治疗上善于运用培补气血、调理脾胃为主的原则。世尊其说者，多获良好之疗效，表明傅山在妇产科学方面有着较深的造诣，故为近代妇产科学家所推崇。

专门产科学的医书虽然不如妇科学著作多，但到清代中期还是出现了两部影响大、流传广的专著。一部是流传极广极负盛名的《达生篇》（公元1715年），一部是仅次于《达生篇》的《大生要旨》（公元1762年）。《达生篇》的作者是亟斋居士，主要论述难产问题。分论原生、临产、试痛、保胎、小产、产后、死胎、胞衣不下、乳少等诸症以及格言，以及治疗方法。例如对临产之处理，强调接生者必须善于区别试痛与正常产时的腹痛，避免过早地让产妇增加腹压，减少因产妇过于用力而疲倦可能造成的娩出无力。该书所总结的临产格言"一曰睡，二曰忍痛，三曰慢临盆"六字诀，是十分科学的，这对减少产妇在产前的恐惧心理，按正常产程进行生理性分娩具有重要意义，至今仍不失其实际的指导意义。该书刊印之频密，流传之广泛，以及影响之大之深，都是罕见的。据《全国中医书联合目录》所收，仅公元1827—1959年间，全国各地刊刻印刷之不同版次达100余次。其次，唐千顷的《大生要旨》，其内容包括种子、胎前、临盆、产后、保婴等，论述比较客观，富有科学见解。如所论之不孕症，阐述了应从男、女双方寻求原因，不可单纯着眼于女方。对妊娠期的调理，除强调要保持心情舒畅外，主张"体宜动而不宜逸"。唐氏很推崇《达生篇》临产时之"六字诀"原则。对早期破水、耻骨不开、临盆晕厥、胞衣不下、子宫下垂等难产、难症等，也都作了简明扼要的论述。因此，曾被誉为"家庭方书"，在清代和近代均有较大的影响。除原书刊印30余次外，还有叶灏之增订本和马振蕃的增定本也印有20余次之多，说明其影响是很广泛的。

儿科学。清代小儿科也在经验继续积累和知识进一步普及中得到不断进步，尤其是在防治小儿急性传染病方面取得了显著的进展。我们仅就三方面有代表性的人物、著作和成就略述一二。

陈复正，字飞霞，广东惠阳人。少学《易》及程朱之学，后曾于罗浮山修道，一则自身多病，二则志以医救人，攻医勤奋，行医云游40余年，尤擅小儿科疾病的治疗。他在前人基础上，结合自己经验，撰有《幼幼集成》（公元1750年），6卷，是一部综合性儿科专著。其中颇多个人精辟的见解和论断，影响清代儿科学之发展较大。他比较重视小儿科疾病的诊断和鉴别诊断，批评一般医生之误诊时指出，他们往往不细察病源，不辨小儿发热之性质，简单统归之为"惊风"。为改变这种情况，特新立"误搐、类搐、非搐"分门别证一篇，称临床上小儿科疾病出现的抽搐、厥逆、内闭外脱等症皆以搐名之，反对用惊风。他不同意众所公认的"小儿为纯阳之体"的说法，批评一些医生在此理论指导下，滥用寒凉之法，损伤小儿脾胃。在论述小儿指纹时，表现了他很重客观诊断依据的思想。他认为切脉对幼儿、儿童疾病的诊断是不可靠的。他说："小儿每怯生人，初见不无啼哭，呼吸先乱，神志仓忙，而（脉）迟数大小已失本来之象矣，诊之何益？不若以指纹之可见者，与面色病候相印证，此亦医中望（诊）切（切脉）两兼之意。"并且提出"浮沉分表里，红紫辨寒热；淡滞定虚实"。实则大量临床经验总结之结晶。可贵的是，他还依据小儿内脏肌肤尚在发育阶段药物多不能受的观点，反对杂药乱投，发展了小儿科疾病运用外治法的经验，如按摩、热敷、膏贴、针挑、刮痧、磁砭、吹药、蜜导等。

清代小儿科学之发展除出现了不少综合性专著外，更昌盛一时的是专门论述天花、麻疹、猩红热等小儿科急性传染病的著作，这显示了我国儿科学发展的一个新高度。譬如人痘接种专家辈出，他们在人痘接种以预防天花的战斗中，为人类做出了杰出的贡献，前已提及。在此仅仅引述三位人痘接种专家的三个论点。如俞茂鲲撰《痘科金镜赋集解》（公元 1727 年），提出："闻种痘起于明隆庆年间（公元 1567—1572 年）宁国府太平县，姓氏失考，得之异人丹传之家，由此蔓延天下，至今种痘者，宁国人居多。"为研究我国人痘接种史提供了宝贵的参考资料。他主张用经过多次接种之"熟苗"。又如张琰撰《种痘新书》（公元 1741 年），报道"经余种者不下八九千人，屈指记之，所莫救者，不过二三十耳"。这说明我国在 18 世纪中，种人痘以预防天花的成功率已达到 97%，没有精治的痘苗和减毒苗是不可能达到这么高水平的。再看朱奕梁关于人痘减毒和安全方面的改进，就可以知道张氏的高成功率不是偶然的。他在《种痘心法》一书中强调："其苗传种愈久，则药力之提拔愈精，人工选炼愈熟，火毒汰尽，精气独存，所以万全而无害也。若时苗能连种七次，精加选炼，即为熟苗。"这种选种育苗减毒与现代制造疫苗的科学道理和要求，在主要方面是完全一致的。麻疹更是小儿最常见的疾病，专著（或与天花、水痘等合编的著作）之多也是少见的。如《麻科活人全书》（公元1748年），4卷，谢玉琼撰，是一部专论麻疹证治的名著，既综合反映了清以前历代医家有关麻疹病的经验总结和理论概括成就，又表现出谢氏本人在麻疹病的理、法、方、药方面的特点。例如麻疹之病因，谢氏既论述了传统的理论，又指出"多带时行"，强调了麻疹的传染性。他所论述麻疹在各地的不同病名、岁气和预解宣毒，为麻疹病名的统一做出了贡献，并萌发了预防思想。特别指出麻疹后期"余邪为殃"的经验，对医生防治麻疹并发症提出了警告，确是十分重要的。在麻疹的治疗方面，选方近300首，特别是"宣解发表汤""葛根解肌汤"及其加减运用，是麻疹早期散发透表的效方，也是长期以来儿科医师所习用的基本方，可见其影响是很大的。谢氏因证立方，因方用药，善于随证、随时取舍运用，以谢氏在汇集前人成就上所做的努力，使该书成为我国儿科学发展史上一部集麻疹证治之大成的著作。再有，陈耕道的《疫痧草》（公元1801年），虽然成书较晚，但对猩红热一病的传染途径——"气息传染"，强烈程度——"触即发"，以及预防隔离等，都有了比较正确的观点，在治疗上也汇集了相当丰富的对症处理及医疗大法，是一部反映清代医学家治疗小儿传染病水平的代表性著作。

清代儿科学发展的另一特点，就是儿科医生在小儿脏腑发育未全的认识基础上，为避免用药对小儿发育造成的不良影响，逐渐总结出的小儿推拿按摩一科，此疗法曾得到很大发展。17世纪小儿推拿以熊应雄辑的《幼科推拿广意》（公元1676年）为代表，该书又名《小儿推拿广意》。熊应雄，字运英，云南人，以擅长小儿科疾病的治疗著称。在小儿疾病诊断上，强调视两目、听声音、视囟门、视形貌、视毛发，确属重要。他认为推拿之法有效而受苦甚少，故常留心此道以疗小儿之疾，与善于推拿的医学家陈世凯合作研讨、辑成此书。除总论小儿科疾病诊断诸法外，对小儿科疾患推拿之术、婴幼儿护养宜忌和推拿方法、穴位等，均作了比较系统的介绍。并附歌诀帮助记忆，附常用方药以防推拿不效之用。内容切合实际，所以流传甚广。骆如龙，字潜庵，安徽和县人，撰《推拿秘书》（公元1784年）5卷，是公元18世纪小儿推拿之代表作。骆氏学精儿科，对小儿推拿尤其擅长，该书在儿科疾病诊法，推拿穴位、方法、诸病推拿之适应证等，均有比较系统的论述。后经熊民新抄订，后世有改名为《幼科推拿全书》者，也足证明其影响之广泛。到19世纪，小儿科推拿专书则以夏云集的《保赤推拿法》（公元1885年）为最。夏云集，字祥宇，又字英白，河南息县人。于学举业、制艺之余，酷爱幼科推拿，后到金陵（今南京）育婴堂，得以大展其术。并辑此书，又名《推拿精要保赤必备》。该书语浅义显，附图明晰，可据以认证，按图索穴，即可研习施治，也有多种增释、增图等。张振鋆的《厘正按摩要术》（公元1889年），是在明代《小儿推拿秘诀》

的基础上，经张氏校订补辑而成的。由于张氏征引文献广泛，不仅增补内容多，而且在编次整理上有条理有系统，所以内容十分丰富，以其较高的临床参考价值为按摩界所赞赏，流传很广。以上三个世纪的小儿推拿专著，虽有雷同之处，但又各具特色，实为有清一代之代表，小儿推拿之集大成者。现代许多流派之渊源，几乎无不归于他们的成就。

第八节　五官科医疗技术的发展

清初，继明代医学分科旧制，眼科、口齿、咽喉仍分三科，统治五官科疾病。嘉庆二年（公元1797年）令三科合并为眼科与口齿咽喉两科，一直延续到清末。公元1886年太医院分科到五科，眼科、口齿、咽喉仍分立，也可看出清王朝对五官疾病的注意。

眼科方面。影响比较大者，是文永周重编的《一草亭眼科全书》和黄庭镜的《目经大成》等书。

文永周，字卜庵，号郁然、豁然子，四川万县人。因眼科疾病久治不愈而弃儒习医，尤以眼科为其所长。他广收博采，对明代傅仁宇《审视瑶函》，明代邓苑《一草亭目科全书》，以及《异授眼科》《飞鸿集》等，无不予以精读钻研，心得体会日益宏富。不但治愈了自己的眼病，而且为人治病每获良效。在此基础上，他取各家之长，或已用之有效者，编辑成册，名曰《一草亭眼科全书》，或名《感应一草亭眼科全书》等，共4卷，于公元1837年刊印流传。其中凡经文氏临证治疗获效验者，则注以"豁然子"

字样以示区别，是流传较广的眼科专著之一。文氏还撰有《眼科七十二症问答病因丸散》，也有较大的影响。

黄庭镜（公元 1703—1774？年），字燕台，号不尘子，福建建瓯人。初业儒，亦因目疾而专心致力于眼科疾病的学习和钻研，久而以眼科医而名著于世。后来，又从湖北武昌培风山人处学习掌握了金针拨白内障等手术，医术益精，声名更大。为使其眼科医疗技术能流传于世，故撰《目经大成》一书，约成于公元1774 年，公元 1804 年首次刊行于世。《目经大成》是一部富有总结性的眼科专书，体现了黄氏高深的眼科理论修养和精巧的眼科医疗技术及丰富的医疗经验。例如关于白内障治疗的金针拨障手术，他正确强调：进针部位在"风轮与锐眦相半正中插入，毫发无偏"。这一定位是十分精明的，现代解剖证明该进针处正好是睫状体平坦部之中点，是最安全可靠的选择。这个进针部位也是目前国内外眼科专家实践经验证明的一个比较理想的手术切口部位。同时，他还以审机、点睛、射覆、探骊、扰海、卷帘、圆镜、完璧等拨眼八法为题，进行了比较系统的描述。其后更附有针拨白内障手术治疗的医案数例。对我国眼科，特别是眼科医疗技术之发展与传播，起了很大的作用。公元 1804 年刊印时，门生邓赞夫改书名为《目科正宗》，使之有着更广泛的流传。此外，顾养吾的《银海指南》（公元 1810 年）4 卷，是一部把眼病与全身病紧密联系为一体的代表作。他叙述了多种时行病、杂病与眼病的关系，视眼病为全身病的一个局部，例如：伤寒主目疾论、瘟疫兼目疾论、中风兼目疾论等，其立论颇富特点，也很有科学价值。同时，他还论述了十二经脉与眼病的关系，在一定程度上反映了眼病研究的进一步深入。

口齿咽喉科和耳鼻方面。中医咽喉科多包括有口齿与耳鼻疾患于其内，尚无一定的格局。有时口齿独立成科，有时则口齿咽喉并为一科，耳鼻疾病虽有专书，但仍多附于咽喉科中。决定分立或合并多因发病之多少而定。此期著名的咽喉科专著有张宗良的《喉科指掌》（公元 1757 年）和郑梅涧的《重楼玉钥》（公元 1838 年）等。

张宗良，字留仙，上海人，素精医理，以擅长咽喉科疾病的治疗而著称。其诊治重视神态、气色、切脉及观察病变局部的色泽、听声音之高下浮沉，治疗每获良效。撰《喉科指掌》以总结其经验。在治疗上除善于用药外，对针灸疗法也颇多阐述，为使学者读阅认证方便起见，该书还绘有图说。张氏还与佚名吴氏合撰有《咽喉秘籍》，或名《喉科秘旨》等。公元 1818 年又有署名包永泰的《喉科杓指》，是在张氏《喉科指掌》基础上加入牙齿门而成的。删去原作者姓名，这种情况并不少见。

郑梅涧（约公元 1727—1787 年），名宏纲，字纪元，梅涧是号，又号雪萼山人，安徽歙县入。父郑子丰，从福建人黄明生学习喉科，并得其喉科秘书，因以精于喉科而闻名于世。由于居处名南园，人们以南园喉科呼之。梅涧自幼在父亲的熏陶下，学习勤奋，认证准确，常常急救危重喉证而得愈，名望四起，传颂不绝，求治者益众。他认为白喉一证"发于肺肾本质不足者，或遇燥气流行，或多服辛烈之物感触而发"。因此，治疗时十分重视养阴清肺，创制喉科名方"养阴清肺汤"。晚年积家传与个人终生之经验，撰《重楼玉钥》一书，是我国喉科发展史上的一部重要著作。该书曾经梅涧知己方成培整理，并由其子郑承瀚增补，于公元 1883 年初刊。其内容丰富，尤其对白喉之论述尤精。梅涧创制的治白喉主方养阴清肺汤，经现代实验研究，证实其治疗白喉及其他喉证等有确效，被改名为"抗白喉合剂"。所论喉科忌药，实乃后世《白喉忌表抉微》（公元 1891 年）之渊源。又有方成培的《重楼玉钥续编》等。梅涧子郑承瀚，字若溪，一字枢扶，撰《喉白阐微》，皆可与《重楼玉钥》相辅相成，互为补充，使清代喉科发展到了一个新水平。还须指出，郑梅涧堂弟郑宏绩，亦当代喉科名医，因其居处在西园，其后人业医者，人称之为西园喉科，以别于梅涧为首的南园喉科。歙县郑家世代以喉科名闻遐迩，为中医学喉科的发展做出了贡献，是中医喉科重要的学术流派之一。据说其孙辈现仍承继家学，是歙县的医林人物。

关于口齿科，尚有以论口齿为重点的医书，如《走马喉疳论》（1872 年）及《喉牙口舌各科秘旨》（公元 1879 年）等。值得提出的论白喉专书《白喉治法忌表抉微》，虽是耐修子继承郑梅涧学术思想整理发挥而成的，但其影响却很大。该书自公元 1891 年首刊以来先后印行至少有 70 次之多。

第九节 针灸与养生学的发展

针灸学发展到清代，由于受最高当局的歧视受到了很大的限制，加之封建礼教思想日趋浓厚，在思想上也受到了很大的压力，造成针灸在有清一代特别是晚清处于衰落或停滞不前的状态。即是清初，针灸一科也只是出现了一些普及读物，或是综合整理的针灸著作。有影响的是汪昂撰的《经络歌诀》（公元 1694年），还有《经络穴道歌》等，后者是将《灵枢·经脉》篇所论述的十二经循行及其主病部分编成七言歌诀体，用以便利初学者记诵，书后还附有奇经八脉的歌诀。该书多附于汪昂的《汤头歌诀》之后刊行，故得以极广泛的流行，群众中学习针灸经络多以此为读本。公元 18 世纪在针灸学方面影响较大者以御纂《医宗金鉴》中的《针灸心法要诀》为代表。该书属清代皇室全面整理的一部医学百科全书性质的书籍，虽然也有较高的专业性，但其着眼点仍然是一部侧重普及的医学全书。针灸学作为其中的一个分册，是针灸学学术的简要整理，并不能看出有什么创造和明显的发展进步。但有一点很清楚，清皇室在此刻对针灸还是重视的，仍视之为医学的一个重要分科，而且为了奖励参加《医宗金鉴》编纂的医学家，还为他们铸赠了针灸铜人。19 世纪以来则发生了重大变化，道光二年（公元 1822 年），竟颁旨废除了针灸，说什么"针刺火灸，究非奉君之所宜，太医院针灸一科，着永远停止"。这种封建礼教扼杀医学科学的事，制造了空前的劣迹。自此之后，针灸在太医院便被永远地废除了。此举无疑对针灸的发展是一次严重的打击，这为针灸发展造成的阻力和压力自然也是不可估量的。但也必须指出，针灸在民间、在群众中仍有着普及和推广，大量普及性针灸书不断地刻印刊行。针灸学家廖润鸿得师授《针灸集成》（公元 1874 年）正是此期成书的，所论针灸法，禁针灸穴、别穴、要穴、奇穴、针灸禁忌时日、骨度法、诸病针灸法等内容，均系历代针灸家经验之积累，由于引用参考之针灸文献较多，虽可说是针灸衰落中的一枝独秀，然而并无什么新的内容。此期针灸学发展虽无创新，但刊刻前代针灸的名著却仍然不少，这也从一个侧面反映了清代针灸发展的特点。

关于养生学，其进步与否，主要表现在统治阶级和文人学士对探求延年益寿的态度。清代晚期虽明令在太医院废除了针灸一科，然而对延年长寿的追求还是十分关注的。他们由于时代的发展和科学的进步，虽然不再像秦皇、汉武和魏晋士大夫们醉心于长生不老术，也不再相信炼丹服石可以不死的神话，但追求长寿的愿望仍然是很强烈的。他们比较普遍地重视补养药的服用、补养功的锻炼。这些方面，如果掌握得有法有则，确有一定的效果，然而实践经验证明，多数统治阶级特别是皇帝等却适得其反。因为他们只知寻欢作乐，沉迷酒色，纵欲竭精，几乎都因此而短寿。清代有关养生学的发展，也多以继承为其特点，普及推广是其所长。其养生及有关书籍刊行之多可谓空前绝后了。影响较大的有《寿世青编》（公元 1667 年），李中梓著，尤乘辑。李中梓（公元 1588—1655 年），字士材，号念莪，上海人。尤乘，字生洲，号无求学者，苏州人，曾跟随李中梓学习医学，得其传，又遍访名医深造，除将其师之《诊家正眼》《本草通玄》《病机沙篆》合为《士材三书》外，并将李中梓的养生学专著《寿世青编》加以编辑刊行。该书重点辑录了前人关于养生保健的理论和方法，书末还附有《病后调理服食法》，是一部有参考价值的书。尤乘自撰的《勿药须知》也是一部养生学的书籍。其次，是医学普及家汪昂的《寿人经》（公元 1694 年），顾名思义，该书名明确告诉人们，其内容是专门传播延年益寿知识的。其中记述的 8 种导引坐功法内容简明易学。此外，还有《勿药元铨》，是汪昂科普佳作的又一例证，除单独刊行外，被收入叶志诜的《颐身集》流传。《颐身集》是一部丛书性养生专集，除包括有《寿人经》《勿药元铨》外，还有元代丘处机《摄生消息论》、明代冷谦《修龄要旨》及清代方开等的《延年九转法》。另一部影响较大的养生普及之作是《内功图说》（公元 1881 年）。作者潘蔚，字伟如，清代官吏，曾任兵部右侍郎，湖北、江西、贵州巡抚，精医，擅长导引养生术，于公元 1855 年应召至京，进寿康宫视脉诊疾，名噪一时。所著养生学书籍除《内功图说》外，还有《易筋经八段锦合刻》《灵芝益寿草》等，其对前人和自己的关于养生、导引、内功等术进行了阐发，对养生学的普及发展做出了贡献。至于公元 1829 年刊行之《易筋经》，托名达摩禅师传授，所介绍的导引方法，与拳术健身的基本功十分相近，也是一部有关身心保健的专书，曾流行一时，传播甚广。晚清还传入了一些国外的养生方法，郑官应辑的《中外卫生要旨》（公元 1890 年），也曾流行一时，但影响并不大。气功是我国传统养生的一个侧面，此期虽未见传世之作，但不时有关于气功的小册子问世，连同当代所刊前人之气功专著，说明气功养生也是比较盛行的方法之一。

有清一代的食疗发展，在著作上可谓多而广。一般而言，多是一些食疗的资料汇集，或只是普及性读物。在这些著作之中，资料收集较富，内容比较切于实际，又附有救荒和食物、服药、妊娠应忌等内容，其中当以清康熙年间由沈李龙编纂的《食物本草会纂》为最。其次王孟英的《随息居饮食谱》（公元 1861 年）、李化楠的《醒园录》、袁枚的《蔬汇》等，可称得上各有特色。由于王孟英撰写《随息居饮食谱》之时，正值太平天国革命之秋，王氏对粮缺价昂很有不满，因此在撰书时写道："石米八千，薪四十，茫茫浩劫，……丐得枯道人秃笔一枝，画饼思梅，纂成此稿。"但其内容尚有新的进步，例如关于饮食概念的讨论："水，食之精；谷，食之本也，调味为制宜之具，蔬、果亦日用之常也，故日饮日食。而考其实，辨之详。羽毛、鳞、介不言食，以非人人为常食也。"这些见解是有时代特点的。又如李化楠父子的《醒园录》，被誉为烹调佳作。在其各类食品中，每多药膳之记述，例如：千里茶，用白砂糖、白茯苓、薄荷叶、甘草为细末，以蜜与枣肉为丸，行千里咽喉不坏。是一部比较宝贵的有关食疗的著作。再如文晟辑的《本草饮食谱》（公元 1850 年），经费伯雄鉴定，共收食疗药 200 种，每种各述其采用、主治和宜忌等。

中医养生学在此期间还被译成外文在国外出版发行。例如明代高濂的《遵生八笺》于公元 1895 年由来华的德贞（Dudgeon. J）节译成英文，以《功夫：医学体操》之书名刊行。其后，尤乘所辑的《寿世编》、黄克楣所辑的《寿身小补》等，也分别由国外和国内学者译成德文在欧洲刊行流传。中国养生学对国外产生了比较广泛的影响，中外相关卫生保健在此期开始互有借鉴。

第十节　医学普及与文献整理

前面我们已经多次提到清代医学发展的一个特点，即医学知

识的通俗性著作得到普及和
推广。这种情况虽非来自统
治者的政策推动，但在有清
一代这个发展的特点实际上
确是比较明显的。这类著作
多以歌诀形式论述其理论和
实践经验，并几乎遍及医学
的各个领域。这里我们首先
要讲的是《医宗金鉴》。《医
宗金鉴》的主编是吴谦，他
是奉了乾隆皇帝的命令编纂
的，所以书名有时题为《御

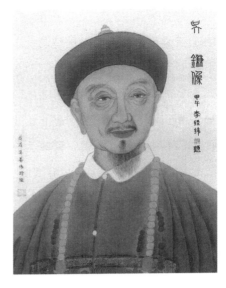

图 10-5　姜伟玲绘吴谦像

纂医宗金鉴》，应该说是一部官方编纂的大型医学丛书，刊于公
元 1742 年。

　　虽然该书完成后在给皇帝的奏疏中强调全书采辑《内经》至
清代诸家医著时"分门聚类，删其驳杂，采其精粹，发其余蕴，
补其未备"，但在实际上鲜有发蕴补备之内容。因此，评之为临
床医学普及全书，或临床医学普及百科全书，也许更确切些，尽
管其编写体例并不完全符合百科体的要求。从效果上看，两百多
年来，《医宗金鉴》所发挥的医学普及、教育后学的作用及影响
是很大的、深远的，而为学术研究提供参考和依据借鉴的作用则
不很明显。再从其实际内容来看，《订正仲景全书伤寒论注》《金
匮要略注》《四诊心法要诀》《运气要诀》《伤寒心法要诀》《杂
病心法要诀》《妇科心法要诀》《幼科杂病心法要诀》《痘疹心法

要诀》《种痘心法要旨》《外科心法要诀》《眼科心法要诀》《刺灸心法要诀》《正骨心法要诀》，几乎完全以歌诀体为主要论述方法，论述临床医学各科的理、法、方、药。其优点不在于学术上的深广度，而是以易学、易诵、易用为目的。从这一观点分析，《医宗金鉴》是一部巨型普及全书。清代诸种医学普及著作，在医学理论，医学基础各科，医学临床各科等方面，几乎无不以歌诀、歌括、诗赋、要诀、韵编、韵语、图注、图说等形式出

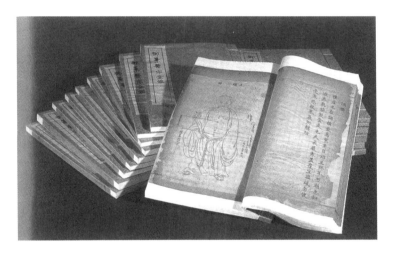

图 10-6 《医宗金鉴》书影
清代原稿本

现，其中有不少在医学知识的普及中发挥了巨大的作用。例如：诊断方面有贺升平《脉要图注》（公元 1783 年）、王锡鑫《看病歌诀》（公元 1847 年）、何梦瑶《四诊韵语》（公元 1872 年）和方仁渊《舌苔歌》（公元 1906 年）等；本草与药性方面有郭佩兰《本草汇》（公元 1655 年）、朱纶《本草诗笺》（公元 1739 年）、

何梦瑶《本草韵语》（公元 1872 年）和张秉成《本草便读》等；医方方面有汪昂《汤头歌诀》（公元 1694 年）、陈修园《时方歌括》（公元 1801 年）、《伤寒真方歌括》（公元 1801 年）、陈元犀《金匮方歌括》（公元 1811 年）等；临床方面有《温病条辨歌括》（公元 1798 年）、《胎产要诀》（约公元 1726 年）、《生产妙诀十六歌》（公元 1886 年）《幼科诗赋》（约公元 1726 年）、《痘学真传》（公元 1732 年）、《外科图说》（公元 1834 年）、《考证周身穴法歌》《医学白话》（公元 1907 年）《医学实在易》（公元 1808 年）、陈修园《医学三字经》（公元 1804 年），以及《医灯集焰》（公元 1864 年），等等，举不胜举。这些著作的编辑，其目的首先是为了便于记诵，其普及性质是十分清楚的。在有清一代特别是中晚期，以便于学习、理解和掌握为目的书籍就更多了，很多方面都有了专门的门径一类的著作。以下仅举其中影响最大的医学普及读物作些简要的叙述。

陈修园可称得是医学普及大家，作品甚多，尤以《医学三字经》（公元 1804 年）为最。为"取时俗所推崇者，以投时好"，他曾托名叶天士撰以收广为宣传之效果，在获得成功后陈氏郑重宣布"今特收回"，"属归本（即陈修园自己）名"。因为，医界十分推崇叶天士，陈修园即借叶氏之名为自己的著作张目。该书以三字歌诀叙述，其目的在于"欲其便诵也，识途也"。文字简明，声韵顺口，其内容既重视选择经典医籍精华，使之以浅显形式表达其深奥医理，又结合评论历代医家之学说，使之深入浅出。因此，刊行后即风行海内，成为医学启蒙佳作之一。

《汤头歌诀》（公元 1694 年），是另一位医学科普作家汪昂的代表作。作者认为前贤方论卷帙繁复，不便携带诵读，他选择临床常用方剂编成歌诀，并按功效分门别类，以便检索。其特点是"歌不限方，方不限句，药味药名，俱令周明，病症治法，略为兼括。或一方而连汇多方，方多而省歌，并示古人用药触类旁通之妙，便人取裁"。全书收歌 200 余首，书后还附有经络歌诀 4 首，也为医学启蒙佳作之一。其刊行次数之多，亦是创纪录的。

《伤寒舌鉴》（公元 1667 年），是一部以绘图示教的诊断方面的普及专书。作者张登，字诞先，江苏吴江人，系名医张璐之长子，学有家传，并专门研究伤寒，尤注重舌苔变化在伤寒诊断上的价值。他认为：邪气入里，其虚实寒热之机，必现于舌，非若脉法之隐而不显也，……惟验舌上苔色之滑、燥、厚、薄，昭然冰鉴，无所遁形。乃取申斗垣《观舌心法》为底本，削其繁芜，正其谬误，汰其与伤寒无涉之内容，补入他们父子诊治伤寒在舌诊上的经验积累，绘成有关伤寒之各类舌苔图 120 幅。内容丰富，论述颇多经验之谈，观舌辨证，较脉更切实用，流传较广。虽然各图均加具体说明，然终因社会历史条件的局限，难以对千变万化的伤寒舌苔作出生动之描述。

《笔花医镜》（公元 1824 年），是一部综合性医学门径书。作者江涵暾，字笔花。书名取可供医者借鉴之意，为"医镜"。共 4 卷，分述四诊八纲、伤寒、时疫诸证、内科诸证，按脏腑分部辨证，用药、处方等，均取先理论后方药的方法，内容简明扼要，是启蒙佳作之一，流传甚广，也是刊行次数最多的创纪录医著之一。

《医学实在易》与《医学易通》，是普及性医学综合性专书。前者以通俗易懂的语言，简要叙述中医学的理、法、方、药等，其内容包括对脏腑、经络、四诊、运气等学说学理的介绍论述；对临床常见病证，按表里、虚实、寒热等，说明其治疗原则和方药的运用。为了帮助初学者记诵运用，并附有歌诀，很受百余年来广大读者的欢迎。该书公元1808年首次刊行后，流传较广。后者为潘蔚在陈修园《医学实在易》普及医书的基础上增辑成的《医学易通》8卷，其中收有陈修园《医学实在易》、黄元御《四圣心源》，以及《医宗金鉴》中的医论、医方等内容。卷首以四诊易知为题，简述四诊之要点和原则，其后则依次分述表证、里证、寒证、热证、虚证、实证及幼科分类，叙述临床各种病证的证治和方药，理论浅近简明，病证具体易于掌握。并于各病证之后附有歌诀以助初学者记诵。以上二书关系密切，并为医学知识普及的综合性专著，其影响所及也是很大的。

《时方妙用》（公元1803年），也是陈修园医学普及著作之一。该书列述以内科杂病为主，兼及妇科、眼科等之常见病证，并各重点叙述其常用之方剂药物及其临床应用等。在临床运用方面，作者依据各种病证之症象，找出其主证，再按主证举出主治方剂，以及随症之加减用药。流传广泛，刊本甚多，是医学普及专书中又一种刊行率较高的图书之一。

《医医医》（公元1902年），是一部颇富情趣的医学科普专书，其内容主要是评医之过失，用以医治医界之弊病，故名之为《医医医》。作者孟今氏着重批评有些医生不学无术，或贪财误人性命。同时，也批评了历代统治者不重视医学，以及有些患者骄奢淫逸、重财轻命等时弊，其论述颇多精辟见解。这对初学医者树立正确的医疗思想和高尚的医疗道德都是非常重要的。

以上所举数端，仅及其部分之要，实难尽其全貌。之所以罗列繁复如此，意在这类撰著至今还有其很大的现实意义，使读者能识中医学之门径耳。

由于考据学之兴起，清代医学文献之整理、校勘、注释，取得了若干成绩。

中医学发展两千多年来，首先十分重视和强调《内经》的理论指导，其次对医圣张仲景的学术理论和医疗技术十分推崇，并奉之为经典。这个思想在历来的医学领域都居于主导地位，甚至一些不满足这种倾向的医学家，在其阐述自己的学术见解时，也几乎很少例外地说明自己的理论和实践本之于《内经》或仲师之某某观点，真正"离经叛道"者甚为罕见。这种基本上一统的医学发展倾向，自然而然地在医学家的思想上打上崇敬前人的印记，往往唯前人、古人为是。所以，历来的医学家们无不以读《内经》、攻仲师书为启蒙。由此，便给那些弃儒从医，文化水平修养高的医家们提出了一个任务，这就是校勘、注释、整理经典医学著作，以适应广大学习者的需要。因此，《内经》《伤寒论》《金匮要略》等书的注释整理研究在清代就逐渐形成了医学史上的一大学术领域，有时其争论甚至是十分激烈的。当然，这方面的医学家在如何正确解释和理解经文方面为后世做出了许多有益的贡献和启示。到了清代，注释、发挥《内经》《难经》《伤寒论》《金匮要略》的著作，在数量上空前增多。由于没落封建思想影响，一些方面更加保守，唯经典医著为真理，甚至视为金科玉律，一字不可更改，这给医学的发展设置了障碍。当然，这种对医学发展在思想上有阻碍的著作，应该说还只是一小部分，其多数在发展缓慢的清代医学中还是发挥了积极的影响。清代有关注释的发挥性著作在数量上明显超过明代。现根据《全国中医书联合目录》所收载情况，将明清两代在《内经》《难经》《伤寒论》《金匮要略》的校注、注释情况列表如下。

表 10-1　明清校注《内》《难》《伤寒》著作数比较表

	明	清
《素问》《灵枢》注解合印	2	5
全注《素问》	2	4
校注《素问》	0	4
运气	7	22
校注《灵枢》	0	1
《素问》《灵枢》分类合编	5	3
摘要合编	6	22
其他	4	14
《难经》	6	14
《伤寒论》注释	2	62
发挥	23	57
方论	1	18
歌括等	1	17
《金匮要略》注释	0	25
方论	0	2
歌括等	0	4
《伤寒》《金匮》合编	0	15
总　　计	59	289

　　清代医学发展在文献整理方面还有一个领域，就是对医学全书、类书、丛书等的编纂。著名的全书有《医宗金鉴》（公元1742 年）等，有名的类书有《古今图书集成医部全录》（公元1723 年）。至于丛书则十分丰富，种类也较繁多，有名者如《四

库全书医家类》（1782 年，97 种，1816 卷）。其他汇刻丛书达 70
种之多，其中以周学海的《周氏医学丛书》（公元 1891 年，计 32
种）影响较大。又如医学家个人之丛书，刊刻也较盛行，有较
大影响者如《张氏医通》，收有张璐、张登父子的医学著作 7 种。
徐灵胎《徐氏医书》（公元 1764 年）6 种、8 种、32 种等，《陈修
园医书》（公元 1820 年）16 种、15 种、5 种、9 种、14 种、18
种、21 种、23 种、28 种、30 种、32 种、36 种、48 种、50 种、
52 种、60 种、70 种、72 种等，可谓创个人医学丛书之最，其影
响因大量多次刊刻自然是广泛深入了。晚清之个人医学丛书影响
较大者，还有陆九芝《世补斋医书》（公元 1866 年）、唐宗海《中
西汇通医书五种》（公元 1884 年）等。

第十一节　人体解剖学的进步

战国秦汉间，中医人体解剖学曾经是很进步的。在《内经》
及其他有关记载中，不但体表解剖是比较正确的，而且在有关内
脏之大小、形状、部位、自重、容量及相互关系等方面，有许多
记述同我们现代解剖学是基本一致的。特别在申明解剖之目的
时，明确指出是为了发展医学，是人体解剖不是动物解剖，这些
均在人类身体认识方面处于先进的行列。但是，这个学科在医学
发展的进程中未能取得主导地位，逐渐被"气化"学派所战胜，
使解剖学的发展越来越处于不被重视，甚至完全被忽视的境地，
后来更视之为大逆不道，违反人伦，成为被谴责的行为。因此，

曾经很先进的人体解剖学在其后的两千年，基本上被废弃了。偶尔有所记述，也只是在罪犯身上进行，作为对罪犯的一种刑罚措施。即使如此，其记录也遗散不存了。而这样的例子，在近两千年当中，就我们已知者也不过两例。

清代医学发展在一些方面更趋保守，人体解剖更是不能允许的。医学家几乎无不满足于中医已知的脏腑经络等学说，极少提出对这些学说的不同看法或非议，更少有人主张从实际解剖人体出发来改正和深化人们对人体内脏结构的认识。甚至在公元1822年，最高医学学府——太医院的针灸科，竟因"非奉君之所宜"被取缔了。在这样形势下，何谈人体解剖学之发展。说来也巧，正是在天子脚下的地方，有人曾进行过一系列的人体解剖观察、记录、研究活动。不管这次解剖活动有多大进步，它都是一次重大的革命，是一次发展科学的伟大行动。进行这次解剖活动的医学家，就是令人永远崇敬的伟大的革新者——王清任。

王清任（公元1768—1831年），字勋臣，河北玉田人。《玉田县志》记载他"为武庠生，纳粟得千总衔，性磊落，精岐黄术，名噪京师"，活动于河北唐山、辽宁沈阳和北京一带，在北京设有药铺，名为"知一堂"，坐堂行医，直到病死北京朋友之家。

王清任在医疗活动中，日益体察到人体解剖学的重要，并欲使人体解剖知识同中医学理论和临床实践结合起来，这一思想在当时是十分难能可贵的。正是在这一思想指导下，他决心投身于人体解剖学的观察研究活动中。他的研究进一步深化了他的正确认识，他提出："业医诊病，当先明脏腑。""著书不明脏腑。岂不是痴人说梦；治病不明脏腑，何异于盲子夜行。"他批评自古

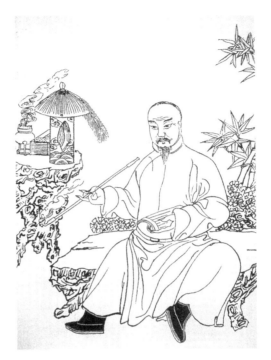

图 10-7　王清任木刻像

良医之所以无一全人，就是由于前代医学家著书立说弄错了人体脏腑，使后学者遵行并依之立论，造成许多病情与脏腑不相符合，他认为：“此医道无全人之由来也。”他的指责确实是有道理的。然而为此其也遭到了一些人的非议甚至攻击。对此，他说：“千百年后，岂无知者，今余刻此图，并非独出己见，评论古人之短长，非欲后人知我，亦不避后人罪我，惟愿医林中人，一见此图，胸中雪亮，眼底光明，临证有所遵循，不致南辕北辙，出言含混，病或少失，是吾之厚望。幸仁人君子鉴而谅之。”从这段文字可以看出王清任研究人体解剖，特别是对于刊行自己的研究结论和绘制人体解剖图的矛盾心情和沉重的思想顾虑。他的确承受着比较大的压力，但终于以自己比较正确的行动，改正两千多年来一直被视为经典而实际上是错误的结论，并公之于世。这确实需要大无畏的勇气。医学科学家，任何从事科学研究的学者，都是需要这种无私的胸怀和胆量的。在英文《简明不列颠百科全书》中，仅仅收入了两位中国医学家，王清任为其一，恐怕也非偶然。

严格的解剖，切实的记录：王清任进行人体解剖是完全没有条件的，为了完成此项事业，不得不把"解剖室"设在义冢墓地及刑场上，所剖视者则只能是犬食之余的童尸和刑杀之后的尸体。可以想象其艰难程度。他在记述这段经历时说："至嘉庆二年丁巳（公元 1797 年），余年三十，四月初旬，游于滦州之稻地镇（今河北滦县西南丰润地区），其时彼处小儿，正染瘟疹痢症，十死八九，无力之家，多半用代席裹埋。彼处乡风，更不深埋，意在犬食，利于下胎不死，故各义冢中，破腹露脏之儿，日有百余。余每日压马过其地，初未尝不掩鼻，后因念及古人所以错论脏腑，皆由未尝亲见，遂不避污秽，每日清晨，赴其义冢，就群儿之露脏者细视之。犬食之余，大约有肠胃者多，有心肝者少，互相参看，十人之内，看全不过三人，连视十日，大约看全不下三十余人。"他既无福尔马林固定，也无解剖台，而只有犬食之余、业已腐败的尸体，臭气熏天的田野大地。在这样条件下，他实际剖视观察了 30 余具尸体，这需要莫大的毅力！是什么力量促使他做此并不被人认可的事呢？正如他自己所讲，是为了医学发展，必须改正历史医家沿袭已久的在人体解剖上的错误，所以他将自己的著作定名为《医林改错》。他还说过："余于脏腑（此处应作人体内脏解剖讲），一事，访验四十二年，方得的确，绘成全图，意欲刊行于世，惟恐后人未见脏腑，议余故叛经文；欲不刊行，复虑后人业医受祸，相沿又不知几千百年。"言辞十分真切动人。此番言论不难看出他的严肃认真和实事求是的科学态度。

改正前人解剖之众多错误：首先是横膈膜的发现和正确记录，他对"膈膜一事，留心四十年，未能审验明确"，后遇朋友"所见诛戮逆尸最多，于膈膜一事，知之最悉"，"即叩拜而问之"，结合自己的实践观察，在改正前人错误时指出："隔膜以上，仅止肺心，左右气门，余无他物。其余皆膈膜以下物。人身膈膜是上下界物。""胸下膈膜一片，其薄如纸，最为坚实。"这一论断是很正确的，也是前人所未曾提及的。关于肺脏，历来医学家都认为肺有六叶两耳，二十四孔。王氏认为：肺管"分为两杈，入肺两叶，每杈分九中杈，每中杈分九小杈，每小杈长数小枝，枝之尽头处，并无孔窍，其形仿佛麒麟菜""肺外皮实无透窍，亦无行气之二十四孔。"他形象地比喻、正确地阐明了气管、支气管、细支气管、肺泡之间的关系。关于胃、胰，历来医学家也多无确切论述，王氏之解剖记录，使之认识大大提高了一步，从而也改正了前人若干误解。如："胃腑之体质，上口贲门在胃上正中，下口幽门亦在胃上偏右，幽门之左寸许名津门，胃内津门之左有疙瘩如枣名遮食（幽门括约肌），胃外津门左名总提（胰腺），肝连于其上。"应该说，王清任是我国第一个比较正确地论述了胃、胰、肝、胆及胃出口、胰管、胆管等复杂关系的医学家。关于人体动脉、静脉系统，王清任的绘图和文字论述也在许多方面改正了前人的错误。如所述："左气门、右气门两管，由肺管两旁，下行至肺管前面半截处，归并一根，如树两杈归一本，形粗如筷子，下行入心，由心左转出，粗如笔管，从心左后行，由肺管左边过肺入脊前，下行至尾骨，名曰卫总管。""卫总管，对背心两边有两管，粗如筷子，向两肩长；对腰有两管，通连两肾；腰下有两管，通两胯；腰上对脊正中，有十一短管连脊。"限于基础和条件，如果把王清任的气管改为动脉管，他的描述就很少有被指责的余地了。在这里可以清楚看出，王氏所说的左、右气门，实际上指的是左、右颈总动脉；左右气门两管下行归并一根而入心者，即指从左心室发出的主动脉；由心左转出，至尾骨之卫总管，则是指降主动脉而言的；自腰以下向腹长两管，上管通气府者指的是肠系膜上动脉。下管王氏未搞清楚，所以说"独此一管，细心查看，未能查验的确，所以疑似""是通男子精道，女子之子宫"者。这也是一个客观的科学态度，并提请"后之业医者，倘遇机会，细心查看再补"。王氏所说的卫总管向两臂长者，是指左右锁骨下动脉；卫总管通两肾之管，是指左右肾动脉；卫总管通两胯之管，是指左右髂动脉；卫总管通脊骨之十一短管，则是指肋间动脉。从其改正之图形看，与之相伴行者，他称之为荣总管，即腔静脉。由于静脉在尸解时盛满血，所以王清任认为"即血管"；而动脉在尸解时，其血已排空，所以王氏误认为气管，当然他也就因此而出现了一系列的误点。可贵的是，他的解剖记录在解决这一系列错综复杂的问题时，给予我们比前人更加正确、更加科学的结论。而其谬误却是科学前进路上的谬误。马克思、恩格斯教导我们评价一位科学家，首先要看他在前人基础上为我们新提供了什么，而不是把他们的工作与我们相比，看他们哪些方面还不如我们。这个道理是易于为人们所接受的，这也是我们评价王清任的一个标准。

更有意义的是王清任在论述动、静脉之形质部位时指出："卫总管体厚形粗，长在脊骨之前，散布头面四肢，即周身气管（动脉）。""荣总管，体薄形细，长在卫总管之前，与卫总管相连，散布头面四肢，近肉皮长（生长），即周身血管（静脉）。"王清任虽未能分清动脉、静脉及与心脏在血液循环上之功能等，但在解剖部位和彼此之关系的认识上，却大大地把我国解剖学向前推进了一步。还必须指出王氏在脑之解剖生理功能方面也做出了令人钦佩的成绩。这里仅节摘其论述："灵机记性不在心，在脑……不但医书论病，言灵机发于心，即儒家谈道德，言性理，亦未有不言灵机在心者。"他指出灵机记性在于心的观点是如何错误以及灵机记性在于脑的依据后，又说："两耳通脑，所听之声归于脑……两目系如线，长于脑，所见之物归于脑……鼻通于脑，所闻香臭归于脑……看小儿初生时，脑未全，囟门软，目不灵动，耳不知听，鼻不知闻，舌不言。至周岁，脑渐生，囟门渐长，耳稍知听，目稍有灵动，鼻微知香臭，舌能言一二字……所以小儿无记性者，脑髓未满；高年无记性者，脑髓渐空。"李时珍曰脑为元神之府。金正希曰人之记性皆在脑中。人的思想意识记忆等不在心而在脑的观点显然是正确的，这一正确认识虽不自王清任始，但他在那种普遍认为灵机记性在心的医学界，敢于支持少数人的正确观点，并用解剖学证实眼视物、耳听声、鼻嗅味皆源于脑，系于脑，确实是非常成功的，是持科学态度者难以否定的。

对王清任在临床医学上的贡献，后世认识比较一致，大都予以肯定。然而对他在解剖学上的杰出贡献，却存在着截然相反的观点。有人推崇，有人指责，甚至有人咒骂。例如稍晚于王氏的医学家陆九芝，竟攻击王清任是"教人于骷骼堆中、杀人场上学医道"。但梁启超在《中国近三百年学术史》一文中，高度赞扬王清任"诚中国医界极大胆之革命论者"。还有人用现代解剖学水平衡量王清任的解剖实践，说什么《医林改错》越改越错，错上加错。现代人也有指责王清任狂妄、非古，是"一种遗毒"等等。当然，现代学者肯定其解剖学贡献，特别是他那敢于冲破旧礼教、封建思想束缚的大无畏精神，应该说还是多数。

第十二节　医学革新的阻力

我们介绍了明代医学若干革新之事例，但清代这类事例实在太少，只王清任可算得上一位革新者，保守思想确在清代有着比较大的市场，这种思想也确实给医学的发展增加了不少的阻力。现仅以三位医学家的保守思想为例作些说明。必须指出这并非要否定他们，事实上我们在前面已充分肯定了他们三人对医学普及所做的贡献。

喻嘉言（公元 1585—1664 年），名昌，江西新建人。明崇祯中以贡生被选入京都，上书言事，寻诏征不就，清军入关后，削发为僧，后又蓄发还俗，游学江南，侨居常熟，以医名世，治多奇中。《清史稿》谓其"才辩纵横，不可一世……从学者甚众"。

撰有《尚论篇》《医门法律》和《寓意草》等书。其《寓意草》一书之首，有喻氏论文两篇。一为《先议病后用药》，深刻论述了医生诊治疾病必须遵循的规范："故治病必先识病，识病然后议药，药者所以胜病者也。识病则千百药中，任举一二种，用之且通神（获效迅速），不识病则岐多而用眩。"他启发后学必须重视疾病的正确诊断，只有诊断正确了，用药才可以取得神效，否则会误治而给病家造成莫大的损失，其理其意均甚真切。又一论题为《与门人定议病式》，强调论述作为一位好的医生，必须学会书写完整的病历。他不但制定了完整病历的标准格式，而且一一论述了40多项中如何询问和书写的内容，已如前述。所有这些均可看出喻氏学识渊博、疗效显著，颇得当代及后学者的推崇和爱戴，这是符合历史事实的。但也必须指出，他的学术思想是比较保守的，或可以说他是清初的信古学者之一。

《尚论篇》（公元1648年），是喻嘉言学术研究的代表作，也是反映他学术思想的代表作。喻氏在此书之首，以《尚论张仲景〈伤寒论〉大意》为题，对王叔和、林亿、成无己等整理注释《伤寒论》给予全盘否定，同时对以研究《伤寒论》而著称的庞安常、朱肱、许叔微、韩祗和、王实等也都予以否定。甚至对葛洪、陶弘景、胡洽、徐之才、孙思邈等也都予以批评，认为上述学者之研究仲景《伤寒论》"乃仲景之不幸，斯道之大厄也"。就是对他自己研究《伤寒论》所遵从的方有执《伤寒论条辨》，也认为是"大得尊经之旨，然未免失之过激，不若爱礼存羊，取而驳正之"。更有甚者，他紧接着还以《尚论仲景〈伤寒论〉先辨叔和编次之失》为题，批评王叔和整理研究是苟简粗率、蔓延赘辞、独遗精髓、碎剪美锦、缀以败絮、盲瞀后世，无由复睹黼黻之华。言语之烈，抨击之甚，早已越过学术意见之分歧和争鸣的界限。他甚至把所谓的"致令黄岐一脉，斩绝无遗，悠悠忽忽，沿习至今，千古疑城，莫此难破"的"罪过"，统统归之于王叔和，认为"兹欲直溯仲景全神，不得不先勘破叔和""仲景之道，人但知得叔和而明，孰知其因叔和而坠也哉"。如此之谓，实则极矣。

为了彻底否定王叔和，喻氏又以《尚论仲景〈伤寒论〉，先辨林亿、成无己校注之失》为题，认为林、成之过错较王叔和尤甚，因为"王叔和于仲景书，不察大意，妄行编次补缀，尚存阙疑一线"，而林、成将叔和补缀之言"移编篇首"，使后学难以区分仲景、叔和，批评林、成"蔓引赘辞，横插异气，寸瑜尺瑕"，使后学画蛇添足、舍本逐末，"煌煌圣言，千古无色"。甚至指责林、成"二家羽翼叔和以成名"，不但未能纠正王叔和编次之失，反而加重叔和的错误。

总之，喻嘉言完全否定王叔和、林亿、成无己以及历代研究《伤寒论》而著称的医学家，如出于学术争论，即是言语过激，尚有可也。然而，所有这些批评、指责，却都是为着他的信古思想服务的，他以仲景独尊为圣，能正确阐述仲景者只他一人，确是复古思想的典型表现。如果说在《尚论篇》表现还不十分清楚的话，在他晚年著作《医门法律》中已表露得非常明白。他在《申明仲景律书》一节中，倡导仲景书"原文允为定律"。因此，他只"申明十义，不更拟律"。结合喻氏撰《医门法律》之本意，是力主以"法"和"律"的形式，来确立行医之规范，如有不符者，则视之为有过、有错、有罪等，并据之以处之。他既定仲景《伤寒论》原文为定律，怎能允许存在不同之理解和看法呢？更可笑者，喻氏作为一位医学家，竟将张仲景神化。他说："先圣张仲景，……早与三世圣神诸佛诸祖把手同行，真医门之药王菩萨，药上菩萨也。"这种思想对医学学术发展是非常有害的。从喻氏所处时代，其复古思想有着创始人的地位，虽不能使后学者皆唱其言，然对有清一代之信古、崇古、复古之思潮，却有着比较明显的影响。由此而泛发的抱残守缺、因循守旧思想，带给医学发展的无形阻力，则是深远而广泛的。

　　徐灵胎（公元 1693—1772 年），名大椿，又名大业，晚号洄溪老人，江苏吴江人。探研易理，好读黄老，凡是经史、地志、九宫、音律、技击、句卒之法，均其所好，尤其于医学。自《内经》至明代之医家著作，穷源极流，攻读甚勤，因此，学识渊博，治疗颇多见识，以医术和著作名闻遐迩。徐氏撰著医书甚多，且多富有普及推广之效，他态度比较严谨，论述多深入浅出，故为后学者所赞赏。由于他医名卓著，于公元 1760 年被诏入京，原拟留京任职，他固辞不受而作罢。公元 1771 年再次诏入京城，不幸至京后三天突然病故。徐氏著作丰富，先后刻印有《徐氏医书》《徐灵胎医学全书》等约 7 部，其中有的印行 20 余次，其影响和推动医学知识普及之功是不言自明的，对医学发展之贡献是不能否定的。但也必须指出，他继喻嘉言之后，其信古的保守思想可能是清季中叶的大本营。这里仅摘录其有代表性的言论、学说即可见一斑。他在《医学源流论·考试医学论》中强调"自然言必本于圣经（指《内经》等），治必遵乎古法。"这可以说是他保守的学术思想的总纲领。

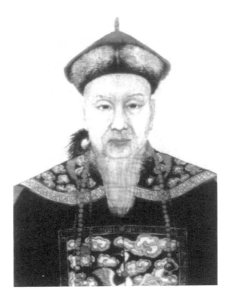

图 10-8　徐灵胎画像

　　徐氏将《内经》《伤寒论》等比喻为"儒家的六经四书"。他强调："医家之最古者《内经》，则医之祖乃岐黄也。"对《神农本草经》他说："本草之始，昉于神农，药只360品，此乃开六之圣人，与天地为一体，实能采造化之精，穷万物之理，字字精确，非若后人推测而知之者。"因此，对《神农本草经》服石、轻身延年不死的论点，也都笃信不疑。关于对仲景《伤寒论》的思想观点尤为突出，他大声疾呼："仲景伤寒论中诸方，字字金科玉律，不可增减一字。"同时，他还重复强调："《伤寒论》《金匮要略》，集千圣之大成，以承先而启后，万世不能出其范围。"他对仲景之后近两千年医疗经验方几乎全盘否定，说："后世之方，已不知几亿万矣，此皆不足以名方者也。"又说："唐时诸公，用药虽博，已乏化机；至于宋人，并不知药；元时号称极盛，徒骋私见；迨乎有明，蹈袭元人余绪而已。""然其大经大法，则万不能及，其中更有违经背法之方。"对后世一千多年无数医学家之耕耘几乎一笔勾销。而对《内经》《神农本草经》《伤寒论》《金匮要略》等则视为金科玉律。徐氏的学术思想，尊经崇古的学术观点，贯穿于他的多种著作之中，加之流传十分广泛，对后学医学家学术思想之形成也就往往发挥着影响。徐氏继喻氏之后，在尊经崇古上可以说是有过之而无不及。甚至在鬼神观念上也超出喻氏，作为一个堂堂医学大家，竟在自己的医学著作中对求鬼神治病之乩术深信不疑，并予鼓吹："夫乩者，机也，人心之感召，无所不通，既诚心于求治，则必又能治病之鬼神应之，虽非真纯阳、仲景，必先世之明于医理，不遇时而死者。"信古崇古，因循守旧，故步自封，其思想与宗教、迷信以及鬼神观念，在意识上可能是相通的。

陈修园（公元 1753—1823 年），名念祖，另字良有，号慎修，福建长乐人。少年时家境孤贫，因先祖通医，故边读经史边学医术。公元 1792 年中举，曾任直隶威县知县等官职，在保阳、高阳负责救灾。水灾后疾疫流行，陈氏令当时医家推广自己的医术，得救者甚众。他为官清廉，关心群众疾苦，得众人佳评，而尤以医名震京师。1819 年以年老、多病退职还乡里，继续以高明医术开讲于嵩山井上草堂，为培养后学进余力，投学者甚多。林则徐在陈氏死后 7 年为《金匮要略浅注》作序中称赞："窃谓近世业医者。无能出其右边，今先生捐馆数年矣。"陈氏一生著作甚多，最著名于世者有《医学三字经》《时方妙用》《时方妙用歌括》

《医学从众录》《长沙方歌括》《医学实在易》等，均为医学普及推广的佳作，流传甚广，影响颇大，历来为初学医者所称赞。陈氏著作由后人辑成《南雅堂医书全集》（公元 1820 年）16 种、《陈修园医书》16 种、《公余医录》5 种等约计 30 余部，对医学知识的普及推广做出了重大的贡献。现代医学家誉《陈修园医书》16 种为中医自学丛书、教科书，特别在江南之影响更大。但是，其学术思想确实过于尊经崇古，是有清一代第三个代表。例如：他在《神农本草经读》一书中一概否定后世诸家本草学家对本草学发展所作的贡献，一再强调"唐宋以后，诸家之异说盛行，全违经训"。对于后世经过无数医学家经验积累而用药日益丰富的状况，他却认为"药味日多，而圣经日晦"。基于以上复古倒退的思想认识，他在注释《神农本草经》时，强调自己的指导思想是什么"经中不遗一字，经外不益一辞"。更有甚者，他在论人参时竟说"今日辄云人参回阳，此说倡自宋元以后，而大盛于薛立斋、张景岳、李士材辈。而李时珍《本草纲目》，尤为杂沓。学者要于此等书焚去，方可与言医道"，甚至说李时珍的《本草纲目》"最陋""贻害至今弗熄""愈乱经旨"，等等。由此可见，陈修园在对待《神农本草经》和历代医学家、本草学家的态度上是何等显明，他评价的思想依据就是信古、崇古、尊经者是，不信古、不崇古、不尊经而有新经验、新见解者非。无疑，他的尊经复古思想，与徐灵胎如出一辙，而且相互仿效之。徐灵胎仿效喻嘉言推崇张仲景为菩萨，自信仲景虽逝世千年仍可以灵魂为人治病；陈修园则仿效徐灵胎之作《医贯砭》，自撰《景岳新方砭》专门攻击张景岳。如果说此为学派不同之偏见，那么陈修园在《长沙方歌括》等著作中，几乎对宋元以后医学家无不贬斥，而视仲景则至高无上。如说："仲景为医中之圣，人非至愚孰敢侮圣"；"医门之仲师，儒门之宣圣，凡有阐扬圣训者则遵之，其悖者则砭之"，"至于李时珍、王肯堂之杂，李士材之浅，薛立斋之庸，赵养葵之妄，张景岳、陈远公、冯楚瞻之浮夸……诸辈臆说，不无朱紫之乱"。在《医学三字经》的文字里，也反映了他的这一思想，如说："李唐后，有《千金》，《外台》继，重医林。后作者，渐浸淫，红紫色，郑卫音。"这就把宋代之后的医学发展一笔抹杀了。

清代近三百年，喻嘉言在前，徐灵胎居中，陈修园位后，互为呼应，且以多有医学之著流传广泛而著称，其影响是很大的。在学术思想上三人更是相似，可谓有清一代思想保守、尊经崇古之三大家。他们的思潮与封建社会末期的意识形态相一致，互为影响，他们有形、无形地促成了多少医学家的保守思想，也有形、无形地阻碍了多少医学家的革新创新才能。清代医学发展进步缓慢，甚至停滞不前，除了社会、政治、经济等等因素之外，与他们三人为代表的思想阻力不无密切的关系。我们如此分析和认识，绝无全盘否定喻、徐、陈三家对医学发展的有益作用，而是要后来人对之在医学科学发展上的阻力作用，有一个清醒的认识。医学科学同其他科学一样，要进步，要创新，要突破，就需要在前人的基础上，永远不满足于前人的成绩，敢于打破前人的学说、学理，把前人的成就大步地推向新的高峰。因此，研究他们，在给予他们积极方面以充分肯定的同时，切不可忽视他们消极的一面。

第十三节　西医学之传入及其影响

　　西洋医学传入我国，追其历史也很悠久。但若就其有连续性、有现代医学概念，并伴随着文化传入性质而来者，则大约始自公元 16 世纪。公元 1557 年葡萄牙侵占我国领土澳门，公元 1569 年卡内罗在澳门创办仁慈会，开设了圣拉斐尔医院和一个麻风病院。这是外国人在我国创办医院之始。公元 1573 年，意大利耶稣会士范礼安被任命为远东视察员，在中国沿海一带活动达 32 年之久，他总结经验认为要到中国传教，必须熟悉中国语言，故有罗明坚于公元 1579 年，巴范济、利玛窦于公元 1582 年先后在澳门学会华语后来中国内地利用医疗进行传教活动。利玛窦在北京居住 10 年，与中国各界人士有着广泛的接触。

　　公元 17 世纪中叶之后，清王朝统治中国，西方传教士继续利用医药、天文、历算等西方科学技术来中国进行传教活动，并为列强对中国的文化、经济、军事侵略服务。公元 1693 年，康熙皇帝患疟疾久治不愈，传教士洪若翰、刘应献上从西南亚寄来金鸡纳一磅，这是奎宁第一次传入我国。康熙服药后疟疾很快被治愈，除重赏外，并赐西安门一所广厦——救世堂，从此他们有了可靠的基地。现仅就其后有名的传教医师活动情况作些介绍：法国的罗德先（公元 1645—1715 年），精外科，尤善药物制剂，公元 1699 年来中国，先居厦门，后奉召入京，先后两次为康熙皇帝治疗心悸和上唇生瘤，由于疗效显著，荣任内廷御医，此后即随侍左右，颇得皇帝信任，赐赏甚厚。法国的樊继训（公元1664—1703年），外科医师，公元1700年来中国，曾为康熙皇帝小孙病危时授洗。其他如罗怀忠（公元1679—1747年），公元1715年来中国，奉召进京，以精明外科医理名著于宫廷内外，在京设诊所，为京中教内外人治病，历30年；巴新（公元1712—1774年），曾任波斯王首席医官，公元1765年来中国，乾隆第五子病，召入京，在宫内供职，居7年在京逝世。

公元18世纪以后，英、美取代了欧洲早期的资本主义国家的地位。公元1779年，英国商人团体来华，其随员即有医生，在广州、澳门均有医师驻住。如叶赖斯、皮尔逊、斯当顿、马礼逊、李文斯顿、哥利支、裨治文、伯驾、洛克哈德等，先后来中国为其经济文化侵略服务，以医药卫生为手段进行活动。其中，英国船医皮尔逊（公元1780—1874年）于公元1805年把牛痘接种技术介绍到中国；裨治文（公元1801—1861年）于公元1830年到广州，是美国第一个来华的传教士医师；伯驾（公元1804—1888年）于公元1835年来华，在广州创办"博济医院"，公元1846年他在我国第一次使用乙醚麻醉施行手术，深得病人信任，为传教士在中国传教打开了局面。伯驾在中国的医疗活动有着明显的帝国主义目的。由于他为美国等献计献策，以及在中国传教、办医院所取得的成绩，竟由一位医师、牧师一跃而升为美国驻华公使。继伯驾来华的美国传教士、博济医院院长嘉惠临在赞扬其"成绩"时，宣称"在西洋大炮无能为力的时候，他的医刀劈开了中国的大门"，一语道破他们在中国开办医院的最终目的。裨治文更明目张胆地宣称："欲介绍基督教于中国，最好的办法是通过医药，欲在中国扩充商品的销路，最好的办法是通过教士，医药是基督教的先锋，而基督教又是推销商品的先锋。"在哥利支医师倡导下，公元1838年2月21日在广州成立"中华医药传教会"，哥利支任会长，伯驾任副会长。同年4月哥利支、伯驾、裨治文联名签署了一份宣言，明确提出"利用医学来取得中国人的信任和尊重，它有助于把我们同中国的贸易及其一切往来置于更向往得到的地位"。所有这些自白清楚地告诉我们，西洋医学之传入，中国人民付出了极大的代价。鸦片战争后，中国沦为半封建半殖民地社会，腐朽的清王朝开放口岸、割地赔款，美、英、德、法、意等国纷纷派遣传教士、医师到中国各口岸乃至内地进行活动，到19世纪下叶，来华的天主教会约有30多个，另有80多个女修会深入我国各地活动。他们创办医院、孤儿院、留养院、医学校……以及翻译西医药书籍等。现举由帝国主义国家传教士等在中国所办医院为例。在鸦片战争前，教会在华医疗事业的规模一般都很小，医疗上多只是诊疗所，即使医院其收容病人的规模也多十分有限。但公元1842年中英签订《南京条约》后，迫使中国开放五大商埠，仅英属教会在华开办的医院就有上海的仁济医院（公元1844年）、广州的金利埠医院（公元1848年）、汉口的仁济医院（公元1866年）、普爱医院（公元1867年）、汕头的福音医院（公元1867年）、宜昌的普济医院（公元1879年）、杭州的广济医院（公元1880年）、天津的马大夫医院（公元1881年）、武昌的仁济医院（公元1885年）、福州的柴井医院（公元1887年）、福建南台的塔亭医院（公元1887年）、北海的北海医院（公元1890年）、成都男医院（公元1894年）等。与此同时，美国教会在中国也举办了许多医院，除前已提及的博济医院外，还在宁波、上海、汕头、苏州、通州、保定、南京、九江等地举办医院。

传教士在中国举办医院的同时，开始时用带徒方法培养中国人，随后即举办医学校。医学校则以公元 1868 年医药传道会在广州建立的博济医学校为最早。公元 1883 年在美以美会支持下，在苏州建立了苏州医学校，公元 1896 年在上海圣约翰大学建立医学系。

译述西医书籍方面，约在 19 世纪，随着中国人学习西医的人越来越多，西医药书刊被译成中文才逐渐增多。影响最大的是皮尔逊介绍牛痘接种的《种痘奇法》（公元 1805 年）于公元 1817 年译成中文。邱熺就是中国跟随皮尔逊学习种牛痘并辑有《引痘略》（公元 1817 年）的第一位学者，他对中国推广牛痘接种预防天花做出了杰出的贡献。公元 1847 年，戴维所撰的《初学者入门》，是用中英文对照的形式，介绍了西医的解剖、疾病名称，以及药物和一些医学用语等。公元 1843 年，英国人合信与嘉约翰合作，系统地将西医学书籍译为中文，前后共 23 年，计有《全体新论》、《解剖生理学》、《西医论略》（外科）、《内科新说》、《妇婴新说》、《医学语汇》等。其后嘉约翰在广州又有 20 余种西医中译本刊行。合信及嘉约翰的助手——伊端模，也曾继合信、嘉约翰之后，陆续翻译西医药书籍 5 种，于公元 1894 年刊行。德贞、弗赖尔及 20 世纪初梅滕等，均在翻译西医药基础理论与临床各科医学著作方面做出了贡献。

在医学期刊的编辑出版方面，清末也已有所发展，我国最早的西医期刊，是由美国传教医师嘉约翰主编的《西医新报》（公元1880年），仅出版两年即停刊。公元1886年，伊端模在广州创办《医学报》，是国人自办西医刊物之最早者。此后20多年中，编辑出版的西医刊物约有10余种，其中由我国医学家主办的有留日医学生的《医药学报》《卫生世界》，广州梁慎余的《医学卫生报》，叶菁华等编辑的《光华医事杂志》，以及上海丁福保主编的《中西医学报》等，在传播西医学知识方面发挥了较好的作用，在我国西医学术交流方面做出了一定的贡献。

西医作为通行世界的现代医学体系，传入中国，大体经历了上述过程。随着时间的推移，西医也日益取得了重大的进步，在中国的传播也日益广泛深入。最初，在中国的西医都是经由各帝国主义传教部门派来的。他们办医学院校和吸收中国留学生，相继培养了一批又一批中国的西医师。他们或单独，或合作，逐渐开始系统地将西洋医学的医学理论、医疗技术、医疗机构、医学教育等介绍到中国。

无论是医学理论，还是临床医学、医疗技术，或是预防医学、卫生保健事业，真正取得长足进展，应该说还是在新中国成立后。

中医学在前面已说过，其发展在清代是缓慢的，甚至是停滞不前的，这是同前代相比较而言的，而不是对其学术水平所作的结论。在总体学术水平上，与国外医学相比，也绝非都是落后的。相反，在许多领域，中医学仍然继续处于领先地位，或处于较高水平。我们相信经过医史学家更多的东西方比较研究，将会给予这一观点更充分更有说服力的证据和论证。这里我们引用公元 18 世纪末一位英国人在中国考察后的看法。乾隆五十八年（公元 1793 年）英国派马戛尔尼来华，要求通商和互派使节，被清王朝以"与天朝体制不合，断不可行"而回绝，并认为"天朝物产丰盈，无所不有，原不藉外夷货物以通有无"。马戛尔尼在出使中国之后写道："……余因知中国人民于机械学中未始无所优良，而于医学之外，科学及科学知识，则甚劣于他国。"从这段论述可知，中医学在当时仍是比较先进的。马戛尔尼虽然不加分析地否定了中国的机械学知识等知识，但同时指出"而于医学之外"，说明他对中医学在当代的先进水平是不怀疑的。也正是这一时期，西方医学家仍很注意把中国的脉学、法医、药物学、养生学等著作不断翻译成拉丁文、英文等介绍给西方的医学家。

附录

中国古代医学要事年表

（左侧数字表示年代，右侧为要事内容）

公元前（年）

约 4000　在龙山文化晚期，中国人已会酿酒。

　　　　曾成功进行"穿颅术"。

—1700　相传伊尹创制汤液。陶器的发明为汤液的创制提供了物质保证。

—1300　甲骨文中记载人体解剖部位名称和各部疾病，尤以龋齿为较早的疾病记录。《尚书·说命》所言"若药弗瞑眩，厥疾弗瘳"反映殷商时代已知药物对人体的作用。

　　　　商都设有下水道。

　　　　中国人民已知讲究住宅、身体、饮食卫生，并应用石、骨、青铜等制作卫生和医疗用具。

—1121　中国已知利用微生物和酶加工食品的技术。

—1100　西周时已确立了一整套医政组织和医疗考核制度：置医师，

掌医之政令；又分医学为疾医、疡医、食医，兽医等，为医学分科之始。

当时政府机关已设官员掌管，藏冰，变火，以救时疾。

《周礼》载："春时有痟首疾，夏时有痒疥疾，秋时有疟寒疾，冬时有嗽上气疾。"《礼记》载："孟春行秋令，则民大疫"，"季春行夏令，则民多疾疫。"当时已认识四季多发病及四时气候异常变化能引起的疾病流行。

—656　晋代骊姬以"堇"（乌头）作为毒药使用。

—585　晋代韩献子谓："居土薄水浅之地，有沉溺（湿疾）重腿（足肿）之疾。"

—581　中国已广泛应用针灸疗法。

—556　《左传》有襄公十七年"国人逐瘈狗"的记载。

—549　晋代然明论程郑有惑疾（惑疾为精神病中之幻想）。

—541　秦代医和倡：阴、阳、风、雨、晦、明六淫致病学说。

—522　此时有疥和痁（久疟）病之记载。

—500　公元前5世纪，医学家秦越人（扁鹊）诊病已用望、问、闻、切的诊断法，尤长切脉诊断，并曾用针灸、按摩、汤药等综合治疗，抢救尸厥（休克？）获愈。有关于用毒酒进行外科手术麻醉之记载。1973年在湖南长沙马王堆出土的简帛医书有《五十二病方》《足臂十一脉灸经》《阴阳十一脉灸经》《导引图》《却谷食气》等十余种，约成书于这一时期。

《五十二病方》强调预防破伤风，对腹股沟疝的治疗已创用疝带和疝罩行手术修补。对肛门痔漏论述翔实，手术和非手术方法丰富。已用水银制剂治疗皮肤病等。

《足臂十一脉灸经》《阴阳十一脉灸经》是现存最早记载经脉学说的文献。

—400　中国医学已形成了以五脏六腑、经络气血、阴阳五行和天人相应相结合的医学理论体系，为《内经》成书创造了条件。在《黄帝内经》一书中对血循环概念已有认识，内脏解剖已相当正确，放腹水已用于临床，还公然宣告与鬼神致病说决裂。

燕国已有陶制下水道设施。

《山海经》记载药物百余种，并叙述数十种疾病的治疗及预防方法。

《山海经》又载："高氏之山，其上多玉，其下多箴石。"晋代郭璞注："可以为砭针，治痈肿者。"《说文解字》注："砭，以石刺病也。"进入青铜时代后，出现青铜砭针。

—380 《行气玉佩铭》和《庄子·刻意》都有气功等医疗体育的记载，马王堆汉墓出土的帛画——导引图，是我国现存最早的医疗体育图。

—217 秦始皇令方士献仙人不死之药，炼丹术兴起。

秦阿房宫设浴池、冰库，并有十分坚固的直径约60厘米的管道组成下水道。秦设疠人坊以收容麻风病人。

—205 淳于意生。他的《诊籍》记载25个病案，是中国最早的病历记录。

1972年发掘的马王堆汉墓女尸肌肤、内脏、脑均保存完整，说明当时已有相当先进的防腐技术。

《淮南子·氾论训》记有："目中有病无害于视不可灼也，喉中有病无害于息不可凿也。"

—140 讲究个人卫生，收拾痰涎，已用唾壶。

—117 开始描述消渴病（糖尿病）。

—115 张骞出使西域，带回红蓝花、番红花、胡麻、蚕豆、葫（即蒜）、胡荽、苜蓿、胡瓜、安石榴、胡桃等。

—101 已有汤、散、丸、药酒等剂型。

—100 张衡作《温泉赋》，记述矿泉治病。

—71 此时有女医、乳医。

—32 饮茶之说，约始于此时。

—26 侍医李柱国校方技书有医经7部、经方11部。

—12 籍武发箧中有裹药二枚赫蹄书，是为包药用纸之始。

公元（年）

1 我国第一部药物书《神农本草经》约成书于此时。记载药物365种。其中已叙述了麻黄定喘、黄连治痢、常山止疟等。

2 民疾疫者，舍空邸第医药——为公立时疫医院之滥觞。

16 王莽使太医尚方与巧屠作人体解剖，量度脏腑以为医用。

25 置太医令，掌诸医。下设员医293人、员官19人。另设药丞、主药，方丞、主方各1人。

27 《论衡·解除篇》提出蚤、虱有吸血之害。

44 马援征交趾之战时，军吏经瘴疫死者十之四五，显示疟疾传至中原。

127 以“合黄堥（即瓦罐）置石胆、丹砂、雄黄、矾石、磁石其中，烧之”之升华法，炼制外科用药。

148 安息王子安清（世高）来中国，为史籍中记载中国与阿拉伯医药发生关系之始。

150 梁冀卖牛黄牟利，说明当时医生已利用牛、马之胆结石为药。

162 陇右军中大疫，死者十之三四，皇甫规亲入庵庐巡视。庵庐乃野战病院之始。

186 毕岚创造翻车渴乌（洒水车）用洒南北郊路。

190 《难经》约成于此时。该书对人体解剖等作了相当精确的描述。简牍《治百病方》成书（甘肃武威汉墓出土）。
华佗在此时前后，应用酒服麻沸散进行全身麻醉，并在麻醉下进行腹部肿瘤摘除、肠吻合术等。

196 已记述“眼角硷缘结膜炎”（《释名》：矇）。

196—204 张仲景著《伤寒杂病论》确立了辨证施治、理法方药的临床诊治体系。描述了肠痈（阑尾炎）、肺痈（肺脓疡）、阴吹（阴道直肠瘘）等，创用人工呼吸法及灌肠术等。中国切脉诊断疾病的专书——《脉经》成书。

255 医为司马师手术切除目瘤。

259	皇甫谧撰成《针灸甲乙经》。
265	《崔氏方》载有白降丹之制法。
284	葛洪生。

259 皇甫谧撰成《针灸甲乙经》。

265 《崔氏方》载有白降丹之制法。

284 葛洪生。

葛洪著《肘后救卒方》首先描述天花在中国的流行，并论述了沙虱（恙虫）病及应用虫末外敷、内服预防恙虫病的方法。创用咬人狂犬脑外敷被咬伤口，以防治狂犬病发作。

他在炼丹中使用之药物涉及几十种，并记述了一些化学反应的可逆性及金属的取代作用。被尊为化学之鼻祖。

304 《南方草木状》记有生物防治技术。

356 实行传染病隔离措施：凡朝臣有时疾，染易三人以上者，身虽无病，百日不得进宫。

392 唇裂修补手术获得成功。

401 5世纪上半期临床治疗使用泥疗法和蜡疗法。

420 早期的金针拨白内障技术用于临床。胡洽居士著《百病方》记载：始用水银制剂利尿。

465 宋齐之间有释门深师，支法存描述诸脚弱（脚气病）证治。

陈延之撰《小品方》约成于此时。

420—479 雷敩编成药剂学专著《炮炙论》。

491 私立慈善医院（廨）在吴兴水灾时建立。

499 《刘涓子鬼遗方》论述金创、痈疽、疮疖等化脓性感染的诊断和治疗原则，是现存较早外科专著。

500 陶弘景著《本草经集注》《肘后百一方》等书。

葛洪《肘后方》传入日本。

512 姚法卫著《集验方》，所载人体寄生扁形动物所致病例，为世界最早记录。

514 中国针灸传至朝鲜。

550 中国针灸传至日本。

552 梁元帝萧绎时，以《针经》赠日本钦明天皇。

562 吴人知聪携《明堂图》等160余卷医书至日本。

600 记述蠼螋疮（肋间神经炎）。

601 记述治疗浮肿病忌盐。

608 日本医师惠日、福因来中国学习医学。

610 隋代巢元方等著《诸病源候论》，详述数以百计的疾病病因和证候，该书记有肠吻合术、大网膜结扎切除术、血管结扎术等外科手术方法和步骤。

618 中国医学教育在前代基础上逐步发展完善。唐太医署，分医学为四科，各设博士、助教以教授医学。其教材、学制、考核均较先进，是中国历史上较早的医科大学，师生 340 余人。

629 中国广泛设立地方医学校教授医学。

641 文成公主嫁吐蕃赞普松赞干布，所带中医书由哈祥马哈德瓦和达马郭嘎译为藏文。藏汉医学自此频繁交流。

650 医学家广泛应用海藻、昆布、海蛤等制成丸散，治疗地方性甲状腺肿。

652 山西绛州僧，病噎食（食管癌），遗令弟子在他死后进行病理解剖，得见扁体肉鳞状物。

孙思邈《备急千金要方》成书，是中国较早的临床百科全书。记载用羊肝、猪肝煮汁治夜盲症，用龟甲治佝偻病，用谷皮、赤小豆等煎汤防治脚气病等，其中所述下颌脱臼手法复位术、导尿术、食管异物剔除术均较科学，并绘制彩色经络穴位挂图。

659 唐高宗李治接受苏敬等建议，命令各地将所产之道地药材并绘图送京，由苏敬等二十四人据之对前代本草著作进行修订。书成后，名曰《新修本草》，由政府颁行全国，是中国第一部药典。此时已使用汞锡银合剂，作为齿科之填充剂。

667 拂菻国遣使献"底也迦（为含阿片之制剂）"。

683 秦鸣鹤治唐高宗风眩疾，刺百会、脑户两穴而愈。

684 李谏议论消渴病（糖尿病），小便至甜。

685 崔知悌卒。生前著有《骨蒸病灸方》《产图》等。曾提出骨蒸（肺结核）与瘰疬（颈淋巴结核）同源。

693 中国医学教育制度传入朝鲜，朝鲜置针博士，教授中国医学。

安金藏剖腹，医纳五脏，以桑皮线缝合得愈。

701　水蛭疗法用于临床。

日本颁布《大宝律令》，引进中国医学教材和教育制度，设医师、医博士、医生、针师、针博士等进行医学教育。

713—741　陈藏器著《本草拾遗》创"十剂"（方剂）分类法，并载"罂粟"入药。

732—733　京城长安、洛阳及其他各州设立病坊（医院）。

752　唐代王焘撰《外台秘要》，集唐以前医学之大成。记有金针拨内障法及白帛浸全尿各书记日以观察黄疸疗效的技术等。

753　藏医文献《四部医典》约成书此时。

754　中国鉴真和尚抵达日本，传授中国科学文化及医学。

762　王冰重新编次注释《黄帝内经·素问》。

820　装义眼成功。

841　蔺道人的《理伤续断方》科学地论述了肩关节、髋关节脱臼手法复位，四肢及脊柱骨折的手法、手术复位及夹板固定的方法和步骤。

刘禹锡著《传信方》记载芒硝（硫酸钠晶体）再结晶的精制工艺。

852　昝殷著《经效产宝》。

879　外科手术使用乳香酒进行麻醉。

919　中国籍波斯人李珣的《海药本草》行世。

936　和凝等著《疑狱集》，为法医学之始。

937　曾进行瘿瘤（甲状腺肿）切除术。

934—965　韩保升删订《新修本草》等，编成《蜀本草》。

947　以冰罨贴胸腹四肢治愈契丹主热病。为中国冰罨疗法之始。

951　临床使用鼻饲给药。

958　占城国贡蔷薇露。至北宋宣和年间（1119—1125年），引进蒸制药露法。

959　中国出现植毛牙刷。

973　刘翰等人编成《开宝新详定本草》，次年重定为《开宝重定本草》。

978	翰林医官院（中国最早的医学科学院）组织编撰《圣惠方》等。
982	用芥子泥外敷法治疗风湿病。
982—992	王怀隐等修订《太平圣惠方》。颁诸州设医学博士掌之。
984	日本人丹波康赖的《医心方》成书。
998	传说峨眉山人为王旦之子王素接种人痘预防天花。
	于诸路设置病囚院（罪犯医院）。
1026—1027	王惟一著《铜人腧穴针灸图经》，次年又主持铸造针灸铜人两具，是最早的针灸教学模型。
1045	解剖刑犯内脏绘制《五脏图》。
1057	宋代设校正医书局于编集院，全面校勘10世纪以前医籍。
1060	宋代官办医科大学——太医局，学生定额120人。分大方脉、风、小方脉、产、眼、疮肿、口齿兼咽喉、金镞兼书禁、疮肿兼折伤九科。
	掌禹锡等编著《嘉祐补注神农本草》。
1061	宋朝政府再次令各地绘图呈送所产药物，并由苏颂编成《图经本草》。
1068	医官马世辰应邀前往高丽国治病。
1075	《苏沈良方》首载秋石制取法，为最早的性激素制剂。
1076	改革医学教育，采用"三舍法"，重视临床实习考察，令学生300人分习各科。
	京师、开封道等设官营药铺——熟药所。
1082	唐慎微著《经史证类备急本草》。
1086	记述银作镀金工人为水银所熏，引致头手俱颤；又贾谷山采石人，石末伤肺等职业病。
	韩袛和著《伤寒微旨论》。
	王安石新法失败，医学三舍法教育制度被废止。
1093	董汲著《小儿斑疹备急方论》，为中国第一部小儿急性斑疹热专书。
1095	11世纪前后，中国火葬之风盛行。

11 世纪，已掌握淡水养珠法。中国南昌于夏季有制售驱蚊药者。

1098　杨子建著《十产论》。

1100　庞安时著《伤寒总病论》。

1103　恢复医学三舍法。

1106　泗州刑人时，郡守遣医与画工往视，并绘制成图，医学家杨介校以古书，编成《存真图》。

1107　陈师文等校正《太平惠民和剂局方》。

1114　宋朝政府设医药和剂局、医药惠民局。实行药政管理。

1116　寇宗奭著《本草衍义》。

1117　中国政府公布次年运历，示民预防疾病。

1111—1117　宋徽宗赵佶与医官合编《圣济总录》。

1118　中国派兰茁等赴朝鲜教授医学。

1119　阎孝忠辑《钱乙小儿药证直诀》，为我国现存最早之儿科专著。翰林医官院人员达 979 人，次年精减 2/3。

1127　都城临安设专人于每年新春清理下水道（地沟），建立每日扫除街道垃圾及清除住户粪便等公共卫生制度。

窦材《扁鹊心书》首载山茄花（曼陀罗花）和大麻花作全身麻醉剂之内容。

1131　南宋政府设养济院收治无依及流离病患之人。

1132　许叔微著《普济本事方》。

1133　张锐著《鸡峰普济方》。

1137　中国始有镶牙术。

临安府将近城寺院等设为安济坊收治无依病患。

1144　成无己著《注解伤寒论》。

1149　陈旉《农书》内记录有农村对于垃圾粪便之合理处理和利用内容。

1150　刘昉等编《幼幼新书》。

1156　《小儿卫生总微论方》刊行。

1165　东轩居士《卫济宝书》首先记述了"癌"。

1170　洪迈刊《洪氏集验方》首次记述同种异体骨移植术。

1174　陈言著《三因极一病证方论》。

1176　预防呼吸道传染病，强调：鼻闻臭秽，能致瘟疫传染。

1181　郭雍著《传寒补亡论》。

1182　刘完素著《素问玄机原病式》刊行。

1186　刘完素著《素问病机气宜保命集》。

　　　张元素著《珍珠囊》。

1189　张杲著《医说》。

　　　崔嘉彦著《崔氏脉诀》。

1195　中国诸路提举司，置广惠仓，修养胎令，保护孕妇婴孩。

1200　张杲已能明确鉴别天花、水痘。

1220　王执中著《针灸资生经》刊行。

1217—1221　张从正著《儒门事亲》。

1227　艾原甫著《本草集议》，有"猪胆合为牛黄"之记载，为最早之人工牛黄。

1232　药肆中始有"饮片"之名。

1237　宋代陈自明《妇人大全良方》成书，是中国现存最早之妇科专著。

1247　宋慈撰《洗冤集录》。系现存第一部法医专著。其中人体解剖、法医检查、鉴别中毒、急救等达到先进水平。该书流传国外，有多种外文译本。

1249　李杲著《脾胃论》。

1253　严用和著《济生方》。

　　　李杲著《内外伤辨惑论》。

1254　陈文中著《小儿痘疹方论》。

1265　请尼泊尔人阿尼哥修补明堂针灸铜人像。

1268　南宋政府颁布卫生法规，设官医提举司掌医户差役词讼。令各路荐举考试儒吏（法医），执掌卫生法规。禁售乌头、附子、巴豆、砒霜等剧毒药品，禁卖堕胎药，禁止乱行针医。因医死人，必须酌情定罪。

1270　南宋末已成功栽培茯苓。

　　　元政府设"广惠司",掌修制回回药物。

1280　元制规定,向大汗献食者,皆用绢巾蒙口鼻,俾其气息,不触饮食之物,是为应用口罩之最初记载。

1285　各路医学教授学正,训诲医生每月朔望到指定处交流经验。

1292　元政府在大都(北京)、上都(多伦)各置回回药物院。

1294　曹世荣著《活幼心书》。

1297　杭州有冷水浴场。

1300　滑寿发现小儿麻疹之黏膜疹。

1301　外科已应用水疗法。

1316　政府规定医生必须精通十三科之一,始准行医。

1330　忽思慧《饮膳正要》成书,是第一部营养学专书。

1331　李仲南著《永类钤方》,首次提出"俯卧拽伸"复位法治疗脊柱骨折。

　　　指出膝关节"半伸半屈"最有利于髌骨骨折之整复固定。

1335　齐德之著《外科精义》。

1337　危亦林著《世医得效方》,首创"悬吊复位法"治疗脊柱骨折。

1341　杜本著《伤寒金镜录》,列三十六舌苔图,是最早之舌诊专书。

1347　朱震亨著《格致余论》《局方发挥》。

1359　滑寿著《诊家枢要》。

1368　王履著《医经溯回集》。

1384　徐彦纯著《本草发挥》。

1403—1408　明政府编成大型类书《永乐大典》,其中收载明代以前的大量医书。

1406　朱橚等著《救荒本草》。

　　　《普济方》约成书于此时。

1443　明太医院复刻《铜人腧穴针灸图经》,并重铸针灸铜人。

1476　兰茂《滇南本草》约成书于此时。

1492　王纶著《本草集要》。

1505　梅毒(广疮)经广州传入中国。

1513 李濂著《医史》。

1529 高武著《针灸聚英》刊行。薛己著《内科摘要》。

1535—1550 中国土茯苓输至印度、土耳其、波斯，被视为治花柳良药。

沈之问《解围元薮》为第一部麻风病专书。

1549 江瓘著《名医类案》。

1554 薛铠著《保婴撮要》，创用烧灼断脐法预防婴儿破伤风。

1556 徐春甫著《古今医统大全》。

1565 楼英著《医学纲目》。

陈嘉谟著《本草蒙筌》。

1567 安徽太平县以接种人痘法预防天花，逐渐传至全国。

1568 徐春甫等在直隶顺天府(今北京)组织成立"一体堂宅仁医会"。

1575 李梴著《医学入门》。

1578 明代李时珍《本草纲目》成书。

1590 年首次印行金陵刻本。

1586 马莳著《黄帝内经素问灵枢注证发微》。

《医部全录·诸余龄》记诸氏与徐镗结"天医社"。

1591 高濂撰辑《遵生八笺》。

1601 杨继洲著《针灸大成》。

1602—1608 王肯堂著《证治准绳》。

1604 龚云林著《小儿推拿秘旨》刊行。

1615 龚廷贤著《寿世保元》。

1616 蒙古族医学家精骨伤科，创用患者入新杀驼腹内急救其战伤休克。

1617 陈实功《外科正宗》记述鼻息肉摘除术、气管缝合术等。

1620 武之望著《济阴纲目》。

1622 缪希雍著《炮炙大法》。

1624 张介宾著《类经》。

1632 陈司成著《霉疮秘录》，是我国第一部梅毒学专著。论述了梅毒的接触、间接传染、遗传及预防治疗等内容。

1636 胡慎柔著《慎柔五书》。

1637　宋应星《天工开物》强调采煤时排除毒气，防止冒顶等安全卫生措施。

1640　《景岳全书》记有鼓膜按摩术与自家耳咽管吹张术。

1641　胡正心《万病验方》提出蒸气灭菌法。

1642　吴又可撰《温疫论》论述传染病传染途径、病源及特异性等内容。

1644　清政府设查痘章京，理旗人痘疹及内城人民痘疹迁移之政令。傅仁宇著《审视瑶函》。

1662　北京通沟浍（下水道），其沟皆以巨石筑之，其中管粗数尺，皆生铜所铸。

　　　黄履庄仿制显微镜。

1667　张璐著《伤寒缵论》《伤寒绪论》。

1669　柯琴著《伤寒来苏集》。

1670　张志聪著《黄帝内经素问灵枢集注》。

1675　中国渔阳天花流行，有人设坛厂，购求出痘夭亡儿尸火化以控制传染。

1681　明朝政府命令全国推广人痘接种以预防天花。

1682　汪昂著《医方集解》。

1683　荷兰东印度公司医生瑞尼（W.T.Rhyne）介绍中国针灸术到欧洲。

1687　赵献可著《医贯》。

1688　俄罗斯遣人至中国学习预防天花之人痘接种。

1694　德医甘佛氏介绍中国针灸术到德国。

　　　汪昂著《本草备要》。

1695　张璐著《张氏医通》。

1697　王宏翰卒。王氏为我国第一个接受西说之医家，生前曾撰《古今医史》。

1717　中国人痘接种术传入土耳其。英国公使夫人蒙塔古（Montagu，M.W.）在土耳其学得人痘接种术，为子女和皇家子女接种人痘以防天花，人痘接种术传入英国。

1721 波尔斯东（Boylston）在美国首先推广中国人痘接种术。

1723 清政府编成大型类书《古今图书集成》，内有《医部全录》520 卷。

1727 清代刑律规定：凡庸医为人用药针刺，因而致死者，责令别医辨验药饵、穴道，如无故害之者，以过失杀人论，不许行医；若故违本方，诈疗疾病，而取财物者，计赃准窃盗论；因而致死，及因事故用药杀人者斩。

1727 程钟龄著《医学心悟》。
巫山县潘毓祺设医馆，以药防治瘟疫。

1736 中国蒙古族医学家觉罗伊桑阿以袋装笔管模拟骨关节进行整骨教学。

1740 王洪绪著《外科证治全生集》。

1742 清政府令吴谦等编撰的《医宗金鉴》刊行。

1743 德国推行中国人痘接种术以预防天花。

1744 中国李仁山在日本长崎专施中国人痘接种术预防天花。

1746 叶天士著《温热论》《临证指南医案》。

1750 陈复正著《幼幼集成》。

1752 张宗良著《喉科指掌》。

1759 赵学敏著的《串雅外编》《串雅内编》刊行。

1761 吴仪洛著《成方切用》。

1765 赵学敏著《本草纲目拾遗》。

1768 中国桐城疫痧（猩红热）流行。余霖著《疫疹一得》论述之。

1770 魏之琇著《续名医类案》。

1772—1781 清政府编辑大型丛书《四库全书》，著录医书 97 部，存书目 94 部，附录 6 部。

1786 清政府命各省广劝栽植甘薯，以备荒疗痴。陆耀因有《甘薯录》之辑。

1792 唐大烈主编《吴医汇讲》，为我国最早医学杂志。

1794 中国始制狗皮膏，由是流传。

1797 王清任于滦州查视义塚及刑场曾剖视人体之脏腑等，于 1830

年撰成《医林改错》，纠正前人解剖中的许多差误。

金鸡纳治疟疾，自广东传入。

1798　吴鞠通著《温病条辨》。

1805　英国皮尔逊（Pearson）的《种痘奇法详悉》在广州刊行，牛痘传入中国。

程文囿著《杏轩医案》，详论血崩（宫颈癌）、石淋（膀胱结石）等。

高秉钧著《疡医心得集》。

1808　钱秀昌著《伤科补要》。

1820　真性霍乱（俗称吊脚痧）传入中国。

1821　汪期莲辑《瘟疫汇编》，记载苍蝇为瘟疫（霍乱）传染之媒介。

天津发生疫病，寇兰皋以隔离与焚名香、嗅香药得免。

1822　清政府下令在太医院内废止针灸科。

1827　罗天鹏创造医疗幌床，用于正骨等患者以舒通血脉，帮助消化。

1828　北京设种痘公局。

1834　高文晋著《外科图说》记述外科刀、剪、钳、针等器械样式。

1836　中国第一次施行乳癌切除手术。

1837　林则徐查毁鸦片。

1838　郑梅涧著《重楼玉钥》。

1840　江考卿著《江氏伤科方书》，创用骨移植术治疗复杂骨折。

1844　中国第一次施行膀胱结石摘除术。

1844—1848　英、美以教会名义相继在澳门、厦门、宁波、上海、福州等地设立医院和医学校等。

1847　第一本医学字典《中英文医学辞汇》出版。

1848　中国第一次试用氯仿麻醉法。

吴其浚著《植物名实图考》及《植物名实图考长编》。

1851—1864　太平天国兴办医院、疗养院，并明令禁止鸦片，废除娼妓。

1852　天津设保赤堂（后改名保赤牛痘局）施种牛痘。

王孟英著《温热经纬》《王氏医案》等。

1856　关韬任军医，为中国军队任用西医之始。

1857　中国第一位在国外习医者黄宽，在苏格兰爱丁堡大学毕业回国。

1858　陆定圃著《冷庐医话》。

1860　中国第一次施行胚胎截开术。

1861　苏州雷允上创制六神丸，治咽喉诸病颇效。

　　　陈国笃著《眼科六要》。

1863　费伯雄著《医醇剩义》。屠道和编著《本草汇纂》。

　　　江南始设痘局。

1864　吴尚先著《理瀹骈文》。

1868　中国河南设施种牛痘局。

　　　费伯雄著《医方论》。

1871　中国福建一带发现丝虫病（阴囊象皮肿）患者。

1872　中国第一所中西医院成立，为香港东华医院，分中西医两部
　　　分诊治疾病。

1873　中国海关（上海、厦门）开始办理检疫。

1875　中国第一次施行卵巢肿瘤切除手术。

1880　《西医新报》在广州发行，为我国最早之西医杂志。

1881　天津开办医馆。

1882　雷丰著《时病论》。

　　　李纪方著《白喉全生集》。

1884　唐宗海著《中西汇通医书五种》。"中西汇通"之名自此始。

1885　中国女子留学第一人金韵梅毕业于美国纽约女子医学校。

　　　佛山成立中国疯人院。

1887　第一种英文医学杂志《博医会报》在上海发行。

　　　《中国医学杂志》创刊。

1891　第一所女子医校苏州女子医学校成立。

1891—1911　周学海编著《周氏医学丛书》刊行。.

1892　中国博济医院施行第一例剖宫产术。

　　　朱沛文著《华洋脏象约纂》。

　　　马培之著《外科传薪集》。

1894　余景和著《外科医案汇编》并作气管切开术，抢救白喉患者。

1898　中国广州建立精神病院。

1899　广州女子医学校成立，后改名夏葛医学院。

1900　中国近代第一次进行甲状腺切除术。

　　　柳宝诒著《温热逢源》。

1901　郑肖岩著《鼠疫约编》。

1902　天津设立第一所军医学校北洋军医学堂，后改为陆军军医学校。

1903　京师大学堂设"医学实业馆"，二年后改称医学馆。

　　　北京医学院成立。

1904　广州华南医学院成立。

　　　《医学报》创刊。

1905　设麻风疗养院于广东东莞。

1906　北京协和医学院成立。协和护士学校同时诞生。

　　　"中国医药学会"成立。

　　　上海圣约翰医学院成立。

1907　"中国国民卫生会"成立。

1908　南京举办中医考试。

1909　第一个中国女看护钟茂丰毕业于伦敦葛氏医院。

　　　中华护士会成立，为我国第一个护士组织。

1910　上海设立隔离医院。

1911　第一个卫生教育组织"中华卫生教育会"成立。

　　　伍连德主持扑灭东北鼠疫大流行获得成功，伍氏担任在沈阳
　　　召开的国际鼠疫会议主席。

　　　奉天南满医学堂成立。

1912　杭州医科特别学校开幕。

　　　上海震旦大学医学校开幕。

　　　东三省防疫事务处成立，提出"中国人自己办检疫"。